肠道子宫内膜异位症的临床决策
从诊断到治疗

Clinical Management of Bowel Endometriosis
From Diagnosis to Treatment

主　编　Simone Ferrero
　　　　Marcello Ceccaroni

主　审　苏志英

主　译　王彦龙

副主译　陈瑞欣　刘红丽

译　者（按姓氏笔画排序）
　　　　于　鹏　王彦龙　邓国义　卢　烨　刘红丽　安　健
　　　　杨玲玲　陈瑞欣　陈燕惠　柳志民　袁晓东　郭清烽
　　　　黄陆荣　黄燕妮　康份红　赖海清

人民卫生出版社
·北　京·

First published in English under the title
Clinical Management of Bowel Endometriosis：From Diagnosis to Treatment
edited by Simone Ferrero and Marcello Ceccaroni
Copyright © Springer Nature Switzerland AG，2020
This edition has been translated and published under licence from
Springer Nature Switzerland AG.

图书在版编目（CIP）数据

肠道子宫内膜异位症的临床决策：从诊断到治疗/
（意）西莫内·费雷罗（Simone Ferrero），（意）马尔切
洛·切卡罗尼（Marcello Ceccaroni）主编；王彦龙主
译. —北京：人民卫生出版社，2024.1
ISBN 978-7-117-35646-6

Ⅰ.①肠…　Ⅱ.①西…②马…③王…　Ⅲ.①子宫内
膜异位症-诊疗　Ⅳ.①R711.71

中国国家版本馆 CIP 数据核字（2023）第 232487 号

人卫智网	www.ipmph.com	医学教育、学术、考试、健康，购书智慧智能综合服务平台
人卫官网	www.pmph.com	人卫官方资讯发布平台

图字：01-2021-0518 号

肠道子宫内膜异位症的临床决策
从诊断到治疗
Changdao Zigongneimoyiweizheng de Linchuangjuece
Cong Zhenduan dao Zhiliao

主　　译：王彦龙
出版发行：人民卫生出版社（中继线 010-59780011）
地　　址：北京市朝阳区潘家园南里 19 号
邮　　编：100021
E - mail：pmph @ pmph. com
购书热线：010-59787592　010-59787584　010-65264830
印　　刷：人卫印务（北京）有限公司
经　　销：新华书店
开　　本：787×1092　1/16　印张：11.5
字　　数：265 千字
版　　次：2024 年 1 月第 1 版
印　　次：2024 年 1 月第 1 次印刷
标准书号：ISBN 978-7-117-35646-6
定　　价：139.00 元

打击盗版举报电话：010-59787491　E-mail：WQ @ pmph. com
质量问题联系电话：010-59787234　E-mail：zhiliang @ pmph. com
数字融合服务电话：4001118166　E-mail：zengzhi @ pmph. com

主译简介

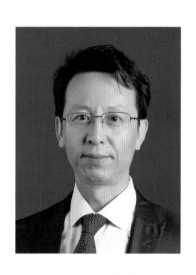

  王彦龙，厦门市妇幼保健院（厦门大学附属妇女儿童医院）妇科主任医师，医学硕士。1989 年毕业于哈尔滨医科大学，毕业后在中国医科大学附属第八医院（现为鞍钢集团总医院）一直从事妇产科临床、科研及教学工作，擅长妇科肿瘤的诊治及腹腔镜、宫腔镜手术。数年来完成宫腔镜、腹腔镜手术万余例。2007 年作为厦门市引进人才，至厦门市妇幼保健院妇科工作，在厦门市率先完成腹腔镜下宫颈癌根治术，腹腔镜下保留生育功能的宫颈癌根治术，腹腔镜下子宫内膜癌全面分期手术，腹腔镜下腹主动脉旁淋巴结清扫术（低位及高位），腹腔镜下卵巢癌全面分期手术等。2012 年科室成为国家卫计委内镜与微创医学培训基地，带领妇科团队治疗各种妇科疑难重症患者，在厦门市率先成立日间手术病区、妇科手术加速康复（enhanced recovery after surgery，ERAS）病区、妇科内分泌门诊，2018 年妇科成为福建省重点专科，打造"科教研"全面发展的妇科专科团队。作为厦门市妇幼保健院妇科教研组组长，参与厦门大学多门必修课及选修课的教学，参与编著国家卫生健康委员会"十四五"规划教材《妇产科学》。同时作为国家住院医师规范化培训妇产科基地主任，培养一批又一批优秀住院医师。多次获得"厦门市卫生系统优秀教育工作者""厦门市妇幼保健院先进工作者"称号，获评"最有人情味医者""白求恩式好医生"，曾获市级科技进步奖一等奖、三等奖。2021 年 4

月成为厦门大学医学院妇产科学系副主任,加强与厦门大学专家团队科研合作,促进基础医学和附属医院的优势资源渗透融合,强化医教研与新医科协同发展。主持临床及教学工作的同时完成多项科研工作,主持多项省市级科研课题,发表SCI论文数篇,在厦门大学核心、国家级期刊上发表论文数篇。

学术任职:厦门市医学会妇产科学分会　主任委员

世界内镜医师协会妇科协会　常务理事

内镜临床诊疗质量评价专家委员会　委员

中国医师协会妇产科医师分会妇科手术加速康复学组　委员

中国妇幼保健协会妇幼微创专业委员会腹腔镜学组及宫内疾病防治专业委员会　副主任委员

中国老年医学学会妇科分会第二届委员会　常务委员

中国老年保健协会妇科肿瘤专业委员会　副主任委员

福建省预防医学会盆底功能障碍预防控制专业委员会　副主任委员

福建省中西医结合学会整合盆底医学分会　副主任委员

福建省肿瘤防治联盟妇科肿瘤专业委员会　副主任委员

福建省医学会妇科肿瘤学分会　常务委员

福建省抗癌协会妇科肿瘤专业委员会　常务委员

《现代妇产科进展》杂志编委会　编委

主编

Simone Ferrero

Division of Obstetrics and Gynaecology,
Department of Neurosciences,
Rehabilitation, Ophthalmology,
Genetics, Maternal
and Child Health (DiNOGMI)
University of Genova
Genova
Italy

Marcello Ceccaroni

Department of Obstetrics and
Gynaecology, Gynecologic Oncology
and Minimally-Invasive Pelvic Surgery
International School of Surgical
Anatomy, IRCCS Sacro Cuore Don
Calabria Hospital
Negrar di Valpolicella
Verona
Italy

序

这是一部难得的译著。

肠道子宫内膜异位症并不少见,但关于肠道内异症的中外专著却不多。所以,本书的问世,值得道贺!

内异症是妇女的常见病、多发病、慢性病,它所引起的疼痛、不育以及结节、包块严重影响妇女的健康和生活质量。内异症病变广泛、形态多样,极具侵袭性和复发性,是个难治之症。因此,内异症给我们提出了很多热点问题、焦点问题及难点问题。

在内异症中,除了常见的腹膜型、卵巢型以外,深部浸润性内异症可以被认为是发生在特殊部位的,具有特殊性和难治性。本书从肠道内异症的发生学、病理基础,到检查、诊断,以及治疗、处理等,阐述全面详尽,其中以影像检查的几个章节最为突出,构成了它的一个亮点。

内镜的窥查对深部浸润性内异症(deep infiltrating endometriosis, DIE),包括肠道内异症的诊断是不可缺少的,但由于病变多在腹膜后,腹腔镜观察会有一定局限。联合阴道和直肠检查,对判断病变范围和手术评估亦很重要。MRI等影像检查有助于判断病灶和直肠-阴道的关系及侵犯周围器官深度。必要时,结直肠镜检也是可以联合进行的。国内学者曾对后盆腔DIE提出了"协和分型",即单纯型、直肠型和穹窿型,定义诊断明确,临床操作性好,可与此书相互补充。

近年,关于内异症的学术交流非常活跃,国际内异症组织和会议(如WES、WEC)定期召开,中国学者渐成主角。美国妇科腹腔镜医师协会(AAGL)甚至开设中国专场,就包括以内异症为主题的内容。

"他山之石,可以攻玉。"学术译著就是很好的"他山之石",让我们借以攻克内异症这个顽疾。阅读译著甫毕,我的另一个想法怦然而出,我们也可以编著一部肠道内异症的书啊。我们病例多,临床经验丰富,也有一些不错的基础研究,如果能将这些总结成书,既是对本译著的一个回应,又是对内异症诊治的一个推进。

时光倏忽,时不我待。看书是学习,实践是学习,编书也是学习。学习内异症,就是学习妇产科学。

谢谢著者、译者和同道们!

郎景和
2023年秋

前言

随着国内外对子宫内膜异位症,特别是深部浸润性内异症认识及研究的不断深入,越来越多的肠道内异症被诊断。由于肠道内异症患者早期多无特异症状,易被忽视,诊断难度大,药物治疗效果欠佳、易复发,并且手术风险大、易损伤肠壁深层甚至全层,需要多学科团队共同协作。肠道内异症严重影响着患者的生存质量,近年来成为内异症研究的热点和难点。

本书由意大利著名的妇产科学者 Simone Ferrero 和 Marcello Ceccaroni 共同编著,收入了内异症领域国际专家撰写的相关先进的文献资料,对肠道内异症的发病机制、流行病学、病理特征及症状,作为第一部分进行阐述,在此基础上,展开了第二部分对肠道内异症诊断的讨论,通过大量的影像学图谱,分别对非增强型及增强型经阴道超声检查、磁共振检查、多层螺旋 CT 灌肠检查及计算机断层扫描结肠镜检查进行了详细的描述,为临床医生,甚至是影像学医生提供了详尽的图谱展示。第三部分为治疗,对肠道内异症的手术治疗(削切术、碟形切除术、节段性肠切除术)进行了深入的描述,并提供了精彩的手术视频演示,对机器人手术治疗也进行了全面的阐述,对于手术的近远期并发症以及患者术后的长期随访制定了详尽的策略。此外,书中也详细描述了肠道内异症的激素治疗,内异症的长期管理,对患者的生育力与不孕的影响,相信读者能从书中找到答案。

本书不仅强调基础理论的重要性,更是立足临床,将肠道内异症从起因到发展、从诊断到治疗进行了多元化的描述,不仅为妇科临床医生提供了全面翔实的理论基础,更是将理论知识与影像学有机结合,应用于临床实践,力争更早发现肠道子宫内膜异位症,并且更好地与肠易激综合征(irritable bowel syndrome,IBS)等肠道疾病进行鉴别,做到早诊断、早治疗,提高患者的生育力。

本书的翻译工作均由临床一线工作的妇科医生共同完成,他们牺牲自己的业余时间,在繁忙的临床及科研工作之余,怀揣着对外文专著翻译的热情、对内异症的探知精神,严谨求实,精心翻译、审校,力求为临床工作者提供更为全面及先进的理念,为深部内异症患者尤其是肠道内异症患者提供更早、更为全面的治疗,力求更好解除内异症引起的疼痛症状、提高内异症患者术后的生育力、减少复发概率。本书内容丰富、实用性强,在翻译过程中难免存在疏漏之处,欢迎广大同道批评指正,以便再版时修订。

王彦龙

2023 年秋

目录

第一部分　肠道子宫内膜异位症

第一章　肠道子宫内膜异位症的发病机制

Jessica Ottolina，Ludovica Bartiromo，Matteo Schimberni，
Paola Viganò，Massimo Candiani

1.1　定义和流行病学

深部浸润性子宫内膜异位症（deep infil-trating endometriosis，DIE）是子宫内膜异位症的一种特殊类型，是指子宫内膜异位病灶在腹膜下浸润深度超过 5mm，包括累及如肠道、输尿管、膀胱和直肠阴道隔等重要结构的浸润性病变。根据流行病学观察，采用 5mm 为 DIE 的浸润深度[1]。由于文献报道均为病例报告，目前的数据不足以估计子宫内膜异位症引起肠梗阻的真实发病率。发病率的差异可能是由于肠道子宫内膜异位症的定义不同，亦可能是漏诊导致的。此外，许多患有肠道子宫内膜异位症的女性未被诊断为肠道子宫内膜异位症并接受治疗，而是被诊断为其他疾病，如肠易激综合征[2]。尽管如此，子宫内膜异位症引起肠梗阻的情况仍属罕见，据报道，发病率为 0.1%～0.7%[3]。

1.2　解剖分布和分类

肠道子宫内膜异位是最常见的盆腔外浸润部位[4]。据报道，在子宫内膜异位症患者中，直肠阴道部或肠道受累的患病率从 5%～25% 不等，其次是直肠、回肠、阑尾和盲肠[5-6]。此外，很少有病例报道包括胃和横结肠在内的上腹部子宫内膜异位症病

变[7-8]。多灶性是 DIE 的主要特征之一，尤其是当肠道受累时。当 DIE 病灶累及直肠乙状结肠时，约 40% 的患者出现多灶性肠道病变[9]。Kavallaris 等报道，在直肠子宫内膜异位症病例中，62% 的病例存在多灶性受累（定义为距离主要病变 2cm 范围内出现深部浸润性病变），而 38% 的病例存在多中心性受累（定义为距离主要病变 2cm 处发现卫星样深部结节）[10]。Markham 等发表了一个分类系统，将盆腔外病变分为四类：I 类，胃肠道子宫内膜异位症；U 类，泌尿道子宫内膜异位症；L 类，肺和胸腔子宫内膜异位症；O 类，累及所有其他部位的子宫内膜异位症。进一步的分期，包括根据缺损的确切位置和大小对病变进行分类[11]。虽然可以观察到孤立的肠道受累，但大多数肠道子宫内膜异位症患者有其他部位的病变[12]。Remorgida 及其同事提出了一种与患者症状相关的、基于肠道标本的胃肠道子宫内膜异位症分期系统。他们将本病分为四期：0 期，子宫内膜异位病灶仅累及腹膜及浆膜下结缔组织（未达浆膜下神经丛）；1 期，子宫内膜异位病灶位于浆膜下脂肪组织或邻近神经血管分支（浆膜下神经丛），很少累及外肌层；2 期，累及肠壁肌层及肌间神经丛（奥尔巴赫神经丛，Auerbach's plexus）；3 期，浸润达黏膜下神经丛或黏膜[13]。胃肠道子宫内膜异位症的病变大多局限于浆膜层及周围结缔组织（0

期）。据此，只有在确定病灶浸润肌层时，才能诊断为深部胃肠道子宫内膜异位症，而更深层的病变并不常见，只有少数文献报道子宫内膜异位症穿透肠腔[14-16]。可以观察到26%~42%的病例有淋巴结受累，这似乎与肠道病变的大小和受深部结节影响的肠壁百分比有关，淋巴结的存在可能导致术后复发[17]。由于只有在深部子宫内膜异位症行节段性肠切除术后的肠道标本上才能明确诊断，因此淋巴结受累的发生率可能被低估[17-19]。

1.3　发病机制学说

关于子宫内膜异位症的发病机制有多种理论，主要是经血逆流和化生学说，但其发病机制复杂，可能是多因素造成的。

1.3.1　经血逆流

经血逆流是最早也是最常被引用的学说[20]。种植学说认为，子宫内膜组织在月经期脱落，通过输卵管运输（经血逆流），从而进入盆腔并种植，累及肠道。大量研究表明，子宫内膜细胞反流到腹膜腔是一种非常常见的生理现象，大多数输卵管通畅的女性在正常月经期间都会发生[21-22]。因此，盆腔的解剖学改变增加了经期子宫内膜的输卵

管反流，子宫内膜异位症的发生概率增加。有证据表明，伴有生殖道梗阻的女性，子宫内膜异位症的发病率增加，生殖道梗阻使经血排出阴道受阻，增加了输卵管反流的可能性[23]。然而，高达90%的女性有经血逆流，大多数女性没有发生子宫内膜异位症，这表明与其他因素有关[24]。根据Sampson理论，子宫内膜异位症病灶对直肠乙状结肠的侵犯，自浆膜层开始、逐渐向肠腔浸润，最后穿透肠壁[20]。基于这一致病途径，子宫内膜细胞自肠管浆膜层表面植入，引发强烈的炎症刺激。当病变累及乙状结肠或盲肠（较罕见）时，会形成一个明显的、大而硬的结节。这一病变通常由重复及内陷的肠壁和非常有限的子宫内膜异位组织构成。支持这一理论的证据表明，肠道子宫内膜异位症不是一种孤立的疾病，浆膜下层受累最常见，更深层次受累鲜有报道[16]。另一项支持"经血逆流"理论的观察结果是盆腔DIE的解剖分布，呈现双重不对称性：由于重力作用和乙状结肠在盆腔内邻近左侧附件，病变更常出现在盆腔后方，最常位于左侧[9]。这也解释了为什么盆腔DIE病灶更常见于低位盆腔、肠道内异症病变更常位于直肠和直肠乙状结肠交界处[9]。这就是所谓的"解剖学豁免理论（anatomical shelter theory）"。经血逆流理论如图1.1所示。

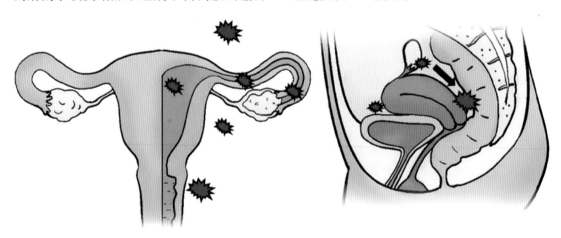

图1.1　经血逆流理论（Sampson理论）

1.3.2　体腔上皮化生

第二个解释子宫内膜异位症发病机制的理论是 Meyer 于 1919 年报道的"化生"理论[25]，随后发展为由 Gruenwald 在 1942 年提出的体腔（腹膜）化生[26]及由 Donnez 在 1995 年提出的米勒管残余化生[27]。第一种假设是基于胚胎学研究，证明所有盆腔器官，包括子宫内膜，都来自体腔细胞。根据 Donnez[27]的研究，后穹窿深部病变相当于直肠阴道隔米勒管残余化生的腺肌瘤结节，因此构成了与腹膜型子宫内膜异位症不同的实体[28]。这个假设是基于不同部位和类型的典型组织学改变。实际上，直肠阴道子宫内膜异位结节显示出与腺肌症结节相似的组织学特性：与腹膜子宫内膜异位症不同，腹膜子宫内膜异位症中上皮腺体被内膜型间质系统包围，以增生的平滑肌细胞为主，腺上皮活跃，间质稀少[29]。因此，部分作者一致认为，根据组织学表现可分为三种不同类型的子宫内膜异位症，具有不同的发病机制：腹膜型、卵巢型和深部浸润性子宫内膜异位症[28]。必须注意的是，绝大多数的直肠阴道纤维化斑块位于宫颈后区域[30]。直肠阴道隔相对于阴道后穹窿位于其尾部，由于子宫直肠凹陷的基底部至少延伸至阴道后穹窿的中三分之一水平，因此它可能不是深部子宫内膜异位结节的真正部位[31]。如果米勒管残余化生理论是正确的，那么直肠子宫陷凹的解剖结构在有或没有所谓的"腺肌瘤结节"的女性中应该是相似的，因为这些病变如果真的起源于直肠阴道隔，应该位于腹膜外。另一方面，如果深部病灶是腹膜内疾病的表现，那患病女性的直肠子宫陷凹应部分或完全封闭。Vercellini 等学者研究了有或无 DIE 的子宫内膜异位症患者的直肠子宫陷凹的深度和容积，与正常对照组（或受其他盆腔疾病影响的患者）相比，是否存在差异。正常女性直肠阴道陷凹的平均深度（从子宫骶韧带上缘到其底部），已被证实略高于 5cm[32]。所有患有直肠阴道部内异症女性都有不同程度的直肠前移、粘连于覆盖阴道后穹窿的腹膜：在深部子宫内膜异位症组直肠子宫陷凹的平均深度和体积显著降低，深度减少约 1/3。无深部子宫内膜异位症的女性与对照组（患有除子宫内膜异位症以外的疾病、盆腔结构正常的女性）相比，无显著差异。直肠前壁的部分封闭似乎是造成这种直肠子宫陷凹明显变浅的原因，并可能造成结节位于腹膜下的假象。换言之，作者总结指出，在阴道后穹窿发现的子宫内膜异位斑块和结节（相对于直肠阴道隔）可能是直肠子宫陷凹最深处的一种严重的病变，该病变被粘连掩埋并居于盆腔之外[32]。此外，直肠阴道子宫内膜异位症患者通常存在各种形式的腹膜和卵巢疾病，提示其发病机制可能相同。在这方面，Anaf 等人［使用抗 α-平滑肌肌动蛋白（α-SMA）的单克隆抗体的免疫化学技术］证实，在所有类型的子宫内膜异位症病变中都存在平滑肌成分，但在无病变腹膜中未见[33]。他们推测，平滑肌成分可能源于间皮的化生能力，在植入的子宫内膜的作用下分化为平滑肌细胞。这种化生反应可能因部位不同而各异，从而解释了不同形式的子宫内膜异位症之间的组织学差异[34]。

体腔上皮化生理论如图 1.2 所示。

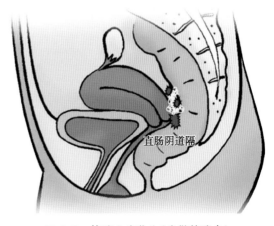

图 1.2　体腔上皮化生（米勒管残余）

1.3.3　干细胞

月经期子宫内膜脱落后的内膜再生以及分娩或手术刮除后的子宫内膜再上皮化支持了干细胞池的存在[35]。由于子宫内膜基底层在月经期功能层脱落后仍存在,因此干细胞被认为存在于子宫内膜的基底层[36]。最近,已发现子宫内膜来源的克隆细胞(人类子宫内膜的干细胞群),并认为其与异位子宫内膜病变的发生有关[37]。Brosens 等学者认为,新生儿子宫血液中含有大量的子宫内膜祖细胞[38]。Leyendecker 等学者提出,子宫内膜异位症患者在经血逆流后,子宫内膜基底组织异常脱落,引发子宫内膜异位沉积[39]。与健康女性相比,子宫内膜异位症患者从基底层脱落的干细胞增加,异位病灶与基底层之间的相似性,可能支持经血逆流学说作为子宫内膜干细胞进入子宫外结构的理论依据[39]。这些干细胞亦可能通过淋巴管或血管途径运输到异位部位[40]。此外,某些子宫内膜干细胞可能源自骨髓的事实进一步支持了这些细胞的血行播散理论[41]。然而,由于干细胞通常会分化成与环境相一致的成熟细胞,所以腹膜腔中被认为具有多潜能的子宫内膜干细胞应该分化为腹膜型细胞。由于干细胞从周围的子宫内膜生态位细胞接收到信号,含有子宫内膜干细胞及其壁龛细胞的子宫内膜组织片段在腹膜腔内的沉积有可能促进子宫内膜样组织的再生。另一方面,异常或定植的干细胞从子宫内膜转移到异位部位也可能产生子宫内膜样病变。子宫内膜组织产生若干趋化因子和血管生成因子,导致异位部位的新生血管形成,病变发生[42]。尽管如此,干细胞分化成子宫内膜样组织的原因仍不清楚。

1.3.4　遗传因素

遗传因素可能在个体对子宫内膜异位症的易感性中起作用[43-45]。数十年来,人们已经认识到了子宫内膜异位症的家族遗传

性,并观察到双胞胎之间的一致性[43]。一项分析 DIE 病灶的外显子组测序的研究报告了 79% 的病灶中存在体细胞突变,更具体地说,26% 的病变中存在已知的癌症驱动基因 *ARID1A*、*PIK3CA*、*KRAS* 和 *PPP2R1A* 的突变。与浅表腹膜病变相比,非恶性细胞中癌症驱动基因突变的存在可能部分解释了深部浸润性病变的侵袭性本质。此外,这些突变仅在上皮细胞中被发现,表明其具有独特的选择性[46]。

1.4　组织病理学发现

1.4.1　子宫内膜异位症的促纤维化性质

在过去的几年里,关于子宫内膜异位的组织学研究不断进展。这些变化已经足以要求对子宫内膜异位症进行重新定义,子宫内膜异位症不再仅仅被认为是异位部位存在子宫内膜上皮和基质细胞,而是在其"新"定义中涉及疾病的纤维化特点[47]。尽管异位子宫内膜细胞的存在可能是子宫内膜异位症发病机制的起点,但在人类以及动物研究中已广泛证明,子宫内膜基质和腺体只是子宫内膜异位病变发生的一小部分。近来,人们强调子宫内膜异位病变中纤维化和肌成纤维细胞的持续存在及其在发病机制中的关键作用[33,48-49]。Zhang 等学者提出,子宫内膜组织植入后的子宫内膜异位病变,本质上是经历了反复的组织损伤和修复(repeated tissue injury and repair,ReTIAR),最终导致纤维化[48]。子宫内膜细胞在激素刺激下出现周期性出血,通过募集中性粒细胞和巨噬细胞 M2 到病变处,从而引起组织修复[50-51]。这些事件提示"渗漏"血管的形成,导致血小板外渗,从而导致子宫内膜异位病变中血小板聚集增加[52]。活化的血小板含有 30 多种参与血管生成的重要蛋白,与巨噬细胞一起,通过释放转化生长因子-β(transforming growth factor beta, TGF-β₁) 和诱导 TGF-β₁/Smad3 信号通路诱导纤维化。近期对小鼠的研究表明,STAT3 信号通路是子宫内膜异位上皮细胞和基质细胞中上皮-间质转化 (epithelial-mesenchymal transition, EMT), 成纤维细胞-肌成纤维细胞转分化 (fibroblast-myo-fibroblast transdifferentiation, FMT) 和平滑肌化生 (smooth muscle metaplasia, SMM) 的有效诱导剂,导致子宫内膜异位上皮和间质细胞收缩性增强、胶原沉积,最终导致纤维化[53-54]。同样的机制也被认为参与了 DIE 纤维化的发展。似乎卵巢子宫内膜异位症和 DIE 都经历了与 EMT、FMT、SMM 和最终纤维化相一致的细胞变化[55]。然而,最近的免疫组化分析结果显示,DIE 的特征是 TGF-β₁ 的产生较多,纤维化含量较高,间质标记物 (波形蛋白, vimentin) 表达更高,但上皮标记物水平 (E-cadherin) 较低,提示 EMT 的过程。据报道,与卵巢子宫内膜异位症相比,DIE 的血管化及血小板聚集更少[55]。因此,在 DIE 中观察到的加速纤维化可能需要除血小板以外的更多因素才能发生[56]。最近,有报道指出,氧化应激在 DIE 损伤中的作用与去整合素和金属蛋白酶 (ADAM17)/Notch 信号通路的激活有关。这一途径被认为在子宫内膜异位症的发展中发挥作用,尤其是诱导纤维化相关基因的转录和增强成纤维细胞活化的纤维化过程[57]。

1.4.2　DIE 的组织学表现

根据这些病因发现,过去已经认为深部子宫内膜异位结节 (如直肠阴道子宫内膜异位结节) 本质上是增生的平滑肌细胞,腺上皮活跃,间质稀少,与子宫腺肌病结节相似[27]。

根据 Donnez 及其团队研究发现,这种平滑肌细胞存在于相应的正常区域,然后被异位子宫内膜侵入[58]。随后,其他学者就深部子宫内膜异位症中平滑肌细胞的起源提出了不同的理论。Van Kaam 等学者[59]不仅表

明所研究的 20 个深部浸润性子宫内膜病变中均含有纤维肌肉组织和肌成纤维细胞,而且再次对这种肌肉成分的来源提出了合理的质疑。事实上,他们证明了将人子宫内膜接种到裸鼠体内可以诱导周围小鼠组织中 α-SMA 的表达,这是局部环境对异位子宫内膜存在的反应的结果,而不是表示间质向平滑肌细胞分化。尽管在 DIE 中发现了一种纤维化成分,Matsuzaki 等人[60]认为,在子宫内膜异位症患者中,即使没有 TGF-β,子宫内膜上皮细胞的上皮-间充质转化过程是肌成纤维细胞的真正起源。这些现象可能是由于肌成纤维细胞 I 型胶原产生的增加,导致了僵硬度的增加,随着时间的推移产生了深部病变的纤维化环境[55,61]。

正常成纤维细胞的增殖通常受到 I 型胶原的严格调控。在子宫内膜异位症中,子宫内膜异位深层间质细胞可以持续存在,其生长不受周围纤维化环境的抑制。Matsusaki 等人认为这种不受控制的生长是由于 AKT 和 ERK 通路的异常激活[62]。与子宫内膜异位症的其他亚型不同,DIE 病变位于多个神经丛附近,并被神经过度支配[63-64]。Anaf 及其团队观察到,深部子宫内膜异位病变优先沿着神经浸润大肠壁,即使在离触诊结节有一定距离时也是如此,此处黏膜很少且仅有局部受累。大肠最丰富的神经支配层是子宫内膜异位症最严重的受累层,这支持了大肠子宫内膜异位病变与大肠壁神经之间密切的组织学关系[65]。感觉神经源性神经肽 P 物质 (substance P, SP) 和降钙素基因相关肽 (calcitonin gene-related peptide, CGRP) 被认为与子宫内膜异位症相关纤维化的发生发展有关。这也解释了为什么 DIE 病灶比其他病灶有丰富的平滑肌样细胞和更多的纤维化病灶[56,59,66]。无论如何,尽管有不同的假说来解释子宫内膜异位病变中肌成纤维细胞和纤维化的起源,所有研究者都一致认为这一成分在 DIE 病变中的重要性,尤其是子宫内膜异位症深部病变的纤维肌肉成分似乎代

表了子宫内膜异位症的自我扩增本质。

（黄燕妮 译，陈瑞欣　王彦龙 校）

参考文献

1. Vercellini P, Frontino G, Pietropaolo G, et al. Deep endometriosis: definition, pathogenesis, and clinical management. J Am Assoc Gynecol Laparosc. 2004;11:153–61.
2. Skoog SM, Foxx-Orenstein AE, Levy MJ, Rajan E, Session DR. Intestinal endometriosis: the great masquerader. Curr Gastroenterol Rep. 2004;6:405–9.
3. Katsikogiannis N, Tsaroucha A, Dimakis K, et al. Rectal endometriosis causing colonic obstruction and concurrent endometriosis of the appendix: a case report. J Med Case Rep. 2011;5:320.
4. Macafee CH, Greer HL. Intestinal endometriosis. A report of 29 cases and a survey of the literature. J Obstet Gynaecol Br Emp. 2016;196067:539–55.
5. Seracchioli R, Poggioli G, Pierangeli F, et al. Surgical outcome and long-term follow up after laparoscopic rectosigmoid resection in women with deep infiltrating endometriosis. BJOG. 2007;114:889–95.
6. Ribeiro PA, Rodrigues FC, Kehdi IP, et al. Laparoscopic resection of intestinal endometriosis: a 5-year experience. J Minim Invasive Gynecol. 2006;13:442–6.
7. Iaroshenko VI, Salokhina MB. [Endometriosis of the stomach]. Vestn Khir Im I I Grek. 1979;123:82–3.
8. Hartmann D, Schilling D, Roth SU, et al. [Endometriosis of the transverse colon--a rare localization]. Dtsch Med Wochenschr. 2002;127:2317–20.
9. Chapron C, Chopin N, Borghese B, et al. Deeply infiltrating endometriosis: pathogenetic implications of the anatomical distribution. Hum Reprod. 2006;21:1839–45.
10. Kavallaris A, Köhler C, Kühne-Heid R, Schneider A. Histopathological extent of rectal invasion by rectovaginal endometriosis. Hum Reprod. 2003;18:1323–7.
11. Markham SM, Carpenter SE, Rock JA. Extrapelvic endometriosis. Obstet Gynecol Clin N Am. 1989;16:193–219.
12. Veeraswamy A, Lewis M, Mann A, et al. Extragenital endometriosis. Clin Obstet Gynecol. 2010;53:449–66.
13. Remorgida V, Ragni N, Ferrero S, et al. The involvement of the interstitial Cajal cells and the enteric nervous system in bowel endometriosis. Hum Reprod. 2005;20:264–71.
14. Abrão MS, Petraglia F, Falcone T, et al. Deep endometriosis infiltrating the recto-sigmoid: critical factors to consider before management. Hum Reprod Update. 2015;21:329–39.
15. Chapron C, Bourret A, Chopin N, et al. Surgery for bladder endometriosis: long-term results and concomitant management of associated posterior deep lesions. Hum Reprod. 2010;25:884–9.
16. Rowland R, Langman JM. Endometriosis of the large bowel: a report of 11 cases. Pathology. 1989;2:259–65.
17. Noël JC, Chapron C, Fayt I, et al. Lymph node involvement and lymphovascular invasion in deep infiltrating rectosigmoid endometriosis. Fertil Steril. 2008;89:1069–72.
18. Abrao MS, Podgaec S, Dias JA Jr, et al. Deeply infiltrating endometriosis affecting the rectum and lymph nodes. Fertil Steril. 2006;86:543–7.
19. Mechsner S, Weichbrodt M, Riedlinger WF, et al. Immunohistochemical evaluation of endometriotic lesions and disseminated endometriosis-like cells in incidental lymph nodes of patients with endometriosis. Fertil Steril. 2010;94:457–63.
20. Sampson JA. Peritoneal endometriosis due to the menstrual dissemination of endometrial tissue into the peritoneal cavity. Am J Obstet Gynecol. 1927;14:422–69.
21. Halme J, Hammond MG, Hulka JF, et al. Retrograde menstruation in healthy women and in patients with endometriosis. Obstet Gynecol. 1984;64:151–4.
22. Liu DT, Hitchcock A. Endometriosis: its association with retrograde menstruation, dysmenorrhoea and tubal pathology. Br J Obstet Gynaecol. 1986;93:859–62.
23. Brosens IA, Puttemans P, Deprest J, et al. The endometriosis cycle and its derailments. Hum Reprod. 1994;9:770–1.
24. Vercellini P, Viganò P, Somigliana E, et al. Endometriosis: pathogenesis and treatment. Nat Rev Endocrinol. 2014;10:261–75.
25. Meyer R. Uber den stand der frage der adenomyositis und adenomyoma in algemeinen und insbesondere uber adenomyositis und adenomyometritis sarcomatosa. Zentrlbl Gynäkol. 1919;43:745–50.
26. Gruenwald P. Origin of endometriosis from mesenchyme of the coelomic walls. Am J Obstet Gynecol. 1942;44:470–4.
27. Donnez J, Nisolle M, Casanas-Roux F, et al. Rectovaginal septum, endometriosis or adenomyosis: laparoscopic management in a series of 231 patients. Hum Reprod. 1995;10:630–5.
28. Nisolle M, Donnez J. Peritoneal endometriosis, ovarian endometriosis, and adenomyotic nodules of the rectovaginal septum are three different entities. Fertil Steril. 1997;68:585–96.
29. Nakamura M, Katabuchi H, Tohya TR, et al. Scanning electron microscopic and immunohistochemical studies of pelvic endometriosis. Hum Reprod. 1993;8:2218–26.
30. Martin DC, Batt RE. Retrocervical, retrovaginal pouch, and rectovaginal septum endometriosis. J Am Assoc Gynecol Laparosc. 2001;8:12–7.
31. De Lancey JOL. Surgical anatomy of the female pelvis. In: Rock JA, Thompson JD, editors. The Linde's operative gynecology. 8th ed. Philadelphia, PA: Lippincott-Raven; 1997. p. 63–93.
32. Vercellini P, Aimi G, Panazza S, et al. Deep endometriosis conundrum: evidence in favor of a peritoneal origin. Fertil Steril. 2000;73:1043–6.
33. Anaf V, Simon P, Fayt I, et al. Smooth muscles are frequent components of endometriotic lesions. Hum Reprod. 2000;15:767–71.
34. Somigliana E, Infantino M, Candiani M, et al.

Association rate between deep peritoneal endometriosis and other forms of the disease: pathogenetic implications. Hum Reprod. 2004;19:168–71.

35. Bulun SE, Cheng YH, Yin P, et al. Progesterone resistance in endometriosis: link to failure to metabolize estradiol. Mol Cell Endocrinol. 2006;248:94–103.

36. Hapangama DK, Turner MA, Drury JA, et al. Sustained replication in endometrium of women with endometrios is occurs without evoking a DNA damage response. Hum Reprod. 2009;24:687–96.

37. Attia GR, Zeitoun K, Edwards D, et al. Progesterone receptor isoform A but not B is expressed in endometriosis. J Clin Endocrinol Metab. 2000;85:2897–902.

38. Brosens I, Gordts S, Benagiano G. Endometriosis in adolescents is a hidden, progressive and severe disease that deserves attention, not just compassion. Hum Reprod. 2013;28:2026–31.

39. Leyendecker G, Kunz G, Herbertz M, et al. Uterine peristaltic activity and the development of endometriosis. Ann N Y Acad Sci. 2004;1034:338–55.

40. Maruyama T, Masuda H, Ono M, Kajitani T, et al. Stem cell theory for the pathogenesis of endometriosis. Front Biosci. 2012;4:2854–63.

41. Maruyama T, Masuda H, Ono M, et al. Human uterine stem/progenitor cells: their possible role in uterine physiology and pathology. Reproduction. 2010;140:11–22.

42. Santamaria X, Massasa EE, Taylor HS. Migration of cells from experimental endometriosis to the uterine endometrium. Endocrinology. 2012;153:5566–74.

43. Simpson JL, Bischoff F. Heritability and candidate genes for endometriosis. Reprod BioMed Online. 2003;7:162–9.

44. Campbell IG, Thomas EJ. Endometriosis: candidate genes. Hum Reprod Update. 2001;7:15–20.

45. Thomas EJ, Campbell IG. Molecular genetic defects in endometriosis. Gynecol Obstet Investig. 2000;50(suppl 1):44–50.

46. Anglesio MS, Papadopoulos N, Ayhan A, et al. Cancer-associated mutations in endometriosis without cancer. N Engl J Med. 2017;376:1835.

47. Vigano P, Candiani M, Monno A, et al. Time to redefine endometriosis including its pro-fibrotic nature. Hum Reprod. 2018;33:347–52.

48. Zhang Q, Duan J, Olson M, et al. Cellular changes consistent with epithelial-mesenchymal transition and fibroblast-to-myofibroblast transdifferentiation in the progression of experimental endometriosis in baboons. Reprod Sci. 2016;23:1409–21.

49. Barcena de Arellano ML, Gericke J, Reichelt U, et al. Immunohistochemical characterization of endometriosis-associated smooth muscle cells in human peritoneal endometriotic lesions. Hum Reprod. 2011;26:2721–30.

50. Bacci M, Capobianco A, Monno A, et al. Macrophages are alternatively activated in patients with endometriosis and required for growth and vascularization of lesions in a mouse model of disease. Am J Pathol. 2009;175:547–56.

51. Lin YJ, Lai MD, Lei HY, et al. Neutrophils and macrophages promote angiogenesis in the early stage of endometriosis in a mouse model. Endocrinology. 2006;147:1278–86.

52. Guo SW, Ding D, Liu X. Anti-platelet therapy is efficacious in treating endometriosis induced in mouse. Reprod BioMed Online. 2016;33:484–99.

53. Ding D, Liu X, Duan J, et al. Platelets are an unindicted culprit 485 in the development of endometriosis: clinical and experimental evidence. Hum Reprod. 2015;30:812–32.

54. Guo SW, Ding D, Geng JG, et al. P-selectin as a potential therapeutic target 488 for endometriosis. Fertil Steril. 2015;103:990–1000.

55. Liu X, Zhang Q, Guo SW. Histological and immunohistochemical characterization of the similarity and difference between ovarian endometriomas and deep infiltrating endometriosis. Reprod Sci. 2018;25:329–40.

56. Matsuzaki S, Darcha C. Epithelial to mesenchymal transition-like and mesenchymal to epithelial transition-like processes might be involved in the pathogenesis of pelvic endometriosis. Hum Reprod. 2012;27:712–21.

57. González-Foruria I, Santulli P, Chouzenoux S, et al. Dysregulation of the ADAM17/Notch signalling pathways in endometriosis: from oxidative stress to fibrosis. Mol Hum Reprod. 2017;23:488–99.

58. Donnez J, Nisolle M, Casanas-Roux F, et al. Stereometric evaluation of peritoneal endometriosis and endometriotic nodules of the rectovaginal septum. Hum Reprod. 1996;11:224–8.

59. van Kaam KJ, Schouten JP, Nap AW, et al. Fibromuscular differentiation in deeply infiltrating endometriosis is a reaction of resident fibroblasts to the presence of ectopic endometrium. Hum Reprod. 2008;23:2692–700.

60. Matsuzaki S, Darcha C, Pouly JL, et al. Effects of matrix stiffness on epithelial to mesenchymal transition-like processes of endometrial epithelial cells: implications for the pathogenesis of endometriosis. Sci Rep. 2017;7:44616.

61. Itoga T, Matsumoto T, Takeuchi H, et al. Fibrosis and smooth muscle metaplasia in rectovaginal endometriosis. Pathol Int. 2003;53:371–5.

62. Matsuzaki S, Darcha C. Co-operation between the AKT and ERK signaling pathways may support growth of deep endometriosis in a fibrotic microenvironment in vitro. Hum Reprod. 2015;30:1606–16.

63. Wang G, Tokushige N, Markham R, et al. Rich innervation of deep infiltrating endometriosis. Hum Reprod. 2009;24:827–34.

64. Arnold J, Barcena de Arellano ML, Rüster C, et al. Imbalance between sympathetic and sensory innervation in peritoneal endometriosis. Brain Behav Immun. 2012;26:132–41.

65. Anaf V, El Nakadi I, Simon P, et al. Preferential infiltration of large bowel endometriosis along the nerves of the colon. Hum Reprod. 2004;19:996–1002.

66. Yan D, Liu X, Guo SW. The establishment of a mouse model of deep endometriosis. Hum Reprod. 2019;34:235–47.

第二章 肠道子宫内膜异位症的流行病学

Simone Ferrero，Fabio Barra，Michele Altieri，Andrea Orsi，
Giancarlo Icardi，Giovanni Noberasco

2.1 引言

　　子宫内膜异位症是一种以子宫腔外存在功能性子宫内膜样组织为特征的疾病[1]。子宫内膜异位症的病变部位多样，常见于卵巢、子宫骶韧带、输卵管、盆腔腹膜、直肠子宫陷凹、膀胱子宫反折和肠道。腹膜外部位包括宫颈[2-5]、膀胱和输尿管[6-7]、脐部[8-10]、妇科手术[11-12]和剖宫产术[13]后的腹部瘢痕。子宫内膜异位症很少累及腹腔外器官，如肾脏[14-17]、皮肤[18]、中枢神经系统[19-21]和包括肺[22-24]、胸膜[25-26]、膈[17,25-27]、心包[25-26]在内的胸腔。"肠道子宫内膜异位症"是指子宫内膜样腺体和间质浸润肠壁。肠道子宫内膜异位症最初由Sampson[28]于1922年提出。当病变浸润深度至少到达肠壁的固有肌层时，才可诊断为肠道子宫内膜异位症。仅浸润肠浆膜面的浅表子宫内膜异位病变应被视为"腹膜子宫内膜异位症"[29]。肠道子宫内膜

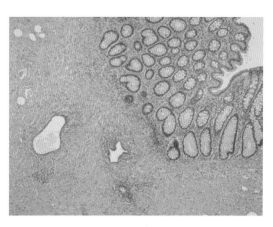

图2.1　子宫内膜异位结节浸润肠壁黏膜下层

异位症通常累及肠浆膜层和固有肌层，很少浸润黏膜下层和黏膜（图2.1和图2.2）[30]。

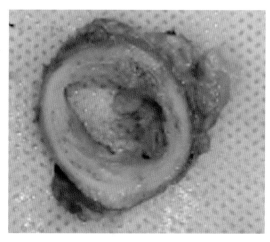

图2.2　经腹腔镜节段性切除的直肠结节部分。结节浸润直肠的固有肌层

2.2 子宫内膜异位症的流行病学

　　几个方法学问题使子宫内膜异位症流行病学评估变得复杂：首先，为了确定诊断而需要进行手术，影响了对患病率和发病率的研究[31]；此外，手术确认也可能导致选择偏差，因为有症状的疾病，高利用率的医疗系统和有合并症的患者比一般人更容易接受腹腔镜检查。对照组的选择是另一个问题：重要的是要防止将未确诊的病例纳入对照组中，以降低错误分类的风险，并将适用于病例的所有限制条件在对照组中应用[32]。很难评估像子宫内膜异位症这样的慢性疾

病的发病率,因为从症状出现到确诊常有延迟,导致疾病的确切发病时间无法评估[33]。

已发表的研究调查了不同人群中子宫内膜异位症的流行病学情况。在接受输卵管结扎术的女性中,子宫内膜异位症的患病率为2%～19%[34-41];在因不孕症而接受手术的女性中,子宫内膜异位症的患病率为11%～47%[34-35,39,42-48]。在因盆腔痛而接受手术的患者中,患病率为14%～45%[36,39,47,49-50];在患有严重痛经的青少年中,患病率为50%～70%[51],在常规咨询全科医生的患者中,患病率约为4%[52]。根据普通人群盆腔痛的患病率和子宫内膜异位症诊断率的数据,可以推测在普通人群中任一时期的患病率为5%～10%[33]。在育龄女性中,深部浸润性子宫内膜异位症的患病率为1%。与此相符,最近一项基于人群的回顾性研究分析了马卡比医疗保健服务数据库中的子宫内膜异位症流行病学。马卡比医疗保健服务是一家拥有200万会员的医疗服务提供商,会员数占以色列人口的四分之一[53]。子宫内膜异位症的大致患病率为10.8/1 000[95% CI(10.5,11.0)];40～44岁女性患病率最高,为18.6/1 000[95% CI(17.7,19.5)];15～55岁女性新诊断为子宫内膜异位症的年平均发病率为7.2/10 000[95% CI(6.5,8.0)]。

一项前瞻性观察性研究纳入1 101例经腹腔镜确诊为子宫内膜异位症的患者,研究子宫内膜异位病灶的分布[54]。患者的平均年龄为33岁。卵巢是子宫内膜异位症最常累及的部位(66.94%),其次是子宫骶韧带(45.51%)、卵巢窝(32.15%)、直肠子宫陷凹(29.52%)和膀胱(21.25%)。14.4%的患者诊断为深部浸润性子宫内膜异位症,其中8.5%存在直肠乙状结肠子宫内膜异位症。

2.3 肠道子宫内膜异位症的流行病学

肠道子宫内膜异位症是一种罕见的疾病,由于缺乏大样本精心设计的流行病学研究,因此无法估计其在一般人群中的确切发病率。回顾性分析了3 037例因子宫内膜异位症而接受经腹手术的患者,发现163例患者(5.4%)在组织学上证实有肠道病变[55]。另一项研究包括1 785例因子宫内膜异位症接受手术治疗的女性,其中25.4%的患者经组织学证实患有肠道子宫内膜异位症[56]。

据估计,在8%～12%子宫内膜异位症患者[57]和5%～37%诊断为深部浸润性子宫内膜异位症[29]的患者中可发现肠道子宫内膜异位症。一项回顾性研究发现,在688名因深部浸润性子宫内膜异位症而进行腹腔镜手术的患者中,有168名女性(24.4%)患有肠道子宫内膜异位症[58]。由于各代人在诊断和寻求健康的行为上发生了重大变化,因此没有可用的数据对肠道子宫内膜异位症的发病率进行有意义的估计。此外,从外科手术组获得的数据受到转诊偏倚[59]的影响,并且缺乏队列维度用于统计学分析[60]。

2.3.1 直肠乙状结肠子宫内膜异位症

肠道子宫内膜异位症更常发生在腹腔的左侧,这一证据可能由于直肠受累部位位于左侧盆腔而存在偏倚。肠道子宫内膜异位症可能来源于直肠子宫陷凹的子宫内膜异位细胞,所以被认为是中线病变[55,61-62]。由于直肠乙状结肠靠近输卵管,临床上该肠段的子宫内膜异位症受累最常见[62]。乙状结肠和左输卵管会形成一个囊袋,有助于子宫内膜异位细胞的植入[61]。直肠和直肠乙状结肠交界处是最常见的受累部位,影响多达四分之三的患者(10.6%～75%),其次是乙状结肠(14.3%～65%)[63]。一项纳入168名女性(252例肠道子宫内膜异位病变)的回顾性研究发现,11.5%的肠道结节位于直肠下段,23.0%位于直肠中段,18.3%位于直肠上段,24.2%位于乙状结肠[58]。

2.3.2　阑尾子宫内膜异位症

阑尾子宫内膜异位症(图2.3)可能无症状,或表现为急性或慢性阑尾炎、下消化道出血、肠穿孔或表现为由于盲肠下极阑尾套叠引起的肠梗阻[64]。阑尾子宫内膜异位症的诊断常基于手术后的组织学检查。在术中评估或术前影像学检查时发现阑尾有严重改变,可进行阑尾切除术(选择性阑尾切除术),或在进行与怀疑阑尾病变无关的手术时进行阑尾切除术(机会性阑尾切除术)[65-66]。在已发表的系列文章中,阑尾子宫内膜异位症的患病率取决于研究人群的特征。据估计,阑尾子宫内膜异位症存在于大约15%的肠道子宫内膜异位症患者中[67-68],影响约3%的子宫内膜异位症患者和0.4%的普通人群[69]。在组织学诊断为子宫内膜异位症的患者和因良性妇科疾病和非妇科疾病而接受手术的患者中,阑尾子宫内膜异位症的患病率分别为2.5%和1.2%[65]。然而,关于阑尾子宫内膜异位症患病率的现有数据具有广泛的异质性,这是因为已发表的研究中人群不同,以及阑尾切除术所采用的手术策略不同。一项回顾性研究分析了395名因良性妇科疾病而接受手术的女性的阑尾子宫内膜异位症的患病率[70]。在这一人群中,38.2%的女性患有子宫内膜异位症,54.3%的女性患有深部浸润性子宫内膜异位症。阑尾子宫内膜异位症的患病率为13.2%;其中,浅表性子宫内膜异位症占11.6%,深部浸润性子宫内膜异位症占39.0%。对一项1935例因症状性子宫内膜异位症而接受手术的患者的回顾性队列研究发现,阑尾子宫内膜异位症的患病率为2.6%[65]。后来的一项研究还表明,阑尾子宫内膜异位症的独立危险因素是子宫腺肌病、右侧卵巢子宫内膜异位囊肿、膀胱子宫内膜异位症、后盆腔的子宫内膜异位症、左侧盆腔内膜异位症和回盲部受累。在一病例系列研究中,观察到56%累及阑尾体

部,44%累及阑尾末端,而阑尾基底部似乎没有受累[71]。三分之二累及阑尾的肌层,三分之一累及浆膜[72]。

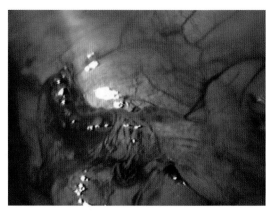

图2.3　阑尾子宫内膜异位症。阑尾与右侧子宫内膜异位囊肿粘连

2.3.3　其他肠道病变

盲肠子宫内膜异位症可能表现为引起肠梗阻[73]、回结肠套叠[74-76]或肠扭转[77]的肿块。巴西的一项针对168名肠道子宫内膜异位病变女性(共252个肠道结节)的回顾性研究发现,3个结节(1.2%)位于盲肠,5个结节(2%)位于回肠末端(图2.4)[58]。一项针对241名因子宫内膜异位手术的患者的回顾性研究发现,回盲肠子宫内膜异位症的患病率为3.3%[78]。一项针对1135名因直肠乙状结肠内膜异位症而手术的患者的大

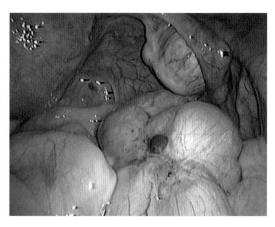

图2.4　回肠子宫内膜异位结节

型多中心回顾性研究发现,6.6%的患者存在盲肠受累[79]。

总体而言,降结肠子宫内膜异位症的发生率比升结肠更高[55]。病例报告显示,子宫内膜异位症也可影响大网膜[80-84]、胃[85-86]、横结肠[86-87]、胆囊[88-90]和梅克尔憩室[91-92]。此外,亦有报道累及肝脏[93]和胰腺[94-97]的子宫内膜异位症。

2.3.4　多灶性和多中心性子宫内膜异位症

肠道子宫内膜异位症可表现为同一肠段存在多个病变(多灶性疾病)或影响不同肠段(多中心性疾病)。当直肠乙状结肠受累时,40%以上的患者会出现多灶性肠道病变[63,98]。此外,据报道,62%的直肠子宫内膜异位症是多灶性的,38%是多中心性的[99]。

2.3.5　淋巴结子宫内膜异位症

在临床实践中未对淋巴结受累情况进行常规评估,因此,淋巴结子宫内膜异位症的发病率往往被低估。实际上,淋巴结子宫内膜异位症并不像我们想象的那么罕见。18%~20%的深部浸润性子宫内膜异位症患者存在淋巴结受累[100]。而在肠道子宫内膜异位症患者中,两个病例系列报道的淋巴结受累比例分别为42.3%[101]和26.3%[102]。

2.4　结论

约四分之一的深部浸润性子宫内膜异位症患者有肠道病变。直肠乙状结肠子宫内膜异位症是最常见的肠道子宫内膜异位症的表现形式。然而,子宫内膜异位症也可累及阑尾、回肠末端、降结肠、升结肠、横结肠和胃。一些患者可能在同一肠段(多灶性疾病)或不同肠段(多中心性疾病)中存在多个子宫内膜异位结节。

（黄燕妮　陈燕惠　译，
陈瑞欣　王彦龙　校）

参考文献

1. Ferrero S. Endometriosis: modern management of an ancient disease. Eur J Obstet Gynecol Reprod Biol. 2017;209:1–2.
2. Jaiman S, Gundabattula SR, Pochiraju M, Sangireddy JR. Polypoid endometriosis of the cervix: a case report and review of the literature. Arch Gynecol Obstet. 2014;289(4):915–20.
3. Seval MM, Cavkaytar S, Atak Z, Guresci S. Postcoital bleeding due to cervical endometriosis. BMJ Case Rep. 2013;2013:bcr2012008209.
4. Rodolakis A, Akrivos N, Haidopoulos D, Kyritsis N, Sotiropoulou M, Thomakos N, et al. Abdominal radical trachelectomy for treatment of deep infiltrating endometriosis of the cervix. J Obstet Gynaecol Res. 2012;38(4):729–32.
5. Wang S, Li XC, Lang JH. Cervical endometriosis: clinical character and management experience in a 27-year span. Am J Obstet Gynecol. 2011;205(5):452 e1–5.
6. Barra F, Scala C, Biscaldi E, Vellone VG, Ceccaroni M, Terrone C, et al. Ureteral endometriosis: a systematic review of epidemiology, pathogenesis, diagnosis, treatment, risk of malignant transformation and fertility. Hum Reprod Update. 2018;24(6):710–30.
7. Leone Roberti Maggiore U, Ferrero S, Candiani M, Somigliana E, Vigano P, Vercellini P. Bladder endometriosis: a systematic review of pathogenesis, diagnosis, treatment, impact on fertility, and risk of malignant transformation. Eur Urol. 2017;71(5):790–807.
8. Ghosh A, Das S. Primary umbilical endometriosis: a case report and review of literature. Arch Gynecol Obstet. 2014;290(4):807–9.
9. Kyamidis K, Lora V, Kanitakis J. Spontaneous cutaneous umbilical endometriosis: report of a new case with immunohistochemical study and literature review. Dermatol Online J. 2011;17(7):5.
10. Rosina P, Pugliarello S, Colato C, Girolomoni G. Endometriosis of umbilical cicatrix: case report and review of the literature. Acta Dermatovenerol Croat. 2008;16(4):218–21.
11. Emre A, Akbulut S, Yilmaz M, Bozdag Z. Laparoscopic trocar port site endometriosis: a case report and brief literature review. Int Surg. 2012;97(2):135–9.
12. Siddiqui ZA, Husain F, Siddiqui Z, Siddiqui M. Port site endometrioma: a rare cause of abdominal wall pain following laparoscopic surgery. BMJ Case Rep. 2017;2017:bcr2017219291.
13. Zhang P, Sun Y, Zhang C, Yang Y, Zhang L, Wang N, et al. Cesarean scar endometriosis: presentation of 198 cases and literature review. BMC Womens Health. 2019;19(1):14.
14. Badri AV, Jennings R, Patel P, Eun DD. Renal endometriosis: the case of an endometrial implant mimicking a renal mass. J Endourol Case Rep. 2018;4(1):176–8.
15. Cheng CH, Kuo HC, Su B. Endometriosis in a

kidney with focal xanthogranulomatous pyelonephritis and a perinephric abscess. BMC Res Notes. 2015;8:591.

16. Gupta K, Rajwanshi A, Srinivasan R. Endometriosis of the kidney: diagnosis by fine-needle aspiration cytology. Diagn Cytopathol. 2005;33(1):60–1.

17. Chinegwundoh FI, Ryan P, Luesley T, Chan SY. Renal and diaphragmatic endometriosis de novo associated with hormone replacement therapy. J Urol. 1995;153(2):380–1.

18. Fernandez-Acenero MJ, Cordova S. Cutaneous endometriosis: review of 15 cases diagnosed at a single institution. Arch Gynecol Obstet. 2011;283(5):1041–4.

19. Maniglio P, Ricciardi E, Meli F, Tomao F, Peiretti M, Caserta D. Complete remission of cerebral endometriosis with dienogest: a case report. Gynecol Endocrinol. 2018;34(10):837–9.

20. Ichida M, Gomi A, Hiranouchi N, Fujimoto K, Suzuki K, Yoshida M, et al. A case of cerebral endometriosis causing catamenial epilepsy. Neurology. 1993;43(12):2708–9.

21. Thibodeau LL, Prioleau GR, Manuelidis EE, Merino MJ, Heafner MD. Cerebral endometriosis. Case report. J Neurosurg. 1987;66(4):609–10.

22. Matsushima K, Ono M, Hayashi S, Sonoda D, Matsui Y, Shiomi K, et al. Resection of intrapulmonary endometriosis by video-assisted thoracoscopic surgery under pre-operative CT-guided marking synchronized with menstrual cycle. Gen Thorac Cardiovasc Surg. 2020;68:549.

23. Gates J, Sharma A, Kumar A. Rare case of thoracic endometriosis presenting with lung nodules and pneumothorax. BMJ Case Rep. 2018;2018:bcr2018224181.

24. Huang H, Li C, Zarogoulidis P, Darwiche K, Machairiotis N, Yang L, et al. Endometriosis of the lung: report of a case and literature review. Eur J Med Res. 2013;18:13.

25. Ceccaroni M, Roviglione G, Rosenberg P, Pesci A, Clarizia R, Bruni F, et al. Pericardial, pleural and diaphragmatic endometriosis in association with pelvic peritoneal and bowel endometriosis: a case report and review of the literature. Wideochir Inne Tech Maloinwazyjne. 2012;7(2):122–31.

26. Ceccaroni M, Clarizia R, Placci A. Pericardial, pleural, and diaphragmatic endometriosis. J Thorac Cardiovasc Surg. 2010;140(5):1189–90.

27. Seidler S, Shabanov S, Andres A, Karenovics W, Wenger JM, Pluchino N. Diaphragmatic endometriosis: multidisciplinary treatment. J Minim Invasive Gynecol. 2019;26(3):404.

28. Sampson JA. Intestinal adenomas of endometrial type: their importance and their relation to ovarian hematomas of endometrial type (perforating hemorrhagic cysts of the ovary). Arch Surg. 1922;5:217–80.

29. Ferrero S, Camerini G, Leone Roberti Maggiore U, Venturini PL, Biscaldi E, Remorgida V. Bowel endometriosis: recent insights and unsolved problems. World J Gastrointest Surg. 2011;3(3):31–8.

30. Veeraswamy A, Lewis M, Mann A, Kotikela S,

Hajhosseini B, Nezhat C. Extragenital endometriosis. Clin Obstet Gynecol. 2010;53(2):449–66.

31. Eskenazi B, Warner ML. Epidemiology of endometriosis. Obstet Gynecol Clin N Am. 1997;24(2):235–58.

32. Cramer DW, Missmer SA. The epidemiology of endometriosis. Ann N Y Acad Sci. 2002;955:11–22. Discussion 34–6, 396–406.

33. Zondervan KT, Cardon LR, Kennedy SH. What makes a good case-control study? Design issues for complex traits such as endometriosis. Hum Reprod. 2002;17(6):1415–23.

34. Drake TS, Grunert GM. The unsuspected pelvic factor in the infertility investigation. Fertil Steril. 1980;34(1):27–31.

35. Strathy JH, Molgaard CA, Coulam CB, Melton LJ III. Endometriosis and infertility: a laparoscopic study of endometriosis among fertile and infertile women. Fertil Steril. 1982;38(6):667–72.

36. Kresch AJ, Seifer DB, Sachs LB, Barrese I. Laparoscopy in 100 women with chronic pelvic pain. Obstet Gynecol. 1984;64(5):672–4.

37. Moen MH. Endometriosis in women at interval sterilization. Acta Obstet Gynecol Scand. 1987;66(5):451–4.

38. Kirshon B, Poindexter AN 3rd, Fast J. Endometriosis in multiparous women. J Reprod Med. 1989;34(3):215–7.

39. Mahmood TA, Templeton A. Prevalence and genesis of endometriosis. Hum Reprod. 1991;6(4):544–9.

40. Moen MH, Muus KM. Endometriosis in pregnant and non-pregnant women at tubal sterilization. Hum Reprod. 1991;6(5):699–702.

41. Sangi-Haghpeykar H, Poindexter AN III. Epidemiology of endometriosis among parous women. Obstet Gynecol. 1995;85(6):983–92.

42. Peterson EP, Behrman SJ. Laparoscopy of the infertile patient. Obstet Gynecol. 1970;36(3):363–7.

43. Goldenberg RL, Magendantz HG. Laparoscopy and the infertility evaluation. Obstet Gynecol. 1976;47(4):410–4.

44. Musich JR, Behrman SJ. Infertility laparoscopy in perspective: review of five hundred cases. Am J Obstet Gynecol. 1982;143(3):293–303.

45. Nordenskjold F, Ahlgren M. Laparoscopy in female infertility. Diagnosis and prognosis for subsequent pregnancy. Acta Obstet Gynecol Scand. 1983;62(6):609–15.

46. Matorras R, Rodiquez F, Pijoan JI, Ramon O, Gutierrez de Teran G, Rodriguez-Escudero F. Epidemiology of endometriosis in infertile women. Fertil Steril. 1995;63(1):34–8.

47. Prevalence and anatomical distribution of endometriosis in women with selected gynaecological conditions: results from a multicentric Italian study. Gruppo italiano per lo studio dell'endometriosi. Hum Reprod. 1994;9(6):1158–62.

48. Meuleman C, Vandenabeele B, Fieuws S, Spiessens C, Timmerman D, D'Hooghe T. High prevalence of endometriosis in infertile women with normal ovulation and normospermic partners. Fertil Steril.

2009;92(1):68–74.

49. Lundberg WI, Wall JE, Mathers JE. Laparoscopy in evaluation of pelvic pain. Obstet Gynecol. 1973;42(6):872–6.

50. Talbot HM, Leeton J. The role of laparoscopy in 1,400 patients. Med J Aust. 1974;1(2):36–8.

51. Janssen EB, Rijkers AC, Hoppenbrouwers K, Meuleman C, D'Hooghe TM. Prevalence of endometriosis diagnosed by laparoscopy in adolescents with dysmenorrhea or chronic pelvic pain: a systematic review. Hum Reprod Update. 2013;19(5):570–82.

52. Ferrero S, Arena E, Morando A, Remorgida V. Prevalence of newly diagnosed endometriosis in women attending the general practitioner. Int J Gynaecol Obstet. 2010;110(3):203–7.

53. Eisenberg VH, Weil C, Chodick G, Shalev V. Epidemiology of endometriosis: a large population-based database study from a health-care provider with 2 million members. BJOG. 2018;125(1):55–62.

54. Audebert A, Petousis S, Margioula-Siarkou C, Ravanos K, Prapas N, Prapas Y. Anatomic distribution of endometriosis: a reappraisal based on series of 1101 patients. Eur J Obstet Gynecol Reprod Biol. 2018;230:36–40.

55. Weed JC, Ray JE. Endometriosis of the bowel. Obstet Gynecol. 1987;69(5):727–30.

56. Redwine DB. Endometriosis of the bowel. Surgical management of endometriosis. London: Taylor & Francis; 2004. p. 157–73.

57. Guerriero S, Ajossa S, Orozco R, Perniciano M, Jurado M, Melis GB, et al. Accuracy of transvaginal ultrasound for diagnosis of deep endometriosis in the rectosigmoid: systematic review and meta-analysis. Ultrasound Obstet Gynecol. 2016;47(3):281–9.

58. Pereira RM, Zanatta A, Preti CD, de Paula FJ, da Motta EL, Serafini PC. Should the gynecologist perform laparoscopic bowel resection to treat endometriosis? Results over 7 years in 168 patients. J Minim Invasive Gynecol. 2009;16(4):472–9.

59. Koninckx PR. Biases in the endometriosis literature. Illustrated by 20 years of endometriosis research in Leuven. Eur J Obstet Gynecol Reprod Biol. 1998;81(2):259–71.

60. Koninckx PR, Ussia A, Adamyan L, Wattiez A, Donnez J. Deep endometriosis: definition, diagnosis, and treatment. Fertil Steril. 2012;98(3):564–71.

61. Vercellini P, Chapron C, Fedele L, Gattei U, Daguati R, Crosignani PG. Evidence for asymmetric distribution of lower intestinal tract endometriosis. BJOG. 2004;111(11):1213–7.

62. Markham SM, Carpenter SE, Rock JA. Extrapelvic endometriosis. Obstet Gynecol Clin N Am. 1989;16(1):193–219.

63. Chapron C, Chopin N, Borghese B, Foulot H, Dousset B, Vacher-Lavenu MC, et al. Deeply infiltrating endometriosis: pathogenetic implications of the anatomical distribution. Hum Reprod. 2006;21(7):1839–45.

64. Ardies P, Vanwambeke K, Hanssens M, Knockaert D, Penninckx F, Lauwereyns J, et al. Endometriosis of the cecum and appendix: two case reports. Gastrointest Radiol. 1990;15(3):263–4.

65. Mabrouk M, Raimondo D, Mastronardi M, Raimondo I, Del Forno S, Arena A, et al. Endometriosis of the appendix: when to predict and how to manage-a multivariate analysis of 1935 endometriosis cases. J Minim Invasive Gynecol. 2020;27(1):100–6.

66. Guaitoli E, Gallo G, Cardone E, Conti L, Famularo S, Formisano G, et al. Consensus Statement of the Italian Polispecialistic Society of Young Surgeons (SPIGC): diagnosis and treatment of acute appendicitis. J Investig Surg. 2020:1–15.

67. Abrao MS, Dias JA Jr, Rodini GP, Podgaec S, Bassi MA, Averbach M. Endometriosis at several sites, cyclic bowel symptoms, and the likelihood of the appendix being affected. Fertil Steril. 2010;94(3):1099–101.

68. Nezhat C, Li A, Falik R, Copeland D, Razavi G, Shakib A, et al. Bowel endometriosis: diagnosis and management. Am J Obstet Gynecol. 2018;218(6):549–62.

69. Gustofson RL, Kim N, Liu S, Stratton P. Endometriosis and the appendix: a case series and comprehensive review of the literature. Fertil Steril. 2006;86(2):298–303.

70. Moulder JK, Siedhoff MT, Melvin KL, Jarvis EG, Hobbs KA, Garrett J. Risk of appendiceal endometriosis among women with deep-infiltrating endometriosis. Int J Gynaecol Obstet. 2017;139(2):149–54.

71. Uwaezuoke S, Udoye E, Etebu E. Endometriosis of the appendix presenting as acute appendicitis: a case report and literature review. Ethiop J Health Sci. 2013;23(1):69–72.

72. Gupta R, Singh AK, Farhat W, Ammar H, Azzaza M, Mizouni A, et al. Appendicular endometriosis: a case report and review of literature. Int J Surg Case Rep. 2019;64:94–6.

73. Molina GA, Ramos DR, Yu A, Paute PA, Llerena PS, Alexandra Valencia S, et al. Endometriosis mimicking a cecum mass with complete bowel obstruction: an infrequent cause of acute abdomen. Case Rep Surg. 2019;2019:7024172.

74. Nozari N, Shafiei M, Sarmadi S. An unusual presentation of endometriosis as an ileocolic intussusception with cecal mass: a case report. J Reprod Infertil. 2018;19(4):247–9.

75. Rodriguez-Lopez M, Bailon-Cuadrado M, Tejero-Pintor FJ, Choolani E, Fernandez-Perez G, Tapia-Herrero A. Ileocecal intussusception extending to left colon due to endometriosis. Ann R Coll Surg Engl. 2018;100(3):e62–e3.

76. Katagiri H, Lefor AK, Nakata T, Matsuo T, Shimokawa I. Intussusception secondary to endometriosis of the cecum. Int J Surg Case Rep. 2014;5(12):890–2.

77. Ito D, Kaneko S, Morita K, Seiichiro S, Teruya M, Kaminishi M. Cecal volvulus caused by endometriosis in a young woman. BMC Surg. 2015; 15:77.

78. Fedele L, Berlanda N, Corsi C, Gazzano G, Morini M, Vercellini P. Ileocecal endometriosis: clinical

and pathogenetic implications of an underdiagnosed condition. Fertil Steril. 2014;101(3):750–3.

79. Roman H, Group F. A national snapshot of the surgical management of deep infiltrating endometriosis of the rectum and colon in France in 2015: a multicenter series of 1135 cases. J Gynecol Obstet Hum Reprod. 2017;46(2):159–65.

80. Haeri S, Cosin JA. Endometriosis mimicking ovarian cancer in the setting of acquired immune deficiency syndrome. Obstet Gynecol. 2009;114(2, Pt 2):425–6.

81. Santeusanio G, Ventura L, Partenzi A, Spagnoli LG, Kraus FT. Omental endosalpingiosis with endometrial-type stroma in a woman with extensive hemorrhagic pelvic endometriosis. Am J Clin Pathol. 1999;111(2):248–51.

82. Grouls V, Berndt R. Endometrioid adenoma (polypoid endometriosis) of the omentum maius. Pathol Res Pract. 1995;191(10):1049–52.

83. Rorat E, Wallach RC. Endometriosis of the omentum and borderline ovarian malignancy. Eur J Gynaecol Oncol. 1986;7(1):12–5.

84. Naraynsingh V, Raju GC, Ratan P, Wong J. Massive ascites due to omental endometriosis. Postgrad Med J. 1985;61(716):539–40.

85. Iaroshenko VI, Salokhina MB. [Endometriosis of the stomach]. Vestn Khir Im I I Grek. 1979;123(8):82–3.

86. Anaf V, Buggenhout A, Franchimont D, Noel JC. Gastric endometriosis associated with transverse colon endometriosis: a case report of a very rare event. Arch Gynecol Obstet. 2014;290(6):1275–7.

87. Hartmann D, Schilling D, Roth SU, Bohrer MH, Riemann JF. [Endometriosis of the transverse colon--a rare localization]. Dtsch Med Wochenschr. 2002;127(44):2317–20.

88. Iafrate F, Ciolina M, Iannitti M, Baldassari P, Pichi A, Rengo M, et al. Gallbladder and muscular endometriosis: a case report. Abdom Imaging. 2013;38(1):120–4.

89. Saldana DG, de Acosta DA, Aleman HP, Gebrehiwot D, Torres E. Gallbladder endometrioma associated with obstructive jaundice and a serous ovarian cystic adenoma. South Med J. 2010;103(12):1250–2.

90. Saadat-Gilani K, Bechmann L, Frilling A, Gerken G, Canbay A. Gallbladder endometriosis as a cause of occult bleeding. World J Gastroenterol. 2007;13(33):4517–9.

91. Honore LH. Endometriosis of Meckel's diverticulum associated with intestinal obstruction--a case report. Am J Proctol. 1980;31(2):11–2.

92. Frey GH, Scott CM. Incidental Meckel's diverticulum associated with endometriosis. Am J Surg. 1956;91(5):861–2.

93. Prodromidou A, Machairas N, Paspala A, Hasemaki N, Sotiropoulos GC. Diagnosis, surgical treatment and postoperative outcomes of hepatic endometriosis: a systematic review. Ann Hepatol. 2020;19(1):17–23.

94. Yamamoto R, Konagaya K, Iijima H, Kashiwagi H, Hashimoto M, Shindo A, et al. A rare case of pancreatic endometrial cyst and review of the literature. Intern Med. 2019;58(8):1097–101.

95. Mederos MA, Villafane N, Dhingra S, Farinas C, McElhany A, Fisher WE, et al. Pancreatic endometrial cyst mimics mucinous cystic neoplasm of the pancreas. World J Gastroenterol. 2017;23(6):1113–8.

96. Plodeck V, Sommer U, Baretton GB, Aust DE, Laniado M, Hoffmann RT, et al. A rare case of pancreatic endometriosis in a postmenopausal woman and review of the literature. Acta Radiol Open. 2016;5(9):2058460116669385.

97. Monrad-Hansen PW, Buanes T, Young VS, Langebrekke A, Qvigstad E. Endometriosis of the pancreas. J Minim Invasive Gynecol. 2012;19(4):521–3.

98. Remorgida V, Ragni N, Ferrero S, Anserini P, Torelli P, Fulcheri E. How complete is full thickness disc resection of bowel endometriotic lesions? A prospective surgical and histological study. Hum Reprod. 2005;20(8):2317–20.

99. Kavallaris A, Kohler C, Kuhne-Heid R, Schneider A. Histopathological extent of rectal invasion by rectovaginal endometriosis. Hum Reprod. 2003;18(6):1323–7.

100. Mechsner S, Weichbrodt M, Riedlinger WF, Kaufmann AM, Schneider A, Kohler C. Immunohistochemical evaluation of endometriotic lesions and disseminated endometriosis-like cells in incidental lymph nodes of patients with endometriosis. Fertil Steril. 2010;94(2):457–63.

101. Anaf V, El Nakadi I, Simon P, Van de Stadt J, Fayt I, Simonart T, et al. Preferential infiltration of large bowel endometriosis along the nerves of the colon. Hum Reprod. 2004;19(4):996–1002.

102. Abrao MS, Podgaec S, Dias JA Jr, Averbach M, Garry R, Ferraz Silva LF, et al. Deeply infiltrating endometriosis affecting the rectum and lymph nodes. Fertil Steril. 2006;86(3):543–7.

第三章　肠道子宫内膜异位症的病理特征

Valerio Gaetano Vellone，Chiara Maria Biatta，Michele Paudice，Fabio Barra，Simone Ferrero，Giulia Scaglione

3.1　引言

子宫内膜异位症是一种普遍的疾病，影响至少4%的育龄女性[1]。它的特点是子宫壁外有子宫内膜组织（腺体和/或间质）。由于其位于不寻常的部位，特别是在小的活检标本中，组织学诊断较困难。自从1922年John Sampson医生对子宫内膜异位症作出的重要贡献以来，肠道内膜异位症逐渐被人们所熟知[2]。当子宫内膜样腺体和间质浸润肠壁至少达到肠壁肌层时，应诊断为"肠道子宫内膜异位症"。正如Chapron等学者最初提出的，位于肠浆膜层的子宫内膜异位病灶应被认为是腹膜子宫内膜异位症，而非肠道子宫内膜异位症[3]。

15%～37%的盆腔子宫内膜异位症患者有胃肠道（gastrointestinal，GI）受累，并且是局灶性的[4]。其中最常见的盆腔内胃肠道受累部位是乙状结肠和直肠，而典型的盆腔外胃肠道的受累部位是回肠、盲肠和阑尾[5]。肠道子宫内膜异位症一般累及浆膜下脂肪组织和肠外壁，只有10%的胃肠道内膜异位症患者表现为肠黏膜受累[6-7]。

肠道子宫内膜异位症可能在临床表现和病理上与许多疾病相似。肠道子宫内膜异位症通常与生殖道子宫内膜异位症相关，因此通常由妇科医生来进行治疗，但妇科医生未接受过肠道疾病方面的培训。虽然胃肠道子宫内膜异位症可能会引起严重的肠道症状和疼痛，但在妇科检查时往往评估不足。在某些情况下，尤其是当症状与月经周期关系不明显时（约40%），肠道子宫内膜异位症难以和炎症性肠病（inflammatory bowel diseases，IBD）相鉴别，因为两者都存在腹痛和便血[8]。其他鉴别诊断包括憩室炎、阑尾炎、输卵管卵巢脓肿、肠易激综合征[9-10]和肿瘤性疾病。

在过去的几十年中，已出现许多治疗浸润性子宫内膜异位症的方案。有确凿的证据表明，激素疗法可改善浸润性子宫内膜异位症患者的疼痛和肠道症状，但是其并不能治愈该疾病[11-13]。自20世纪初以来，肠切除术一直被用来治疗肠道子宫内膜异位症[14]。尽管已经过去了100多年，但手术方法仍未标准化。一些外科医生依旧对肠道子宫内膜异位症常规进行肠段切除。为了减少术后并发症，已有保守性手术（包括病灶削切术和碟形切除术）的出现。因此，病理学家需要在不同的手术标本中寻找子宫内膜异位病变，有时还要处理诊断上的误区。

3.2　宏观发现

粘连和浆膜纤维化通常是引起梗阻症状的肠道子宫内膜异位症的突出特征。在少数病例中，浆膜表面的灰褐色斑块（类似"粉末灼伤"）是一个突出的特征，与其他内脏部位的子宫内膜异位症表现类似[15]。更常见的情况是肠道子宫内膜异位症由于固有肌层内的纤维化而导致肠壁增厚，伴有管腔狭窄。狭窄的长度多变，可为1～10cm。

子宫内膜异位症相关的平滑肌增生和纤维化可导致肠壁肿物的形成,甚至可达到数厘米厚,有时呈囊性;在最大的结节附近可检测到多个小结节。子宫内膜异位症很少会产生假性息肉,伴有中央溃疡和上层黏膜硬结,隆起并突入肠腔[16-17]。肠道子宫内膜异位病灶可以发展为单一的主要肿块,并伴有小的卫星病变(多灶性疾病),也可能发展为位于不同肠段的多个孤立结节(位于乙状结肠和盲肠,为多中心性疾病)。尽管前者更为常见[6],但15%~35%的病例存在多中心性疾病。Redwine观察到在453名肠道子宫内膜异位症患者中,有154名患者(34%)至少存在两处肠道病变[18]。在一个病例系列研究中,Keckstein和Wiesinger发现在200多名患者中,约25%有多灶性肠壁受累[19]。

3.3　微观发现

3.3.1　一般发现

在大多数情况下,肠道子宫内膜异位症的组织病理学表现与其他部位相似,尽管也可能存在一些差异。典型的子宫内膜异位症表现为一个或多个被间质细胞包围的子宫内膜样腺体,类似于增殖期的子宫内膜间质细胞。腺上皮单层,细胞立方或高大,偶见纤毛,胞质呈嗜酸性。细胞核为卵圆形,垂直排列,有丝分裂罕见(图3.1)。基质细胞由充血的小血管组成的精细网状结构支撑。尽管可能观察到典型的增殖或分泌性改变,但整体图像表现通常与不活跃或不规则的增殖期子宫内膜一致。在应用外源性孕激素、存在周期性功能性的子宫内膜异位症或妊娠的情况下,可观察到间质蜕膜反应。组织细胞普遍存在,将红细胞转化为糖脂和棕色色素(假黄瘤细胞)。这种色素通常是一种类脂蛋白,如脂褐素,狭义上也是含铁血黄素。炎性细胞浸润可能同时存在,

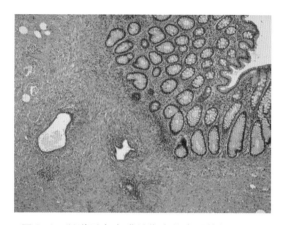

图3.1　肠道子宫内膜异位症的常见特征。可见黏膜下子宫内膜异位病灶。子宫内膜上皮被浸润肠壁的子宫内膜基质包绕(HE染色;×100)

并可观察到少量平滑肌细胞。

Abrao等试图将子宫内膜异位症的组织学特征与症状和临床行为联系起来[20],提出了以下分类:

高分化腺体型:在月经周期的不同阶段,表面上皮或腺上皮与子宫内膜难以区分。纯间质型:在月经周期的任何阶段,间质在形态上与子宫内膜间质相似,无腺上皮。未分化腺体型:由扁平或低立方细胞组成的表面、腺体或囊肿内壁上皮,与典型的子宫内膜上皮不同,类似腹膜间皮细胞。混合分化腺体型:上皮细胞由子宫内膜样细胞、未分化细胞、有时具有其他米勒管分化的细胞(如浆液性或黏液性细胞)组成。尽管子宫内膜腺体上皮与正常子宫内膜无异,在腺体中也可观察到孤立的扁平或低立方细胞。在混合分化腺体型中,高分化和未分化成分共存。

子宫内膜异位病灶通常位于肠道的前边缘。可见子宫内膜腺体和间质从浆膜层向内侵入肠壁。在肌层,子宫内膜异位结节周围的平滑肌增生和纤维化,可能导致肠壁增厚及相关的肠腔狭窄[15,21]。然而,并非所有深部子宫内膜异位症的肠结节都被广泛的纤维化所包围。肌间神经丛和黏膜下神经丛可能被子宫内膜异位腺体直接浸润而受损(图3.2)。不仅是肠道神经系统,邻近

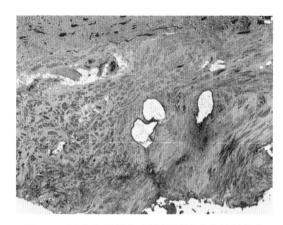

图 3.2 子宫内膜异位病灶周围被致密的纤维化（绿色）和增生的固有肌层束包围（马松三色染色;×100）

肠道子宫内膜异位结节的卡哈尔（Cajal）间质细胞也受到功能性损害[22]。

3.3.2 黏膜层浸润

肠道子宫内膜异位症浸润的肠黏膜在宏观上可表现为溃疡、裂隙和息肉样肿物。在这些病例中，由于患者可能主诉 IBD（炎症性肠病）的症状（腹痛、腹泻、直肠出血）并伴有相关的黏膜炎性病变[23-24]，诊断子宫内膜异位症面临挑战。Guadagno 等分析了 100 例手术标本。75 例中无黏膜慢性改变的证据;25 例中有黏膜受累，主要表现为轻度的结构扭曲，无炎性性改变的证据。只有在少数病例中观察到类似 IBD 的黏膜改变。这些异常可能继发于黏膜表面糜烂，使肠道微生物/粪便物质进入到黏膜下层[7]。丹麦的一项流行病学研究表明，随着时间的推移，子宫内膜异位症（不仅是肠道子宫内膜异位症）的女性患 IBD 的风险增加[25]。

简而言之，患有黏膜子宫内膜异位症的女性可能表现出过度的黏膜反应和炎症，伴有溃疡和裂隙。在已知的子宫内膜异位症患者中，内镜活检中的 IBD 样病变可能是子宫内膜异位的表象，而不是真正的 IBD。有肠道 IBD 样症状的女性如果没有诊断子宫内膜异位症，可能会接受结肠镜检查，并

误诊为 IBD[7]。

3.3.3 神经周围浸润

关于子宫内膜异位症向肠壁的浸润和进展情况，我们知之甚少。Anaf 等研究表明，腹膜后深部子宫内膜异位病变与腹膜下神经之间存在密切的组织学关系，并且这种关系与疼痛评分相关[26]。此外，Anaf 等还指出，所有的大肠切除标本，包括累及直肠阴道隔的直肠乙状结肠标本，在组织学上均显示出腹膜病变与深部子宫内膜异位病变的连续性。表层病变和深层病变之间的组织学连续性强烈表明了从浆膜到大肠壁的进展/入侵[27]。因此，可以推测子宫内膜异位症的病变是沿着神经通路纵向延伸的，实际上，这些神经是固有肌层的局部阻隔位点。因此，大多数大肠子宫内膜异位症局部表现为斑块样病灶，而不是像膀胱或直肠阴道隔中的结节性病变[28]。除了以固有肌层为代表的机械屏障外，深部子宫内膜异位病变还伴有平滑肌增生。

通过 S100 免疫染色可以很容易地显示出神经周围浸润，表现为子宫内膜腺体和间质与神经纤维并行，有时在神经纤维内部。

子宫内膜异位灶的神经周围浸润可能与手术切缘的评估有关，但阳性切缘对切除肠段的确切影响尚不清楚。理论上，切缘阳性可能导致局部复发或吻合口瘘等潜在并发症。子宫内膜异位症是一种良性疾病，因此，首选最保守的手术方法。

3.3.4 卡哈尔细胞耗竭

肠道神经系统（enteric nervous system, ENS）负责肠道收缩和疼痛介导。ENS 分为三个神经丛:浆膜下或内脏周围神经丛，肌间或奥尔巴赫神经丛，黏膜下或迈斯纳神经丛。此外，肠道中有一种特殊的肌成纤维细胞，称为卡哈尔间质细胞（interstitial cells of Cajal, ICC）。这些细胞遍布于从食管到肛门

的整个肠道,是产生并传播慢电波的胃肠道的起搏器[29]。它们在控制肠道运动活动中也发挥着其他重要的作用,作为神经中介,是肠道运动的空间协调器,以及伸展感受器[30]。ICC 的损伤与自发性慢波和收缩活动的功能丧失有关[31]。先前的研究评估了子宫内膜异位症与胃肠道症状之间的关系,例如,报道了继发于损伤或缺乏抑制性控制的 ENS(肝胰壶腹-十二指肠壁痉挛)的特征性功能障碍[32]。

Anaf 等证明了神经与子宫内膜异位症之间的密切关系,表明大肠壁的神经周围和神经内膜浸润[27]。后来,Remorgida 等观察到,有肠道症状的女性患有深部子宫内膜异位症,病变至少浸润浆膜下神经丛。遭受肠病困扰的女性至少有浸润浆膜下神经丛的深部子宫内膜异位病变。病灶侵入肠壁的深度似乎与症状的严重程度有关,手术切除病灶可改善症状。此外,Remorgida 等证实了在子宫内膜异位症的肠道病变周围,普遍认为是 ICC 功能标志的 c-kit 反应性消失。综上所述,子宫内膜异位症诱导的 ICC 损伤,即使未发生肌层浸润,也可能引起肠道症状[22]。

3.3.5　交感神经纤维损伤

如前所述,深部浸润的肠道子宫内膜异位结节可能引起疼痛和各种肠道症状,有时与肠易激综合征和克罗恩病相似[9]。子宫内膜异位症影响胃肠功能的确切机制尚不清楚,但神经纤维及其各自的神经递质似乎对子宫内膜异位症相关的肠道炎症有促进作用[33]。人类肠壁由丰富的交感神经纤维和表达神经肽 P 物质(substance P,SP)的感觉纤维支配。免疫细胞表达肾上腺素受体;低浓度的儿茶酚胺与 α-肾上腺素受体结合,导致环磷酸腺苷(cyclic adenosine monophosphate,cAMP)减少和促炎细胞因子产生,而

高浓度儿茶酚胺与 β-肾上腺素受体结合,导致 cAMP 增加、产生抗炎作用。因此,交感神经纤维可能直接影响免疫反应,并根据神经递质的浓度和细胞上结合的肾上腺素受体发挥不同的作用。相反,神经肽 P 物质具有促炎作用。在生理条件下,SP 的促炎作用与交感神经递质的抗炎作用之间是平衡的。Ferrero 等通过免疫组织化学证实,交感神经密度仅在子宫内膜异位病灶附近区域有改变,而在肠道内没有改变[34]。这一发现表明,神经纤维的改变仅与子宫内膜异位症引起的局部炎症反应有关(图 3.3)。

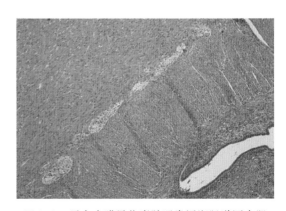

图 3.3　子宫内膜异位囊肿通常浸润肠道固有肌层,周围的神经有反应性增生和肿胀的迹象(HE 染色;×200)。在子宫内膜异位病灶附近区域酪氨酸羟化酶阳性的神经纤维缺失。交感神经纤维和感觉神经纤维之间的失衡可能直接参与炎症的维持

3.4　淋巴结受累

淋巴结内存在子宫内膜异位组织,已被广泛报道[35],通常与广泛的盆腔病变有关。子宫内膜异位症是一种良性疾病,某些特征与恶性疾病相似。类似于癌症,子宫内膜异位症可以在局部和远处转移,它附着在其他组织上,侵入并使它们变形,但通常不产生消耗性代谢状态[36]。淋巴结受累的特点是存在子宫内膜间质和米勒管腺体,无局部反应。这种受累可能是涉及淋巴结的米勒菌

病的一种形式。然而,淋巴结中子宫内膜异位症的存在与病变的程度成正比,这一事实可能支持淋巴播散的假说,即起源于直肠乙状结肠壁的主要病灶[37]。大肠子宫内膜异位症累及区域淋巴结的情况相当罕见,常规检查可能无法发现。实际上,需要通过在不同水平上进行多次切片的多重步骤,才能做出诊断[38]。

3.5 小肠受累

如前所述,直肠乙状结肠是胃肠道子宫内膜异位症最常见的部位,占所有病例的70%,而小肠受累较少见(1%～7%),通常局限于远端回肠。回肠病灶罕见[39]。不同部位子宫内膜异位症的发病率不同,小肠子宫内膜异位症常在手术时偶然发现。远端回肠子宫内膜异位是引起肠梗阻的罕见原因,占所有肠道受累病例的7%～23%[40]。

3.6 盲肠阑尾受累

据报道,在手术切除的阑尾中,高达2.6%的阑尾存在子宫内膜异位症受累,在患有肠道子宫内膜异位症的女性中,13.6%～18%存在阑尾受累。罕见的是,阑尾的子宫内膜异位症仅限于阑尾。其中许多病例无症状,但相当一部分患者出现急性阑尾炎或腹痛症状,常局限于右下腹,可随月经来潮而复发。阑尾子宫内膜异位症的一种罕见但公认的表现是盲肠内阑尾套叠,有时可表现为类似盲肠息肉或癌。阑尾子宫内膜异位症其他较少见的表现包括继发于管腔梗阻的黏液囊肿、下消化道出血和阑尾穿孔。大体检查时,阑尾可出现浆膜灰褐色变化,甚至出现小的蓝色圆顶囊肿。在受累范围较广的病例中,可能会出现明显的阑尾壁层增厚和变形。在显微镜下,可见子宫内膜型腺体嵌入数量不等的子宫内膜间质中,与其他部位的子宫内膜异位症类似[41]。

3.7 免疫组织化学的作用

子宫内膜异位症的组织学诊断通常在HE染色的切片上完成;但有些病变如果不借助免疫组织化学(immunohistochemistry,IHC)就很难诊断。例如,当子宫内膜异位灶为未分化的腺体型或单纯性间质型时,就需要行IHC。IHC也可用于"不典型"或"罕见"部位(如肠道子宫内膜异位病灶引起的子宫内膜样腺癌)的诊断[42-43]。临床上采用由细胞角蛋白7(CK7)、CA125、CD10、PAX8和类固醇激素受体(雌激素和孕激素)组成的IHC面板来确诊罕见部位的子宫内膜异位症(图3.4)。CK7是一种54kDa的中间丝蛋白,在卵巢、肺、乳腺和胰胆管的上皮细胞中表达,能识别大多数腺体和移行上皮中的单层上皮。癌胚抗原125(CA125),在约80%的上皮性卵巢肿瘤以及输卵管、子宫内膜、子宫颈内膜和间皮瘤的正常组织和肿瘤中表达。急性淋巴母细胞白血病共同抗原(common acute lymphoblastic leukemia,CALLA,CD10)是一种造血标志物,在子宫内膜间质细胞中也有表达。PAX8是配对框(paired box,PAX)转录因子家族的成员之一,IHC显示PAX8在正常肾脏、甲状腺、子宫颈、上尿路和米勒管系统中均有表达。类固醇激素受体通常在子宫内膜和子宫内膜异位病灶中高表达。类固醇激素受体具有淋巴细胞样形态,阳性表达可作为鉴别诊断慢性炎症的重要工具,特别是在单纯性间质型的子宫内膜异位症中。

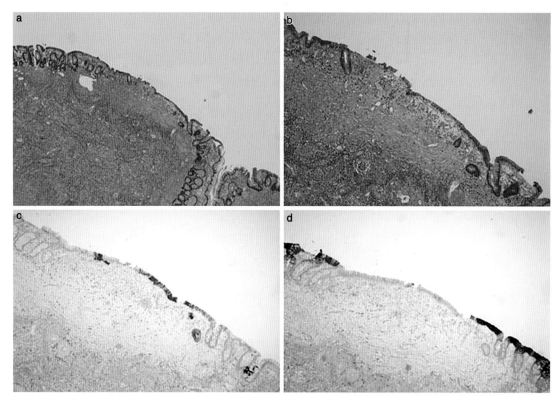

图 3.4　子宫内膜异位病灶浸润肠黏膜（a：HE 染色；×50；b：HE 染色；×100）。子宫内膜异位上皮呈 CK7$^+$/CK20$^-$免疫表型，而周围结肠上皮呈典型的 CK7$^-$/CK20$^+$免疫表型（c：CK7；×100；d：CK20；×200）

3.8　肠道子宫内膜异位的并发症

3.8.1　穿孔

　　肠道子宫内膜异位的自发性穿孔是一种罕见的并发症，通常在妊娠期发生。如前所述，肠壁全程受累并不常见，肠黏膜通常未被受累，因此受累的肠道出现肠穿孔很少见。与子宫内膜异位症有关的肠穿孔的病例报道只有几十例，其中近一半发生在妊娠期。乙状结肠是肠道子宫内膜异位症最常见的穿孔部位。这些患者的肠壁被子宫内膜异位病灶所取代。妊娠期在孕酮的作用下，异位子宫内膜逐渐蜕膜化，体积逐渐缩小。尤其在妊娠晚期，透壁性子宫内膜异位结节的缩小可能导致肠壁变薄，从而引起穿孔。此外，蜕膜反应会引起严重的炎症反应，伴随着自然杀伤细胞数量增加、蜕膜改变，穿孔的风险增加。尽管过去认为子宫内膜异位症在妊娠期有所改善，但目前的报告显示该病可能会出现严重的、意想不到的并发症[44-45]。

3.8.2　狭窄

　　梗阻性并发症在肠道子宫内膜异位症患者中很常见。如前所述，肠道的功能性和解剖性改变均可影响排便进程。总体来说，肠道子宫内膜异位症似乎是一个逐渐进展的过程，引起炎症和自主神经肌间神经丛、黏膜下神经丛的进行性损害。随后产生的瘢痕可使肠腔变窄。

3.8.3　恶变

　　子宫内膜异位症恶变的概率尚不清楚，但据估计，多达 1% 的子宫内膜异位症患者会发展为子宫内膜异位症相关的肿瘤。已发表的子宫内膜异位症恶变病例中,近四分之一累及卵巢外组织[46]。据报道,卵巢外子宫内膜异位症发生恶变的平均年龄比卵巢癌或子宫内膜癌早 10~20 年[47]。卵巢外病变最常见的部位是直肠阴道隔、结肠和阴道,占病例的 50% 以上[46]。

文献报道了几例子宫内膜异位相关的胃肠道肿瘤,其中近一半为累及直肠乙状结肠的原发性腺癌[48]。尽管数据匮乏,但有证据表明,子宫内膜样癌或卵巢透明细胞癌患者的肠道子宫内膜异位症恶变风险增加[49-50]。1925 年,Sampson 报道了第一例子宫内膜异位囊肿恶变的案例[51]。作者提出了诊断子宫内膜异位症恶变的三个标准:同时存在癌变和良性的子宫内膜组织;组织学类型符合子宫内膜起源,即由被子宫内膜间质包围的上皮腺体组成;未发现其他原发肿瘤部位。虽然这些标准仍在使用,并沿用到卵巢外部位,但 Scott 认为,除此之外,良性子宫内膜异位症和癌变之间的异型增生阶段(发育不良阶段),可能是最有说服力的特征,应系统地进行检查[52]。

子宫内膜异位症引起的肿瘤与原位子宫内膜的癌变相似,激素因素在其发病过程中起着一定的作用[46]。

Konincks 等提出,二噁英和多氯联苯污染可能是深部浸润性子宫内膜异位症的病因和发展的协同因素,二者均为已知的致癌物和共同致癌物[53]。

基因异常也可能有一定的作用。三分之一的子宫内膜异位结节主要在 9p、11q 或 22q 染色体上出现优势杂合子丢失。据报道,25% 癌症相关的子宫内膜异位症存在染色体 5q 的杂合性缺失,而在单发的子宫内膜异位症中,这一比例为 6%[54]。由于大多数子宫内膜异位症是良性的,因此遗传异常可能仅允许子宫内膜异位症的维持,而其他基因的突变可能会促进癌前状态的发生。Noack 等发现与卵巢子宫内膜异位囊肿相比,子宫内膜样腺癌的 8 号染色体长臂(8q)增加,并得出结论,8 号染色体的孤立性基因组失衡可能反映了子宫内膜样癌的发生和/或进展的重要性,而癌蛋白如 bcl-2,c-MYC,细胞周期蛋白 D1,p53,HER-2 和 Kit 蛋白在卵巢子宫内膜异位症的恶变过程中过度表达[55]。其他等位基因如 GSTM1,可能诱发恶变[56]。

所有类型的癌和肉瘤在异位的子宫内膜异位症中均已描述,但浆液性和黏液性很罕见[56-57]。Bruson 指出,90% 是子宫内膜样肿瘤,只有 5% 是透明细胞肿瘤[58]。相比之下,在卵巢子宫内膜异位症引起的恶性肿瘤中,透明细胞癌占大多数。尽管宫颈内黏液性交界性肿瘤比子宫内膜样癌或透明细胞癌少见,但据 Rutgers 报道,在与盆腔子宫内膜异位症相关的宫颈内黏液性交界性肿瘤病例中,30% 可发生恶变。他报道了一位 43 岁女性,在经腹全子宫及双侧输卵管卵巢切除术后 17 年里,接受了无拮抗性的雌激素治疗,在息肉样子宫内膜异位症中出现了宫颈黏液性交界性肿瘤并伴有微浸润[59]。

"息肉样子宫内膜异位症"一词最早由 Mostoufizadeh 和 Scully 提出,意为子宫内膜异位症的一种罕见而独特的变体,其组织学特征与子宫内膜息肉相似。他们还指出,这种类型的子宫内膜异位症可能形成大的、多发的息肉样肿块,不仅在手术中与恶性肿瘤相似,而且在手术切除后也可能复发[56]。虽然息肉样子宫内膜异位症本质上是一种生长模式变异,但一些临床病理特征不同于典型的子宫内膜异位症,这给诊断带来了挑战。息肉样子宫内膜异位症在临床上、手术时和肉眼检查上类似肿瘤。Parker 等在最大型的病例系列研究中指出,与普通型子宫内膜异位症(通常表现为痛经、盆腔痛或背部疼痛、性交困难、不规则出血或不孕症)不同,息肉样子宫内膜异位症最常见的症状与肿块效应有关,尤其是病灶位于直肠乙状结肠。在肠梗阻和其他手术中发现,有可能被认为是肠腺癌[60]。

由子宫内膜异位症引起的子宫内膜样癌与结直肠癌在组织学上有一些区别。如子宫内膜异位症相关的肠肿瘤,肿瘤大部分位于肠道外壁,不发生腺瘤性腺体黏膜改变[61]。子宫内膜样癌通常形成管腔腺体,管腔内容物"干净",其肿瘤细胞缺乏细胞内黏蛋白,通常阿尔辛蓝 PAS 染色阳性。IHC 有助于区分 G3(高级别)子宫内膜样癌与低分化结肠癌。子宫内膜异位症相关的肠道肿瘤可与转移瘤相鉴别,其鉴别方法是:子宫内膜异位症与肿瘤相融合或相邻,可见子宫内膜组织的上皮由良性向恶性的过渡。鉴别诊断中最具挑战性的问题可能是米勒管(中胚层)腺肉瘤。虽然通常发生在子宫,但由子宫内膜异位症引起的腺肉瘤也有报道[46]。

（陈燕惠　译,陈瑞欣　王彦龙　校）

参考文献

1. Ferrero S, Arena E, Morando A, Remorgida V. Prevalence of newly diagnosed endometriosis in women attending the general practitioner. Int J Gynaecol Obstet. 2010;110(3):203–7.
2. Sampson JA. Intestinal adenomas of endometrial type: their importance and their relation to ovarian hematomas of endometrial type (perforating hemorrhagic cysts of the ovary). Arch Surg. 1922;5:217–80.
3. Chapron C, Fauconnier A, Vieira M, Barakat H, Dousset B, Pansini V, et al. Anatomical distribution of deeply infiltrating endometriosis: surgical implications and proposition for a classification. Hum Reprod. 2003;18(1):157–61.
4. Parr NJ, Murphy C, Holt S, Zakhour H, Crosbie RB. Endometriosis and the gut. Gut. 1988;29(8):1112–5.
5. Jerby BL, Kessler H, Falcone T, Milsom JW. Laparoscopic management of colorectal endometriosis. Surg Endosc. 1999;13(11):1125–8.
6. Kavallaris A, Kohler C, Kuhne-Heid R, Schneider A. Histopathological extent of rectal invasion by rectovaginal endometriosis. Hum Reprod. 2003;18(6):1323–7.
7. Guadagno A, Grillo F, Vellone VG, Ferrero S, Fasoli A, Fiocca R, et al. Intestinal endometriosis: mimicker of inflammatory bowel disease? Digestion. 2015;92(1):14–21.
8. Remorgida V, Ferrero S, Fulcheri E, Ragni N, Martin DC. Bowel endometriosis: presentation, diagnosis, and treatment. Obstet Gynecol Surv. 2007;62(7):461–70.
9. Ferrero S, Abbamonte LH, Remorgida V, Ragni N. Irritable bowel syndrome and endometriosis. Eur J Gastroenterol Hepatol. 2005;17(6):687.
10. Ferrero S, Camerini G, Ragni N, Remorgida V. Endometriosis and irritable bowel syndrome: comorbidity or misdiagnosis? BJOG. 2009;116(1):129. Author reply 130.
11. Ferrero S, Camerini G, Ragni N, Venturini PL, Biscaldi E, Remorgida V. Norethisterone acetate in the treatment of colorectal endometriosis: a pilot study. Hum Reprod. 2010;25(1):94–100.
12. Ferrero S, Camerini G, Ragni N, Menada MV, Venturini PL, Remorgida V. Triptorelin improves intestinal symptoms among patients with colorectal endometriosis. Int J Gynaecol Obstet. 2010;108(3):250–1.
13. Ferrero S, Camerini G, Ragni N, Venturini PL, Biscaldi E, Seracchioli R, et al. Letrozole and norethisterone acetate in colorectal endometriosis. Eur J Obstet Gynecol Reprod Biol. 2010;150(2):199–202.
14. Nezhat C, Nezhat F, Nezhat C. Endometriosis: ancient disease, ancient treatments. Fertil Steril. 2012;98(6 Suppl):S1–62.
15. Yantiss RK, Clement PB, Young RH. Endometriosis of the intestinal tract: a study of 44 cases of a disease that may cause diverse challenges in clinical and pathologic evaluation. Am J Surg Pathol. 2001;25(4):445–54.
16. Lopez-Roman O, Cruz-Corea M, Toro DH, Gonzalez-Keelan C. Unintended endoscopic appendectomy of an endometriosis-induced intussuscepted appendix presenting as a sessile cecal polyp. Gastrointest Endosc. 2012;76(3):672–4.
17. Sriram PV, Seitz U, Soehendra N, Schroeder S. Endoscopic appendectomy in a case of appendicular intussusception due to endometriosis, mimicking a cecal polyp. Am J Gastroenterol. 2000;95(6):1594–6.
18. Redwine DB. Ovarian endometriosis: a marker for more extensive pelvic and intestinal disease. Fertil Steril. 1999;72(2):310–5.
19. Keckstein J, Wiesinger H. The laparoscopic treatment of intestinal endometriosis. In: Sutton C, Adamson GD, Jones KD, editors. Modern management of endometriosis. Abington: Taylor & Francis; 2005. p. 177–87.
20. Abrao MS, Neme RM, Carvalho FM, Aldrighi JM, Pinotti JA. Histological classification of endometriosis as a predictor of response to treatment. Int J Gynaecol Obstet. 2003;82(1):31–40.
21. Remorgida V, Ragni N, Ferrero S, Anserini P, Torelli P, Fulcheri E. How complete is full thickness disc resection of bowel endometriotic lesions? A prospective surgical and histological study. Hum Reprod. 2005;20(8):2317–20.
22. Remorgida V, Ragni N, Ferrero S, Anserini P, Torelli P, Fulcheri E. The involvement of the interstitial Cajal cells and the enteric nervous system in bowel endometriosis. Hum Reprod. 2005;20(1):264–71.
23. Langlois NE, Park KG, Keenan RA. Mucosal changes in the large bowel with endometriosis: a possible cause of misdiagnosis of colitis? Hum Pathol. 1994;25(10):1030–4.
24. Rowland R, Langman JM. Endometriosis of the

large bowel: a report of 11 cases. Pathology. 1989;21(4):259–65.

25. Jess T, Frisch M, Jorgensen KT, Pedersen BV, Nielsen NM. Increased risk of inflammatory bowel disease in women with endometriosis: a nationwide Danish cohort study. Gut. 2012;61(9):1279–83.

26. Anaf V, Simon P, El Nakadi I, Fayt I, Buxant F, Simonart T, et al. Relationship between endometriotic foci and nerves in rectovaginal endometriotic nodules. Hum Reprod. 2000;15(8):1744–50.

27. Anaf V, El Nakadi I, Simon P, Van de Stadt J, Fayt I, Simonart T, et al. Preferential infiltration of large bowel endometriosis along the nerves of the colon. Hum Reprod. 2004;19(4):996–1002.

28. Koninckx PR, Martin DC. Deep endometriosis: a consequence of infiltration or retraction or possibly adenomyosis externa? Fertil Steril. 1992;58(5):924–8.

29. Huizinga JD, Thuneberg L, Kluppel M, Malysz J, Mikkelsen HB, Bernstein A. W/kit gene required for interstitial cells of Cajal and for intestinal pacemaker activity. Nature. 1995;373(6512):347–9.

30. Faussone-Pellegrini MS. Histogenesis, structure and relationships of interstitial cells of Cajal (ICC): from morphology to functional interpretation. Eur J Morphol. 1992;30(2):137–48.

31. Mikkelsen HB, Malysz J, Huizinga JD, Thuneberg L. Action potential generation, Kit receptor immunohistochemistry and morphology of steel-Dickie (Sl/Sld) mutant mouse small intestine. Neurogastroenterol Motil. 1998;10(1):11–26.

32. Mathias JR, Franklin R, Quast DC, Fraga N, Loftin CA, Yates L, et al. Relation of endometriosis and neuromuscular disease of the gastrointestinal tract: new insights. Fertil Steril. 1998;70(1):81–8.

33. Straub RH, Wiest R, Strauch UG, Harle P, Scholmerich J. The role of the sympathetic nervous system in intestinal inflammation. Gut. 2006;55(11):1640–9.

34. Ferrero S, Haas S, Remorgida V, Camerini G, Fulcheri E, Ragni N, et al. Loss of sympathetic nerve fibers in intestinal endometriosis. Fertil Steril. 2010;94(7):2817–9.

35. Javert CT. Pathogenesis of endometriosis based on endometrial homeoplasia, direct extension, exfoliation and implantation, lymphatic and hematogenous metastasis, including five case reports of endometrial tissue in pelvic lymph nodes. Cancer. 1949;2(3):399–410.

36. Thomas EJ, Campbell IG. Evidence that endometriosis behaves in a malignant manner. Gynecol Obstet Investig. 2000;50(Suppl 1):2–10.

37. Abrao MS, Podgaec S, Dias JA Jr, Averbach M, Garry R, Ferraz Silva LF, et al. Deeply infiltrating endometriosis affecting the rectum and lymph nodes. Fertil Steril. 2006;86(3):543–7.

38. Insabato L, Pettinato G. Endometriosis of the bowel with lymph node involvement. A report of three cases and review of the literature. Pathol Res Pract. 1996;192(9):957–61. Discussion 62.

39. Macafee CH, Greer HL. Intestinal endometriosis. A report of 29 cases and a survey of the literature. J Obstet Gynaecol Br Emp. 1960;67:539–55.

40. De Ceglie A, Bilardi C, Blanchi S, Picasso M, Di Muzio M, Trimarchi A, et al. Acute small bowel obstruction caused by endometriosis: a case report and review of the literature. World J Gastroenterol. 2008;14(21):3430–4.

41. Misdraji J, Graeme-Cook FM. Miscellaneous conditions of the appendix. Semin Diagn Pathol. 2004;21(2):151–63.

42. Carbone A, Prete FP, Sofo L, Alfieri S, Rotondi F, Zannoni GF, et al. Morphological and immunohistochemical characterization of an endometriotic cyst of the liver: diagnostic approach to endometriosis. Histopathology. 2004;45(4):420–2.

43. Ferrero S, Ragni N, Remorgida V, Arena E. CD10 in the cytological diagnosis of endobronchial endometriosis. Pediatr Pulmonol. 2007;42(8):746.

44. Pisanu A, Deplano D, Angioni S, Ambu R, Uccheddu A. Rectal perforation from endometriosis in pregnancy: case report and literature review. World J Gastroenterol. 2010;16(5):648–51.

45. Leone Roberti Maggiore U, Ferrero S, Mangili G, Bergamini A, Inversetti A, Giorgione V, et al. A systematic review on endometriosis during pregnancy: diagnosis, misdiagnosis, complications and outcomes. Hum Reprod Update. 2016;22(1):70–103.

46. Benoit L, Arnould L, Cheynel N, Diane B, Causeret S, Machado A, et al. Malignant extraovarian endometriosis: a review. Eur J Surg Oncol. 2006;32(1):6–11.

47. Modesitt SC, Tortolero-Luna G, Robinson JB, Gershenson DM, Wolf JK. Ovarian and extraovarian endometriosis-associated cancer. Obstet Gynecol. 2002;100(4):788–95.

48. Jones KD, Owen E, Berresford A, Sutton C. Endometrial adenocarcinoma arising from endometriosis of the rectosigmoid colon. Gynecol Oncol. 2002;86(2):220–2.

49. Nezhat FR, Pejovic T, Reis FM, Guo SW. The link between endometriosis and ovarian cancer: clinical implications. Int J Gynecol Cancer. 2014;24(4):623–8.

50. Nezhat FR, Apostol R, Nezhat C, Pejovic T. New insights in the pathophysiology of ovarian cancer and implications for screening and prevention. Am J Obstet Gynecol. 2015;213(3):262–7.

51. Sampson JA. Endometrial carcinoma of the ovary, arising in endometrial tissue of that organ. Arch Surg. 1925;10:1–72.

52. Scott RB. Malignant changes in endometriosis. Obstet Gynecol. 1953;2(3):283–9.

53. Koninckx PR, Braet P, Kennedy SH, Barlow DH. Dioxin pollution and endometriosis in Belgium. Hum Reprod. 1994;9(6):1001–2.

54. Jiang X, Morland SJ, Hitchcock A, Thomas EJ, Campbell IG. Allelotyping of endometriosis with adjacent ovarian carcinoma reveals evidence of a common lineage. Cancer Res. 1998;58(8):1707–12.

55. Noack F, Schmidt H, Buchweitz O, Malik E, Horny HP. Genomic imbalance and onco-protein expression of ovarian endometrioid adenocarcinoma arisen in an endometriotic cyst. Anticancer Res. 2004;24(1):151–4.

56. Mostoufizadeh M, Scully RE. Malignant tumors arising in endometriosis. Clin Obstet Gynecol. 1980;23(3):951–63.

57. Stern RC, Dash R, Bentley RC, Snyder MJ, Haney AF, Robboy SJ. Malignancy in endometriosis: frequency and comparison of ovarian and extraovarian types. Int J Gynecol Pathol. 2001;20(2):133–9.

58. Brunson GL, Barclay DL, Sanders M, Araoz CA. Malignant extraovarian endometriosis: two case reports and review of the literature. Gynecol Oncol. 1988;30(1):123–30.

59. Rutgers JL, Scully RE. Ovarian mullerian mucinous

papillary cystadenomas of borderline malignancy. A clinicopathologic analysis. Cancer. 1988;61(2): 340–8.

60. Parker RL, Dadmanesh F, Young RH, Clement PB. Polypoid endometriosis: a clinicopathologic analysis of 24 cases and a review of the literature. Am J Surg Pathol. 2004;28(3):285–97.

61. Slavin RE, Krum R, Van Dinh T. Endometriosis-associated intestinal tumors: a clinical and pathological study of 6 cases with a review of the literature. Hum Pathol. 2000;31(4):456–63.

第四章　肠道子宫内膜异位症的症状

Simone Ferrero，Melita Moioli，Danilo Dodero，Fabio Barra

4.1　引言

肠道子宫内膜异位症定义为至少浸润肠壁肌层的子宫内膜异位病变。仅浸润肠道浆膜层的浅表子宫内膜异位症通常无症状，不应视为肠道子宫内膜异位症[1-2]。据估计，在手术诊断为子宫内膜异位症的患者中，5%～25%患有肠道子宫内膜异位症[3-4]。大多数肠道子宫内膜异位结节位于直肠乙状结肠交界处和直肠（65.7%）；也可位于乙状结肠（17.4%）、盲肠和回盲部（4.1%）、阑尾（6.4%）和大网膜（1.7%）[5]。

肠道子宫内膜异位症患者通常主诉疼痛和肠道症状。疼痛可能由肠道子宫内膜异位结节引起，也可能由其他深部子宫内膜异位结节（如直肠阴道隔、子宫骶韧带和宫旁的结节）引起，这些结节通常与肠道病变相关。此外，肠道结节的位置、大小和肠腔狭窄程度不同，引起的肠道症状也不同。

4.2　直肠乙状结肠子宫内膜异位症

直肠乙状结肠子宫内膜异位症患者可能表现为各种肠道症状，包括排便困难、周期性排便改变、腹部疼挛、排便不畅、粪便破碎、黏液样便和直肠出血[1,6]。一项前瞻性研究调查了未使用激素治疗的直肠子宫内膜异位症患者出现消化道症状的频率[7]。在本研究中，84%的患者有深部结节浸润直肠，12%的结节导致肠腔狭窄。在月经来潮后对患者行经前24h内的消化道主诉进行

问卷调查，最常见的症状是便秘（40%）、排便不全（36%）和粪便破碎（52%）。通过10分视觉模拟评分法评估排便障碍强度为7.1。受试者经过肛门直肠压力检测显示没有发现明显的运动或感觉功能障碍。直肠肛门抑制反射无改变。80%的患者肛门内括约肌张力增高。几乎一半的患者排便欲望阈值升高，28%的患者存在肛门括约肌挤压压力降低。另一项前瞻性研究调查了三种不同部位的盆腔子宫内膜异位症患者的消化症状类型和频率，包括位于直肠子宫陷凹的腹膜浅表病灶、无肠道浸润的深部子宫内膜异位症（位于阴道后穹窿、直肠阴道间隙和子宫骶韧带）及浸润肠道的深部子宫内膜异位症[8]。深部子宫内膜异位症浸润直肠的患者更容易出现周期性排便疼痛（67.9%）、周期性便秘（54.7%），排便时间明显延长。然而，在其他研究组中，这些主诉也很常见（浅表子宫内膜异位症组为38.1%和33.3%，深部子宫内膜异位症未累及直肠组为42.9%和26.2%）。患有直肠子宫内膜异位症的女性也更容易出现食欲不振。术前通过CT结肠造影发现26.4%的直肠子宫内膜异位症患者存在肠腔狭窄。与其他研究组相比，直肠狭窄的女性存在便秘、排便疼痛和食欲不振的可能性更大。该研究还指出，这些患者还存在排便时间延长，没用轻泻药的情况下大便黏稠度增加，并有强烈的排便不净感。值得注意的是，经尝试后仍排便不净是与直肠狭窄独立相关的唯一因素。这些研究结果表明，直肠乙状结肠子宫内膜异位症患者报告的大多数消

化道症状可能不仅仅是子宫内膜异位症浸润肠壁的结果,还可能由子宫内膜异位病灶内的周期性微出血和炎症引起的。月经周期中消化道症状的加重以及激素治疗后消化道症状的改善支持这一假设[9-12]。此外,子宫内膜异位症引起的解剖结构改变也可能引起肠道症状。直肠与子宫颈和阴道的粘连固定(图 4.1)可能导致消化道的异常成角,干扰排便进展,引起排便困难和/或便秘[13]。

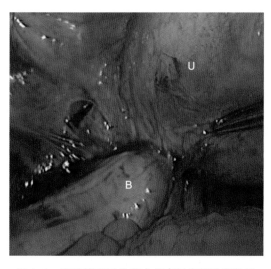

图 4.1　腹腔镜下见盆腔内的直肠病灶致密粘连于子宫后壁。U,子宫。B,肠管

　　与直肠乙状结肠子宫内膜异位症相关的疼痛和肠道症状是非特异性的,这可能导致诊断困难。实际上,在作出肠道内异症的具体诊断之前,患者会被诊断为其他疾病,如肠易激综合征(irritable bowel syndrome, IBS)。澳大利亚的一项研究调查了子宫内膜异位症患者的肠道症状[14],该研究连续调查了 355 名怀疑有子宫内膜异位症的女性;84.5% 的患者经手术确诊为子宫内膜异位症,7.6% 患有肠道子宫内膜异位症。90%的女性有一种或多种肠道症状;50.3% 的患者症状持续时间超过 5 年。腹胀是最常见的症状(82.8%),而 71.3% 的患者还有其他肠道症状。所有的肠道症状对组织学证实的

子宫内膜异位症都有类似的预测作用。76名女性(21.4%)曾被诊断为肠易激综合征,其中 79% 的患者被证实患有子宫内膜异位症;很难评估这是诊断失误还是真正的合并症。然而,这项研究表明,与子宫内膜异位症相关的肠道症状(即使在没有肠道子宫内膜异位症的患者中)和肠易激综合征之间的鉴别诊断是很困难的[15-16]。事实上,大约 20% 的 IBS 女性患者在月经期间症状加重[17]。

　　少数直肠乙状结肠子宫内膜异位症患者的肠腔会发生明显狭窄,可能引起不全梗阻或梗阻症状。直肠乙状结肠子宫内膜异位症造成的肠梗阻的症状与其他原因引起的肠梗阻的症状相似,如腹胀、弥漫性或中度腹痛、呕吐、排气排便停止[18-19]。肠道子宫内膜异位症患者肠道梗阻的实际发生率是未知的。虽然这种并发症被认为是一种罕见事件[20],但由于出版的偏倚,文献中对肠梗阻的病例报道可能不足。实际上,出现肠梗阻症状的女性通常在当地的普外科就诊而不是在子宫内膜异位症中心进行治疗[21]。一项包括 241 例直肠乙状结肠子宫内膜异位症患者的前瞻性研究报告显示,在37 个月的随访中,有 2 例肠梗阻和 10 例不全肠梗阻(5.0%)[22];主要的消化道症状为腹胀、排便疼痛、便秘、稀水样便和排便不净感。子宫内膜异位症相关肠梗阻可能发生在体外受精的卵巢刺激过程中[23]和妊娠期。上游扩张肠段发生结肠缺血,可能导致穿孔、继发性腹膜炎和脓毒症。妊娠期[24-28]和产后[28]的直肠乙状结肠穿孔也有报道。

4.3　回盲部子宫内膜异位症

　　回盲部子宫内膜异位症可表现为肠梗阻[29-34]、肠套叠[35-39]或回盲部穿孔[40]。因此,回盲部子宫内膜异位症通常会引起肠痉挛、呕吐、腹胀和经期不全肠梗阻。在其他患者中,回盲部子宫内膜异位症可能引起类

似于肠道恶性肿瘤或克罗恩病的特殊症状。MRI 和 CT 可能检测到回盲部肿块,但无法作出疑似子宫内膜异位症的诊断(图 4.2 和图 4.3)。双重对比剂钡灌肠不能发现小的腔外病变。孤立的回盲部子宫内膜异位症很少出现症状,在结肠镜筛查时可能表现为黏膜下息肉[41]。在一个治疗子宫内膜异位症的转诊中心进行的一项回顾性研究中,在 31 名回盲部子宫内膜异位症女性患者中观察到,尽管所有进行深部子宫内膜异位症的手术患者,术前检查包括双重对比剂钡灌肠造影,但回盲部受累总是在手术中偶然发现[42]。29 例患者在术前影像学检查时发现回盲部结节与结直肠子宫内膜异位症相关。在一项包括 7 名回盲部子宫内膜异位症患者的回顾性研究中,4 名患者(57.1%)术前通过 MRI 或双重对比剂钡灌肠确诊[33]。因此,回盲部子宫内膜异位症的诊断往往是在

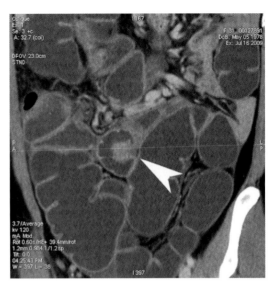

图 4.3　多层螺旋 CT 灌肠显示回肠子宫内膜异位结节(如无尾箭头所示)

手术或组织学检查中得到证实。

在妊娠期[43]和产后[44]出现子宫内膜异位症相关的回盲部穿孔的病例已有报道。由于异位的子宫内膜组织高度血管化,妊娠期发生的回结肠穿孔可能导致腹腔内大量出血[43,45]。

4.4　阑尾子宫内膜异位症

在接受子宫内膜异位症手术的患者中,阑尾子宫内膜异位症的发病率约为 2.6%[46]。阑尾子宫内膜异位症通常是在子宫内膜异位症相关疼痛的手术中确诊,而术前并未发现子宫内膜异位症位于阑尾(附带阑尾切除术)[47]。然而,阑尾的严重改变可能是某些患者的手术指征(选择性阑尾切除术)[46]。

实际上,阑尾子宫内膜异位症可能引起类似急性阑尾炎的症状(如发烧、右下腹部疼痛、恶心和呕吐)和体征(如麦氏点压痛)[48-51]。有学者报告了阑尾子宫内膜异位症发生穿孔的病例[52-53]。急性炎症的发生是因为子宫内膜异位症导致阑尾腔部分或完全梗阻。极少数情况下,子宫内膜异位症也可能导致阑尾肠套叠[54-55]。

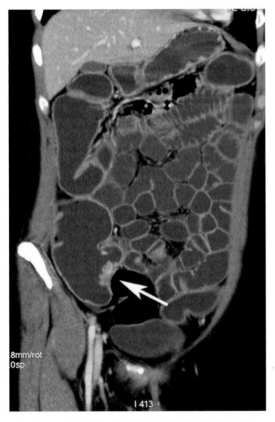

图 4.2　多层螺旋 CT 灌肠显示盲肠子宫内膜异位结节(如箭头所示)

一些病例报道描述了妊娠期继发于子宫内膜异位症的急性阑尾炎和阑尾穿孔,可能是由于病灶部位子宫内膜异位症组织的蜕膜样变所致[56-60]。当妊娠期发生阑尾炎时,与妊娠状态有关的几种生理变化可能使诊断变得困难[61]。厌食、恶心和呕吐的症状在妊娠期非常常见。增大的子宫会使阑尾向上移位,因此,孕妇可能没有典型的麦氏点压痛。此外,妊娠期白细胞计数会出现生理性升高,正常为每立方毫米 8 000 ~ 15 000 个细胞。

4.5   结论

肠道子宫内膜异位症最常见的症状是疼痛(痛经、非经期盆腔痛、深度性交痛)、不孕和肠道症状(如腹胀、周期性便秘或腹泻、里急后重)。这些症状没有特异性,因此,临床诊断困难。无不全肠梗阻症状主诉的患者可能被误诊为肠易激综合征。有肠梗阻症状的患者可能被误诊为其他原因引起的肠梗阻(如恶性肿瘤和克罗恩病)。最后,对于没有出现与子宫内膜异位症相关的典型疼痛症状的肠道子宫内膜异位症患者,诊断更具挑战性[29]。这些患者不太可能进行深部子宫内膜异位症的诊断性检查,因此,他们出现突发的肠梗阻或不全肠梗阻的概率更高。

（柳志民 译,陈瑞欣　王彦龙 校）

参考文献

1. Remorgida V, Ferrero S, Fulcheri E, Ragni N, Martin DC. Bowel endometriosis: presentation, diagnosis, and treatment. Obstet Gynecol Surv. 2007;62(7):461–70.
2. Remorgida V, Ragni N, Ferrero S, Anserini P, Torelli P, Fulcheri E. The involvement of the interstitial Cajal cells and the enteric nervous system in bowel endometriosis. Hum Reprod. 2005;20(1):264–71.
3. Weed JC, Ray JE. Endometriosis of the bowel. Obstet Gynecol. 1987;69(5):727–30.
4. Audebert A, Petousis S, Margioula-Siarkou C, Ravanos K, Prapas N, Prapas Y. Anatomic distribution of endometriosis: a reappraisal based on series

of 1101 patients. Eur J Obstet Gynecol Reprod Biol. 2018;230:36–40.
5. Chapron C, Chopin N, Borghese B, Foulot H, Dousset B, Vacher-Lavenu MC, et al. Deeply infiltrating endometriosis: pathogenetic implications of the anatomical distribution. Hum Reprod. 2006;21(7):1839–45.
6. Abrao MS, Petraglia F, Falcone T, Keckstein J, Osuga Y, Chapron C. Deep endometriosis infiltrating the recto-sigmoid: critical factors to consider before management. Hum Reprod Update. 2015;21(3):329–39.
7. Mabrouk M, Ferrini G, Montanari G, Di Donato N, Raimondo D, Stanghellini V, et al. Does colorectal endometriosis alter intestinal functions? A prospective manometric and questionnaire-based study. Fertil Steril. 2012;97(3):652–6.
8. Roman H, Ness J, Suciu N, Bridoux V, Gourcerol G, Leroi AM, et al. Are digestive symptoms in women presenting with pelvic endometriosis specific to lesion localizations? A preliminary prospective study. Hum Reprod. 2012;27(12):3440–9.
9. Barra F, Scala C, Maggiore ULR, Ferrero S. Long-term administration of dienogest for the treatment of pain and intestinal symptoms in patients with recto-sigmoid endometriosis. J Clin Med. 2020;9(1):154.
10. Ferrero S, Camerini G, Ragni N, Venturini PL, Biscaldi E, Seracchioli R, et al. Letrozole and norethisterone acetate in colorectal endometriosis. Eur J Obstet Gynecol Reprod Biol. 2010;150(2):199–202.
11. Ferrero S, Camerini G, Ragni N, Menada MV, Venturini PL, Remorgida V. Triptorelin improves intestinal symptoms among patients with colorectal endometriosis. Int J Gynaecol Obstet. 2010;108(3):250–1.
12. Ferrero S, Camerini G, Ragni N, Venturini PL, Biscaldi E, Remorgida V. Norethisterone acetate in the treatment of colorectal endometriosis: a pilot study. Hum Reprod. 2010;25(1):94–100.
13. Squifflet J, Feger C, Donnez J. Diagnosis and imaging of adenomyotic disease of the retroperitoneal space. Gynecol Obstet Investig. 2002;54(Suppl 1):43–51.
14. Maroun P, Cooper MJ, Reid GD, Keirse MJ. Relevance of gastrointestinal symptoms in endometriosis. Aust N Z J Obstet Gynaecol. 2009;49(4):411–4.
15. Ferrero S, Abbamonte LH, Remorgida V, Ragni N. Irritable bowel syndrome and endometriosis. Eur J Gastroenterol Hepatol. 2005;17(6):687.
16. Ferrero S, Camerini G, Ragni N, Remorgida V. Endometriosis and irritable bowel syndrome: comorbidity or misdiagnosis? BJOG. 2009;116(1):129. Author reply 130.
17. Whitehead WE, Cheskin LJ, Heller BR, Robinson JC, Crowell MD, Benjamin C, et al. Evidence for exacerbation of irritable bowel syndrome during menses. Gastroenterology. 1990;98(6):1485–9.
18. Alexandrino G, Lourenco LC, Carvalho R, Sobrinho C, Horta DV, Reis J. Endometriosis: a rare cause of large bowel obstruction. GE Port J Gastroenterol. 2018;25(2):86–90.
19. de Jong MJ, Mijatovic V, van Waesberghe JH, Cuesta MA, Hompes PG. Surgical outcome and long-term follow-up after segmental colorectal resection in women

with a complete obstruction of the rectosigmoid due to endometriosis. Dig Surg. 2009;26(1):50–5.

20. Jubanyik KJ, Comite F. Extrapelvic endometriosis. Obstet Gynecol Clin N Am. 1997;24(2):411–40.

21. Caterino S, Ricca L, Cavallini M, Ciardi A, Camilli A, Ziparo V. [Intestinal endometriosis. Three new cases and review of the literature]. Ann Ital Chir. 2002;73(3):323–9. Discussion 9–30.

22. Roman H, Puscasiu L, Lempicki M, Huet E, Chati R, Bridoux V, et al. Colorectal endometriosis responsible for bowel occlusion or subocclusion in women with pregnancy intention: is the policy of primary in vitro fertilization always safe? J Minim Invasive Gynecol. 2015;22(6):1059–67.

23. Anaf V, El Nakadi I, Simon P, Englert Y, Peny MO, Fayt I, et al. Sigmoid endometriosis and ovarian stimulation. Hum Reprod. 2000;15(4):790–4.

24. Pisanu A, Deplano D, Angioni S, Ambu R, Uccheddu A. Rectal perforation from endometriosis in pregnancy: case report and literature review. World J Gastroenterol. 2010;16(5):648–51.

25. Schweitzer KJ, van Bekkum E, de Groot CJ. Endometriosis with intestinal perforation in term pregnancy. Int J Gynaecol Obstet. 2006;93(2):152–3.

26. Rud B. [Colonic endometriosis with perforation during pregnancy]. Ugeskr Laeger. 1979;141(41):2831–2.

27. Clement PB. Perforation of the sigmoid colon during pregnancy: a rare complication of endometriosis. Case report. Br J Obstet Gynaecol. 1977;84(7):548–50.

28. Setubal A, Sidiropoulou Z, Torgal M, Casal E, Lourenco C, Koninckx P. Bowel complications of deep endometriosis during pregnancy or in vitro fertilization. Fertil Steril. 2014;101(2):442–6.

29. Arata R, Takakura Y, Ikeda S, Itamoto T. A case of ileus caused by ileal endometriosis with lymph node involvement. Int J Surg Case Rep. 2019;54:90–4.

30. Marques Ruiz A, Camara Baeza S, Sanchez Santos Y. A new reported case of ileocecal infiltrative endometriosis, a disease which is probably underdiagnosed. Rev Esp Enferm Dig. 2018;110(12):835.

31. Bacalbasa N, Balescu I, Filipescu A. Ileocecal obstruction due to endometriosis - a case report and literature review. In Vivo. 2017;31(5):999–1002.

32. Imasogie DE, Agbonrofo PI, Momoh MI, Obaseki DE, Obahiagbon I, Azeke AT. Intestinal obstruction secondary to cecal endometriosis. Niger J Clin Pract. 2018;21(8):1081–5.

33. Lopez Carrasco A, Hernandez Gutierrez A, Hidalgo Gutierrez PA, Rodriguez Gonzalez R, Marijuan Martin JL, Zapardiel I, et al. Ileocecal endometriosis: diagnosis and management. Taiwan J Obstet Gynecol. 2017;56(2):243–6.

34. Unalp HR, Akguner T, Yavuzcan A, Ekinci N. Acute small bowel obstruction due to ileal endometriosis: a case report and review of the most recent literature. Vojnosanit Pregl. 2012;69(11):1013–6.

35. Nozari N, Shafiei M, Sarmadi S. An unusual presentation of endometriosis as an ileocolic intussusception with cecal mass: a case report. J Reprod Infertil. 2018;19(4):247–9.

36. Rodriguez-Lopez M, Bailon-Cuadrado M, Tejero-Pintor FJ, Choolani E, Fernandez-Perez G, Tapia-Herrero A. Ileocecal intussusception extending to left colon due to endometriosis. Ann R Coll Surg Engl. 2018;100(3):e62–e3.

37. Guerra Veloz MF, Gomez Rodriguez BJ, Chaaro Benallal D. Ileocecal endometriosis as an infrequent cause of intussusception. Rev Esp Enferm Dig. 2018;110(2):129.

38. Chantalat E, Tuyeras G, Leguevaque P, Delchier MC, Vaysse C, Genre L. Consequences of delayed diagnosis of acute gastrointestinal intussusception, secondary to endometriosis. J Obstet Gynaecol Res. 2017;43(3):595–8.

39. Rivkine E, Emmanuel R, Marciano L, Lea M, Polliand C, Claude P, et al. Ileocolic intussusception due to a cecal endometriosis: case report and review of literature. Diagn Pathol. 2012;7:62.

40. Alborzi S, Rasekhi A, Shomali Z, Madadi G, Alborzi M, Kazemi M, et al. Diagnostic accuracy of magnetic resonance imaging, transvaginal, and transrectal ultrasonography in deep infiltrating endometriosis. Medicine (Baltimore). 2018;97(8):e9536.

41. James O, Williams GL. Prolapsing mass in the caecum: learning point for the colonoscopist. BMJ Case Rep. 2019;12(4):e229811.

42. Ruffo G, Stepniewska A, Crippa S, Serboli G, Zardini C, Steinkasserer M, et al. Laparoscopic ileocecal resection for bowel endometriosis. Surg Endosc. 2011;25(4):1257–62.

43. Nishikawa A, Kondoh E, Hamanishi J, Yamaguchi K, Ueda A, Sato Y, et al. Ileal perforation and massive intestinal haemorrhage from endometriosis in pregnancy: case report and literature review. Eur J Obstet Gynecol Reprod Biol. 2013;170(1):20–4.

44. Beamish RE, Aslam R, Gilbert JM. Postpartum caecal perforation due to endometriosis. JRSM Short Rep. 2010;1(7):61.

45. Bashir RM, Montgomery EA, Gupta PK, Nauta RM, Crockett SA, Collea JV, et al. Massive gastrointestinal hemorrhage during pregnancy caused by ectopic decidua of the terminal ileum and colon. Am J Gastroenterol. 1995;90(8):1325–7.

46. Mabrouk M, Raimondo D, Mastronardi M, Raimondo I, Del Forno S, Arena A, et al. Endometriosis of the appendix: when to predict and how to manage-a multivariate analysis of 1935 endometriosis cases. J Minim Invasive Gynecol. 2020;27(1):100–6.

47. Moulder JK, Siedhoff MT, Melvin KL, Jarvis EG, Hobbs KA, Garrett J. Risk of appendiceal endometriosis among women with deep-infiltrating endometriosis. Int J Gynaecol Obstet. 2017;139(2):149–54.

48. Idetsu A, Ojima H, Saito K, Yamauchi H, Yamaki E, Hosouchi Y, et al. Laparoscopic appendectomy for appendiceal endometriosis presenting as acute appendicitis: report of a case. Surg Today. 2007;37(6):510–3.

49. St John BP, Snider AE, Kellermier H, Minhas S, Nottingham JM. Endometriosis of the appendix presenting as acute appendicitis with unusual appearance. Int J Surg Case Rep. 2018;53:211–3.

50. Lane RE. Endometriosis of the vermiform appendix.

Am J Obstet Gynecol. 1960;79:372–7.

51. Adeboye A, Ologun GO, Njoku D, Miner J. Endometriosis of the vermiform appendix presenting as acute appendicitis. Cureus. 2019;11(10):e5816.

52. Akbulut S, Dursun P, Kocbiyik A, Harman A, Sevmis S. Appendiceal endometriosis presenting as perforated appendicitis: report of a case and review of the literature. Arch Gynecol Obstet. 2009;280(3):495–7.

53. Hasegawa T, Yoshida K, Matsui K. Endometriosis of the appendix resulting in perforated appendicitis. Case Rep Gastroenterol. 2007;1(1):27–31.

54. Dickson-Lowe RA, Ibrahim S, Munthali L, Hasan F. Intussusception of the vermiform appendix. BMJ Case Rep. 2015;2015:bcr2014207584.

55. Ijaz S, Lidder S, Mohamid W, Carter M, Thompson H. Intussusception of the appendix secondary to endometriosis: a case report. J Med Case Rep. 2008;2:12.

56. Lam KJ, Tagaloa S. Endometriosis: a rare cause of acute appendicitis in pregnancy. ANZ J Surg. 2020;90:935.

57. Perez CM, Minimo C, Margolin G, Orris J. Appendiceal endometriosis presenting as acute appendicitis during pregnancy. Int J Gynaecol Obstet. 2007;98(2):164–7.

58. Gini PC, Chukudebelu WO, Onuigbo WI. Perforation of the appendix during pregnancy: a rare complication of endometriosis. Case report. Br J Obstet Gynaecol. 1981;88(4):456–8.

59. Nakatani Y, Hara M, Misugi K, Korehisa H. Appendiceal endometriosis in pregnancy. Report of a case with perforation and review of the literature. Acta Pathol Jpn. 1987;37(10):1685–90.

60. Stefanidis K, Kontostolis S, Pappa L, Kontostolis E. Endometriosis of the appendix with symptoms of acute appendicitis in pregnancy. Obstet Gynecol. 1999;93(5 Pt 2):850.

61. Guaitoli E, Gallo G, Cardone E, Conti L, Famularo S, Formisano G, et al. Consensus Statement of the Italian Polispecialistic Society of Young Surgeons (SPIGC): diagnosis and treatment of acute appendicitis. J Investig Surg. 2020:1–15.

第二部分　肠道子宫内膜异位症的诊断

第五章　非增强型经阴道超声检查

Stefano Guerriero，Silvia Ajossa，Alba Piras，Eleonora Musa，Maria Angela Pascual，Ignacio Rodriguez，Luca Saba，Valerio Mais，Juan Luis Alcazar，Anna Maria Paoletti

经阴道超声检查（transvaginal ultrasound，TVS）目前被认为是一种可以评估直肠乙状结肠深部浸润性子宫内膜异位症（deep infiltrating endometriosis，DIE）程度的基本的无创诊断方法，无论是单独检查还是与其他局部检查结合时，都能帮助选择安全、适当的手术或药物治疗[1]。特别是在术前评估方面，TVS 对于提供正确的知情同意、选择合适的手术团队以及手术的复杂性方面的评估至关重要[2]。

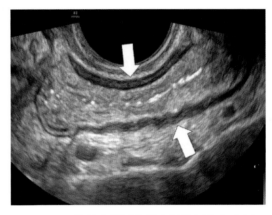

图5.1　正常的直肠固有肌肉层的超声表现（直箭头所示）

5.1　使用超声检查诊断直肠乙状结肠 DIE

在 Bazot 等对 DIE 的直肠乙状结肠受累进行开创性研究后[3]，其他学者对该部位是否存在子宫内膜异位症也进行了评估[4-7]。直肠乙状结肠子宫内膜异位症的超声声像表现为直肠乙状结肠前壁存在不规则的低回声结节，伴或不伴低回声或罕见的高回声灶（图 5.1～图 5.3，视频 5.1 和视频 5.2）。正如国际深部子宫内膜异位症分析（International Deep Endometriosis Analysis，IDEA）小组的共识意见[8]所述，这些部位的病灶可能有几种不同的表现。直肠固有肌的正常外

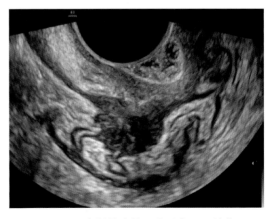

图5.2　直肠前壁的一个巨大 DIE 结节

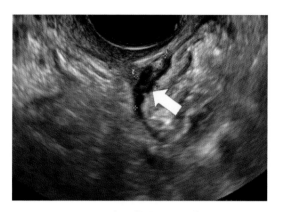

图 5.3　直肠前壁 DIE 小结节

视频 5.1　巨大的直肠乙状结肠结节

视频 5.2　直肠乙状结肠结节,滑动征阴性

观被异常组织结节所取代,在一些病例中可见组织挛缩和粘连[4-23],形成所谓的"印第安人头饰"[9](图 5.4)。在其他情况下,病灶的一端有一个较薄的部分或"尾巴",类似于"彗星"[24](图 5.5);这些病变的大小可以从几毫米到几厘米不等。

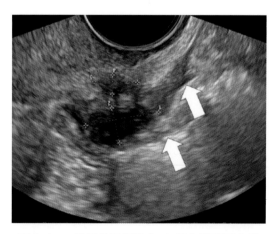

图 5.4　一种异常组织结节,在某些情况下有明显的挛缩和粘连,导致所谓的"印第安人头饰"(直箭头所示)

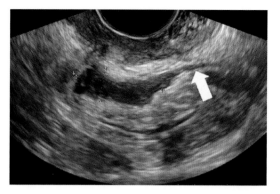

图 5.5　结节一端有一个较薄的部分或"尾巴",类似于"彗星"(直箭头所示)

IDEA 小组的共识建议[8]提出:TVS 发现的肠道 DIE 病变应根据其发生在直肠或乙状结肠来分段描述,位于子宫骶韧带在宫颈的附着点水平以下的 DIE 病变被称为低位(后腹膜)直肠前部 DIE 病变。相反,高于此水平的被称为高位(腹腔镜下可见)直肠前部 DIE 病变,那些位于子宫底水平的病变被称为直肠乙状结肠交界处 DIE 病变,而那些高于子宫底水平的则表示为乙状结肠前部 DIE 病变。根据 IDEA 共识[8],直肠和/或直肠乙状结肠 DIE 结节的大小应记录在三个正交平面上,并使用 TVS 测量最尾端病变的下缘与肛门边缘之间的距离。

肠道 DIE 可以是一个孤立的病变,也可以是多灶性(影响同一肠段的多个病变)和/或多中心性(影响数个肠段的多个病变,即小肠、大肠、盲肠、回肠-盲肠交界处和/或阑尾)的[25]。对于多灶性病变,应测量所有病变的节段。此外,必须注意并描述与其他部位结节的关系,如子宫骶韧带和阴道穹窿处结节(所谓的空竹样结节)(图 5.6 和图 5.7)。

Hudelist 等[26]在 2011 年进行了一项包括 1 106 例患者的荟萃分析,发现 TVS 诊断直肠乙状结肠子宫内膜异位症的总灵敏度和特异度的综合估计分别为 91% 和 98%。在最近的一项荟萃分析中,Guerriero 等[27]在 2 639 个病例中发现 TVS 检测直肠乙状

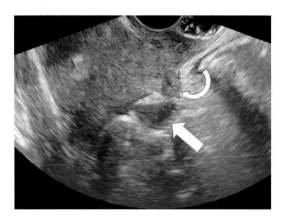

图5.6　直肠乙状结肠结节(直箭头)与子宫骶韧带结节(弯曲箭头)之间的关系

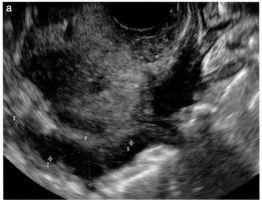

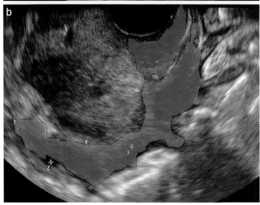

图5.7　(a、b)一种空竹样结节,由穹窿结节(红色)与直肠乙状结肠病变(蓝色)结合而成

结肠 DIE 的综合灵敏度和特异度分别为91%和97%。在灵敏度和特异度方面,同一作者发现非增强型和增强型经阴道超声(E-TVS,为直肠或阴道中使用游离液体、盐水、水或凝胶的方法)没有统计学差异。或许是因为这些技术更适合作为第二步检查,以确定是否存在黏膜受累或直肠狭窄(见下一章)。

然而,Guerriero 等[27]在已发表的研究中发现,灵敏度和特异度存在明显的异质性。正如荟萃回归分析显示,异质性的主要原因是该荟萃分析中报告的患病率很高,有些病例的患病率>50%,但也有一些病例的患病率<5%,这可能主要是由于一些研究中的手术动机,例如 Exacoustos 等的研究[21],排除了没有 DIE 超声表现的患者。

5.2　TVS 诊断直肠乙状结肠 DIE 的学习曲线

多年来,有人对 TVS 的操作者依赖性表示质疑,但最近有人提出,一位熟悉 TVS 的检查者在进行了大约 40 次检查后就能熟练地诊断 DIE[28]。而且,在有经验的超声医生或妇科医生[29]中,重复性似乎不错。几位作者先前评估了这种疾病的学习曲线[30-33]。尤其是 Tammaa 等[28]报告了有助于受训者达到检测直肠乙状结肠病变所需能力的类似数量的评估。然而,只需完成 40 个程序的操作,就能达到卓越中心经过 1 周的 DIE-TVUS 培训后所报道的相似的 DIE 诊断准确性的能力[31]。其他作者[32]也表明,经过普通妇科超声检查培训的超声医生,如果投入时间学习 DIE-TVUS 图谱,在检查不到 50 例患者后,就能熟练诊断主要类型的 DIE 病变。

显然,经验是 DIE 超声诊断的基本要求。Guerriero 等[34]提出,联合使用实时 TVS 和离线 3D 容积虚拟导航,有助于在短时间内(2 周)对 DIE 的超声评估进行充分训练。在建议的学习计划中,通过培训期间集中病例进行分析,在 39 次评估后就能掌握直肠乙状结肠的定位能力,但受训者之间的差异很大(30~60 次)。经过培训后,每位受训者的准确性都很高,为 80%~94%。以这种方式组织学习计划的另一个优点是,虽然 DIE 患者常因疾病引起疼痛,但在进行强化课程时,未增加患者的不适感[34]。

5.3 "软指标"在诊断直肠乙状结肠 DIE 的作用

所谓的"软指标"是 DIE 存在的间接标志。IDEA 共识提出了对疑似或已知子宫内膜异位症女性进行检查时的四个基本的超声检查步骤。第一步,检查子宫和附件。应评估子宫的活动度:正常、受限或固定("问号标志")[35]。由于子宫腺肌症与 DIE 的关联率很高,应使用形态学子宫声像图评估(Morphological Uterus Sonographic Assessment,MUSA)[36]共识中报告的术语和定义对子宫腺肌症的声像图征象进行搜索和描述。此外,卵巢子宫内膜异位囊肿也经常与其他子宫内膜异位病变相关,如粘连和 DIE[37]。并且,存在子宫内膜异位囊肿的卵巢位置也很重要。卵巢堆叠到子宫的征象提示粘连的存在。"卵巢相吻征"(定义为两个卵巢在子宫后方直肠陷凹处相连在一起,如图 5.8 所示)提示[38]肠道子宫内膜异位症的风险增加[18.5% vs.2.5%(无"卵巢相吻征")]。

第二步,寻找超声"软指标",如特定部位的压痛和固定的卵巢(图 5.9 和图 5.10)。这些"软指标"的存在也增加了浅表子宫内

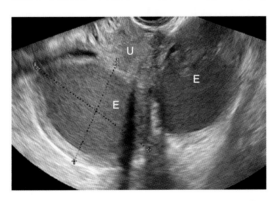

图 5.8　"卵巢相吻征"(定义为两个卵巢在子宫后方直肠陷凹处相连在一起);E,子宫内膜异位囊肿;U,子宫

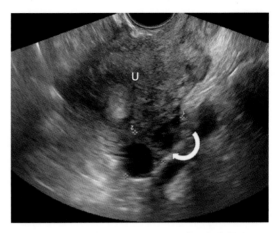

图 5.9　固定在子宫(U)上的卵巢(弯曲箭头)

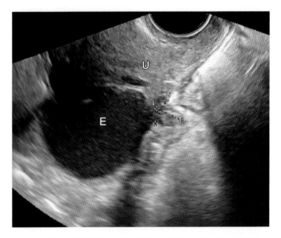

图 5.10　固定在子宫(U)上的子宫内膜异位囊肿(E)

膜异位症和粘连[39-40]的可能性。

第三步,使用基于实时 TVS 的"滑动征"来评估直肠子宫陷凹(pouch of Douglas,POD)的状态(视频 5.2 和视频 5.3)。为了评估子宫前倾时的"滑动征",使用阴道探头轻压宫颈,以确定直肠前壁是否能自由滑过宫颈后方(宫颈后区)和阴道后壁。如果直

视频 5.3　子宫直肠窝没有封闭的情况下,子宫的正常滑动

肠前壁能自由滑动,则认为该部位的"滑动征"为阳性。

Hudelist 等认为这一征象不仅仅与子宫直肠陷凹封闭[41]有关。他们认为,TVS 的阴性滑动征预测直肠 DIE 的灵敏度为 85%,特异度为 96%。该征象具有可重复性且易于学习[29,42]。

最近,有学者提出可以使用经阴道超声"软指标"来预测直肠乙状结肠病变的存在[43]。Guerriero S 等在一项前瞻性观察研究中[43],评价了超声"软指标"对直肠乙状结肠子宫内膜异位症的预测能力(存在子宫腺肌症超声征象、存在子宫内膜囊肿、存在卵巢与子宫的粘连、存在"卵巢相吻征"、"滑动征"阴性)。无"滑动征"(OR = 13.95)和存在"卵巢相吻征"(OR = 22.5)是唯一有意义的变量。当"滑动征"为阴性(见视频5.2)或存在"卵巢相吻征"时(见图5.8),经阴道超声检测直肠乙状结肠子宫内膜异位症的特异度为 75%,灵敏度为 82%。在这些患者中,预测直肠乙状结肠子宫内膜异位症的概率为 32%,当至少有一个特征存在时,这一概率增加到 61%,当这些 TVS"软指标"缺失时,这一概率下降到 10%。尽管还需要更大规模的研究来更好地评估"软指标"的有效性,但这些学者认为,"滑动征"的缺失和/或存在"卵巢相吻征"可以准确地筛选出临床怀疑直肠乙状结肠子宫内膜异位症的患者,将其转诊给专门的 DIE 超声操作者,假阴性率低[43]。

5.4　与其他影像技术的比较

有学者建议使用三维(3D)图像渲染技术,可很好地分析子宫内膜异位结节;这种重建似乎可以清楚地显示病变的不规则形状和边界[23,44-46](图5.11 和图5.12)。这项技术可以观察到各个平面,这对于正确定位盆腔内的病变和评估与其他器官的关系非常有用。此外,存储的三维图像可以由相同或不同的检查者在一段时间内重新评估和比较,也可用于教学目的,如前面关于学习曲线的小标题所述。遗憾的是,Guerriero 等[23]未发现二维超声与三维超声在肠道受累方面有明显差异,二维超声的特异度和灵敏度分别为 93% 和 95%,三维超声的特异度和灵敏度分别为 97% 和 91%。

MRI 也被用于诊断 DIE。在这个特定的部位,当所研究的患者只接受这两种检查技术时,TVS 和 MRI 在检测直肠乙状结肠的 DIE 方面的诊断性能相似[47]。在最近的一项对 6 项研究(共 424 名患者)的荟萃分析中,MRI 检测直肠乙状结肠 DIE 综合灵敏度为 85%,特异度为 95%,而 TVS 总灵敏度为 85%,特异度为 96%[47](图5.13)。另一项包含更多病例的荟萃分析[48]显示了类似的结果。关于在 TVS 检查前进行肠道准备的必要性,最近的一篇文献指出,在不降低准确性的情况下可以避免肠道准备,但这一定会提高患者的依从性[49]。

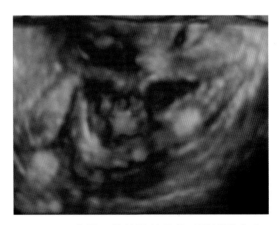

图5.11　直肠乙状结肠结节的不规则形状和边界

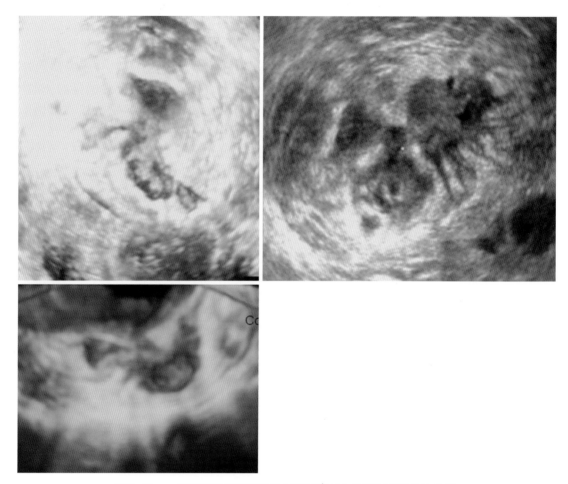

图 5.12　一些直肠乙状结肠结节在不同平面上的不规则形状和边界

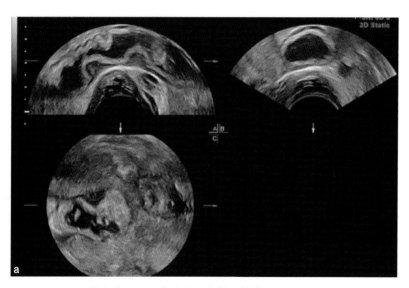

图 5.13　三维超声显示两个直肠乙状结肠结节(a),MRI 中未显示(b)

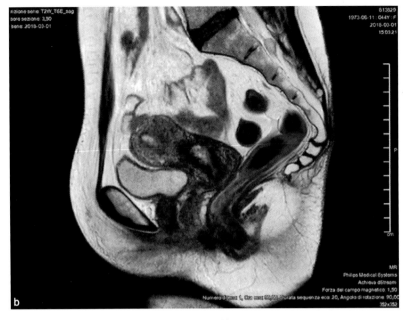

图 5. 13(续)

5.5　结论

　　近几年来,有证据表明直肠乙状结肠 DIE 的诊断方法已经转变为不以腹腔镜为导向。正如 Bazot 所述[50],TVS 和 MRI 至少表现出与腹腔镜较差相似的灵敏度和特异度,支持其作为替代方案使用。对于这个诊断 DIE 的先驱,鉴于成像技术的最新进展,DIE 的定义和腹腔镜作为诊断 DIE 的金标准都值得商榷修订。

　　澳大利亚的 Piessens 博士[51]在一篇社论中提出,很难理解为什么有良好的测试特征和可接受的学习曲线,在 12 年后,DIE 的超声评估仍然被认为是一种专家评估。尽管 PCO 评估、息肉评估、子宫肌瘤评估和卵巢囊肿评估都是常规检查的一部分,但子宫内膜异位症评估却并非如此[52]。

　　关于子宫内膜异位症的临床诊断算法,最近北美 DIE 专家组[52]最终建议进行或订购影像学检查,以评估是否存在子宫内膜异位囊肿、子宫腺肌症、"软指标"及结节和肿块。这种方法被定义为减少这种慢性无效疾病延误的一个基础步骤。

（柳志民 译,陈瑞欣　王彦龙 校）

参考文献

1. Exacoustos C, Manganaro L, Zupi E. Imaging for the evaluation of endometriosis and adenomyosis. Best Pract Res Clin Obstet Gynaecol. 2014;28:655–81.
2. Abrão MS, Petraglia F, Falcone T, Keckstein J, Osuga Y, Chapron C. Deep endometriosis infiltrating the recto-sigmoid: critical factors to consider before management. Hum Reprod Update. 2015;21:329–39.
3. Bazot M, Thomassin I, Hourani R, Cortez A, Darai E. Diagnostic accuracy of transvaginal sonography for deep pelvic endometriosis. Ultrasound Obstet Gynecol. 2004;24:180–5.
4. Hudelist G, Oberwinkler KH, Singer CF, Tuttlies F, Rauter G, Ritter O, Keckstein J. Combination of transvaginal sonography and clinical examination for preoperative diagnosis of pelvic endometriosis. Hum Reprod. 2009;24:1018–24.
5. Guerriero S, Ajossa S, Gerada M, D'Aquila M, Piras B, Melis GB. Tenderness-guided transvaginal ultrasonography: a new method for the detection of deep endometriosis in patients with chronic pelvic pain. Fertil Steril. 2007;88:1293–7.
6. Holland TK, Yazbek J, Cutner A, Saridogan E, Hoo WL, Jurkovic D. Value of transvaginal ultrasound in assessing the severity of pelvic endometriosis. Ultrasound Obstet Gynecol. 2010;36:241–8.
7. Abrao MS, Goncalves MO, Dias JA, Podgaec S, Chamie LP, Blasbalg R. Comparison between clinical examination, transvaginal sonography and magnetic resonance imaging for the diagnosis of deep endometriosis. Hum Reprod. 2007;22:3092–7.
8. Guerriero S, Condous G, van den Bosch T, Valentin L, Leone FP, Van Schoubroeck D, et al. Systematic approach to sonographic evaluation of the pelvis in

women with suspected endometriosis, including terms, definitions and measurements: a consensus opinion from the International Deep Endometriosis Analysis (IDEA) group. Ultrasound Obstet Gynecol. 2016;48:318–32.

9. Guerriero S, Ajossa S, Gerada M, Virgilio B, Angioni S, Melis GB. Diagnostic value of transvaginal 'tenderness guided' ultrasonography for the prediction of location of deep endometriosis. Hum Reprod. 2008;23:2452–7.

10. Piketty M, Chopin N, Dousset B, Millischer-Bellaische AE, Roseau G, Leconte M, Borghese B, Chapron C. Preoperative work-up for patients with deeply infiltrating endometriosis: transvaginal ultrasonography must definitely be the first-line imaging examination. Hum Reprod. 2009;24:602–7.

11. Hudelist G, Tuttlies F, Rauter G, Pucher S, Keckstein J. Can transvaginal sonography predict infiltration depth in patients with deep infiltrating endometriosis of the rectum? Hum Reprod. 2009;24:1012–7.

12. Bazot M, Lafont C, Rouzier R, Roseau G, Thomassin-Naggara I, Darai E. Diagnostic accuracy of physical examination, transvaginal sonography, rectal endoscopic sonography, and magnetic resonance imaging to diagnose deep infiltrating endometriosis. Fertil Steril. 2009;92:1825–33.

13. Bazot M, Malzy P, Cortez A, Roseau G, Amouyal P, Darai E. Accuracy of transvaginal sonography and rectal endoscopic sonography in the diagnosis of deep infiltrating endometriosis. Ultrasound Obstet Gynecol. 2007;30:994–1001.

14. Goncalves MO, Podgaec S, Dias JA, Gonzalez M, Abrao MS. Transvaginal ultrasonography with bowel preparation is able to predict the number of lesions and rectosigmoid layers affected in cases of deep endometriosis, defining surgical strategy. Hum Reprod. 2010;25:665–71.

15. Ferrero S, Biscaldi E, Morotti M, Venturini PL, Remorgida V, Rollandi GA, Valenzano Menada M. Multidetector computerized tomography enteroclysis vs. rectal water contrast transvaginal ultrasonography in determining the presence and extent of bowel endometriosis. Ultrasound Obstet Gynecol. 2011;37:603–13.

16. Hudelist G, Ballard K, English J, Wright J, Banerjee S, Mastoroudes H, Thomas A, Singer CF, Keckstein J. Transvaginal sonography vs. clinical examination in the preoperative diagnosis of deep infiltrating endometriosis. Ultrasound Obstet Gynecol. 2011;37:480–7.

17. Savelli L, Manuzzi L, Coe M, Mabrouk M, Di Donato N, Venturoli S, Seracchioli R. Comparison of transvaginal sonography and double-contrast barium enema for diagnosing deep infiltrating endometriosis of the posterior compartment. Ultrasound Obstet Gynecol. 2011;38:466–71.

18. Saccardi C, Cosmi E, Borghero A, Tregnaghi A, Dessole S, Litta P. Comparison between transvaginal sonography, saline contrast sonovaginography and magnetic resonance imaging in the diagnosis of posterior deep infiltrating endometriosis. Ultrasound Obstet Gynecol. 2012;40:464–9.

19. Holland TK, Cutner A, Saridogan E, Mavrelos D, Pateman K, Jurkovic D. Ultrasound mapping of pelvic endometriosis: does the location and number of lesions affect the diagnostic accuracy? A multicentre diagnostic accuracy study. BMC Womens Health. 2013;13:43.

20. Fratelli N, Scioscia M, Bassi E, Musola M, Minelli L, Trivella G. Transvaginal sonography for preoperative assessment of deep endometriosis. J Clin Ultrasound. 2013;41:69–75.

21. Exacoustos C, Malzoni M, Di Giovanni A, Lazzeri L, Tosti C, Petraglia F, Zupi E. Ultrasound mapping system for the surgical management of deep infiltrating endometriosis. Fertil Steril. 2014;102:143–50.

22. León M, Vaccaro H, Alcázar JL, Martinez J, Gutierrez J, Amor F, Iturra A, Sovino H. Extended transvaginal sonography in deep infiltrating endometriosis: use of bowel preparation and an acoustic window with intravaginal gel: preliminary results. J Ultrasound Med. 2014;33:315–21.

23. Guerriero S, Saba L, Ajossa S, Peddes C, Angiolucci M, Perniciano M, Melis GB, Alcázar JL. Three-dimensional ultrasonography in the diagnosis of deep endometriosis. Hum Reprod. 2014;29:1189–98.

24. Benacerraf BR, Groszmann Y, Hornstein MD, Bromley B. Deep infiltrating endometriosis of the bowel wall: the comet sign. J Ultrasound Med. 2015;34:537–42.

25. Belghiti J, Thomassin-Naggara I, Zacharopoulou C, Zilberman S, Jarboui L, Bazot M, Ballester M, Darai E. Contribution of computed tomography enema and magnetic resonance imaging to diagnose multifocal and multicentric bowel lesions in patients with colorectal endometriosis. J Minim Invasive Gynecol. 2015;22:776–84.

26. Hudelist G, English J, Thomas AE, Tinelli A, Singer CF, Keckstein J. Diagnostic accuracy of transvaginal ultrasound for non-invasive diagnosis of bowel endometriosis: systematic review and meta-analysis. Ultrasound Obstet Gynecol. 2011;37:257–63.

27. Guerriero S, Ajossa S, Orozco R, Perniciano M, Jurado M, Melis GB, Alcazar JL. Accuracy of transvaginal ultrasound for diagnosis of deep endometriosis in the rectosigmoid: systematic review and meta-analysis. Ultrasound Obstet Gynecol. 2016;47:281–9.

28. Tammaa A, Fritzer N, Strunk G, Krell A, Salzer H, Hudelist G. Learning curve for the detection of pouch of Douglas obliteration and deep infiltrating endometriosis of the rectum. Hum Reprod. 2014;29:1199–204.

29. Bazot M, Daraï E, Biau DJ, Ballester M, Dessolle L. Learning curve of transvaginal ultrasound for the diagnosis of endometriomas assessed by the cumulative summation test (LC-CUSUM). Fertil Steril. 2011;95:301–3.

30. Fraser MA, Agarwal S, Chen I, Singh SS. Routine vs. expert-guided transvaginal ultrasound in the diagnosis of endometriosis: a retrospective review. Abdom Imaging. 2015;40:587–94.

31. Piessens S, Healey M, Maher P, Tsaltas J, Rombauts L. Can anyone screen for deep infiltrating endometriosis with transvaginal ultrasound? Aust N Z J Obstet

Gynaecol. 2014;54:462–8.

32. Eisenberg VH, Alcazar JL, Arbib N, Schiff E, Achiron R, Goldenberg M, et al. Applying a statistical method in transvaginal ultrasound training: lessons from the learning curve cumulative summation test (LC-CUSUM) for endometriosis mapping. Gynecol Surg. 2017;14:19.

33. Young SW, Dahiya N, Patel MD, Abrao MS, Magrina JF, Temkit M, Kho RM. Initial accuracy of and learning curve for transvaginal ultrasound with bowel preparation for deep endometriosis in a US Tertiary Care Center. J Minim Invasive Gynecol. 2017;24:1170–6.

34. Guerriero S, Pascual MA, Ajossa S, Rodriguez I, Zajicek M, Rolla M, Rams NL, Yulzari V, Bardin R, Buonomo F, Comparetto O, Perniciano M, Saba L, Mais V, Alcazar JL. Learning curve for the ultrasonographic diagnosis of deep endometriosis using a structured off-line training program. Ultrasound Obstet Gynecol. 2019;54:262. https://doi.org/10.1002/uog.20176.

35. Di Donato N, Bertoldo V, Montanari G, Zannoni L, Caprara G, Seracchioli R. Question mark form of uterus: a simple sonographic sign associated with the presence of adenomyosis. Ultrasound Obstet Gynecol. 2015;46:126–7.

36. Van den Bosch T, Dueholm M, Leone FP, Valentin L, Rasmussen CK, Votino A, Van Schoubroeck D, Landolfo C, Installe AJ, Guerriero S, Exacoustos C, Gordts S, Benacerraf B, D'Hooghe T, De Moor B, Brolmann H, Goldstein S, Epstein E, Bourne T, Timmerman D. Terms, definitions and measurements to describe sonographic features of myometrium and uterine masses: a consensus opinion from the Morphological Uterus Sonographic Assessment (MUSA) group. Ultrasound Obstet Gynecol. 2015;46:284–98.

37. Chapron C, Pietin-Vialle C, Borghese B, Davy C, Foulot H, Chopin N. Associated ovarian endometrioma is a marker for greater severity of deeply infiltrating endometriosis. Fertil Steril. 2009;92:453–7.

38. Ghezzi F, Raio L, Cromi A, Duwe DG, Beretta P, Buttarelli M, Mueller MD. "Kissing ovaries": a sonographic sign of moderate to severe endometriosis. Fertil Steril. 2005;83:143–7.

39. Guerriero S, Ajossa S, Lai MP, Mais V, Paoletti AM, Melis GB. Transvaginal ultrasonography in the diagnosis of pelvic adhesions. Hum Reprod. 1997;12:2649–53.

40. Okaro E, Condous G, Khalid A, Timmerman D, Ameye L, Huffel SV, Bourne T. The use of ultrasound-based 'soft markers' for the prediction of pelvic pathology in women with chronic pelvic pain--can we reduce the need for laparoscopy? BJOG. 2006;113:251–6.

41. Hudelist G, Fritzer N, Staettner S, Tammaa A, Tinelli A, Sparic R, Keckstein J. Uterine sliding sign: a simple sonographic predictor for presence of deep infiltrating endometriosis of the rectum. Ultrasound

Obstet Gynecol. 2013;41:692–5.

42. Menakaya U, Infante F, Lu C, Phua C, Model A, Messyne F, et al. Interpreting the real-time dynamic 'sliding sign' and predicting pouch of Douglas obliteration: an interobserver, intraobserver, diagnostic-accuracy and learning-curve study. Ultrasound Obstet Gynecol. 2016;48:113–20.

43. Guerriero S, Ajossa S, Pascual MA, Rodriguez I, Piras A, Perniciano M, Saba L, Paoletti AM, Mais V, Alcazar JL. Ultrasonographic 'soft' markers for the detection of rectosigmoid endometriosis. Ultrasound Obstet Gynecol. 2020;55:269. https://doi.org/10.1002/uog.20289.

44. Guerriero S, Alcázar JL, Ajossa S, Pilloni M, Melis GB. Three-dimensional sonographic characteristics of deep endometriosis. J Ultrasound Med. 2009;28:1061–6.

45. Pascual MA, Guerriero S, Hereter L, Barri-Soldevila P, Ajossa S, Graupera B, Rodriguez I. Diagnosis of endometriosis of the rectovaginal septum using introital three-dimensional ultrasonography. Fertil Steril. 2010;94:2761–5.

46. Pascual MA, Guerriero S, Hereter L, Barri-Soldevila P, Ajossa S, Graupera B, Rodriguez I. Three-dimensional sonography for diagnosis of rectovaginal septum endometriosis: interobserver agreement. J Ultrasound Med. 2013;32:931–5.

47. Guerriero S, Saba L, Pascual MA, Ajossa S, Rodriguez I, Mais V, Alcazar JL. Transvaginal ultrasound vs magnetic resonance imaging for diagnosing deep infiltrating endometriosis: systematic review and meta-analysis. Ultrasound Obstet Gynecol. 2018;51:586–95.

48. Moura APC, Ribeiro HSAA, Bernardo WM, Simões R, Torres US, D'Ippolito G, Bazot M, Ribeiro PAAG. Accuracy of transvaginal sonography versus magnetic resonance imaging in the diagnosis of rectosigmoid endometriosis: systematic review and meta-analysis. PLoS One. 2019;14:e0214842.

49. Ferrero S, Scala C, Stabilini C, Vellone VG, Barra F, Leone Roberti Maggiore U. Transvaginal sonography with vs without bowel preparation in diagnosis of rectosigmoid endometriosis: prospective study. Ultrasound Obstet Gynecol. 2019;53:402–9.

50. Bazot M, Daraï E. Diagnosis of deep endometriosis: clinical examination, ultrasonography, magnetic resonance imaging, and other techniques. Fertil Steril. 2017;108:886–94.

51. Piessens S. Is it time to include assessment of the most common gynaecological condition in the routine ultrasound evaluation of the pelvis? Australas J Ultrasound Med. 2019;22:83–5.

52. Agarwal SK, Chapron C, Giudice LC, Laufer MR, Leyland N, Missmer SA, Singh SS, Taylor HS. Clinical diagnosis of endometriosis: a call to action. Am J Obstet Gynecol. 2019;220:354.e1–354.e12.

第六章 增强型经阴道超声检查

Simone Ferrero，Fabio Barra，Carolina Scala，Martino Rolla，Mauricio León

6.1 引言

子宫内膜异位症至少影响 4% 的育龄女性[1]。由于子宫内膜异位症的确诊不能基于症状和临床检查[2]，因此，影像学技术在子宫内膜异位症的无创诊断中起到关键作用。众所周知，如今经阴道超声（transvaginal ultra-sonography，TVS）是疑似盆腔深部子宫内膜异位症患者的首选检查方法[3]。与其他影像学检查技术（如 MRI）相比，TVS 的优点是价格相对便宜，通常由管理子宫内膜异位症患者的妇科医生进行检查，可动态评估盆腔结构，通过疼痛图谱识别深部子宫内膜异位症病变，患者耐受性好，总体而言，它具有良好的诊断性能。然而，TVS 在诊断深部子宫内膜异位症中的表现很大程度上依赖于检查者的经验[4]。

在过去的 10 年中，为了提高对深部浸润性子宫内膜异位症的诊断，人们提出了几种基于生理盐水和/或超声凝胶对阴道和/或直肠乙状结肠进行扩张的超声技术。这些膨胀介质在阴道、直肠或两者之间形成声窗。通过描绘盆腔间隙和器官的边缘来帮助诊断深部子宫内膜异位症。这些技术被称为增强型或改良型经阴道超声检查，包括直肠水造影经阴道超声（rectal water-contrast transvaginal ultra-sonography，RWC-TVS）、超声阴道造影（sonovaginography，SVG）和压痛引导经阴道超声（tenderness-guided transvaginal ultra-sonography，tg-TVS）[5]。

6.2 直肠水造影经阴道超声检查

RWC-TVS 的主要目的是提高直肠乙状结肠子宫内膜异位症的诊断水平，但它也可能有助于识别所有后盆腔的子宫内膜异位病变。RWC-TVS 是用生理盐水扩张直肠乙状结肠后进行的经阴道超声检查。

通常在 RWC-TVS 之前需要进行肠道清洁。一些学者建议在检查前一天使用清肠剂，聚乙二醇是最常用的轻泻药之一[6-7]。其他学者建议在检查前 3 天采用低纤维饮食（每日纤维摄入量<10g）[8]。通常建议在检查前几个小时进行直肠灌肠[8-12]。然而，最近的一项前瞻性研究表明，肠道准备并不能提高 RWC-TVS 在诊断直肠乙状结肠子宫内膜异位病灶和评估这些结节的特征方面的表现[13]。将一根柔软导管（直径约 6mm，18Ch）通过肛管插入直肠乙状结肠（距离肛门边缘 15～20cm）[6-8,10,14]。可以使用含有利多卡因的凝胶帮助导管顺利通过[8,10,14]。用一个 50～100mL 带有锥形尖端的注射器与导管连接，将常温或温盐水溶液注入直肠乙状结肠。注射生理盐水的量为 100～350mL[8-9,12,14]。可以在超声控制下或在超声造影开始前进行生理盐水扩张[10,14]。当使用超声控制时，在超声造影开始时连续注入 100mL 生理盐水，而其余的溶液则在检查者要求时注入[10,14]。超声检查过程中，当没有注射生理盐水时，可以用 Klemmer 钳或卵圆钳钳夹导管，以防止液体回流[8,10,14]

（图6.1）。大多数研究报道应用这项技术时，在导管与肛门之间的间隙无明显的盐水渗漏[8,10,14]。

在直肠阴道子宫内膜异位结节的患者中，当低回声子宫内膜异位结节穿透直肠壁增厚肌层黏膜时，即可诊断为肠道浸润[6-8]。高位肠道子宫内膜异位结节表现为实性、低回声、结节状病变，邻近或穿透肠壁[8,10,14]；

有时会出现低回声或高回声病灶，但常有挛缩和粘连（图6.2）。

肠道扩张有助于识别肠道结节的范围[8,14]。此外，在肠道扩张后，更容易看到直肠乙状结肠壁的各层结构[8,14]。肠浆膜层呈高回声。固有肌层的两层呈低回声条带（纵行平滑肌和环行平滑肌），它们之间被细长的高回声线分隔。黏膜下层呈高回声，而黏

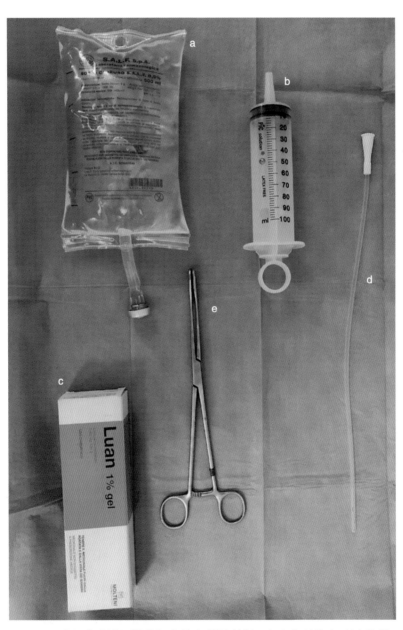

图6.1　直肠水造影经阴道超声检查所需材料。（a）生理盐水；（b）注射器；（c）利多卡因凝胶；（d）导管；（e）卵圆钳

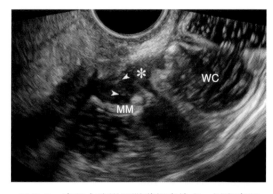

图 6.2　直肠水造影经阴道超声检查。浸润直肠肌层黏膜(MM)的低回声子宫内膜异位结节(星号)。可以观察到一些高回声病灶(无尾箭头)。结节不会引起明显的肠腔狭窄(估计狭窄率为 15%)。结节长径为 3.2cm。WC, 水造影

膜肌层呈低回声。肠腔和肠黏膜之间的界面呈高回声[8-10]。

虚拟器官计算机辅助分析(virtual organ computer-aided analysis, VOCAL)可用于估计肠道内异症结节的体积[11,15]。断层超声成像(tomographic ultrasound imaging, TUI)可以更清晰地识别肠壁浸润情况(图 6.3)[11]。在三维超声成像中,表面模式可以像虚拟结肠镜那样重建子宫内膜异位结节[11](图 6.4 和图 6.5)。这项技术可以评估结节引起的肠腔狭窄程度。

已发表的研究报告显示,进行 RWC-TVS 所需的时间为 16~18min[9-10],患者对 RWC-TVS 的耐受性通常较好[6]。一些作者使用 10cm 视觉模拟评分(visual analogue scale, VAS)对 RWC-TVS 引起的不适进行了调查[7-10,14],报道疼痛强度在 3.9~4.1cm[7-8,10,14]。在这些先前发表的研究中,没有患者因为疼痛而需要中断检查[7,10,14]。

相对于双重对比剂钡灌肠(double-contrast barium enema, DCBE)[14]、多层计算机断层扫描灌肠成像(multidetector computerized tomography enema, MDCT-e)[8]以及计算断层扫描结肠造影成像(computed tomographic colonography, CTC)[9], RWC-TVS 检查时的

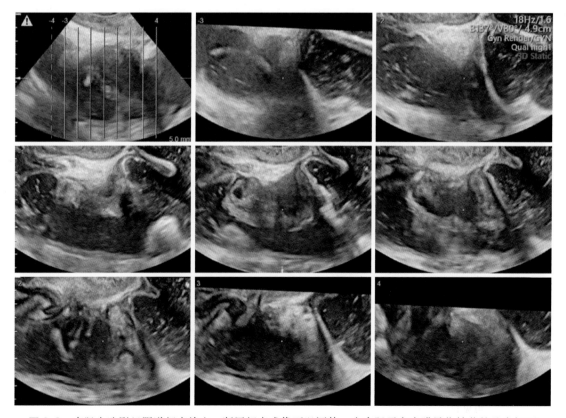

图 6.3　直肠水造影经阴道超声检查。断层超声成像可以评估一个直肠子宫内膜异位结节的几个切面

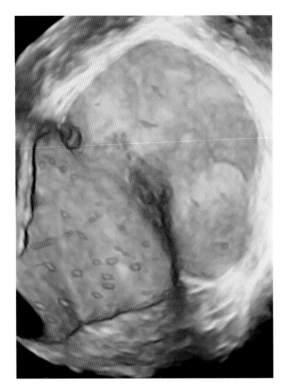

图6.4　三维直肠水造影经阴道超声检查。表面模式重建。直肠正常,未见子宫内膜异位病变

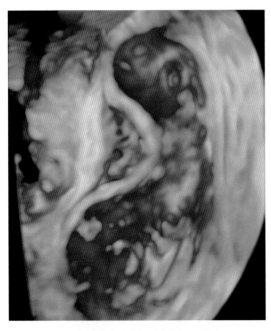

图6.5　三维直肠水造影经阴道超声检查。表面模式重建。可见直肠子宫内膜异位结节

疼痛较轻。然而,RWC-TVS 在有直肠结节浸润的患者中引起的疼痛强度明显高于单纯直肠阴道子宫内膜异位症患者和无子宫内膜异位症的患者[7]。

2008 年,意大利的一项前瞻性研究提出,在 35 名患有直肠阴道内膜异位症的女性中,使用 RWC-TVS 诊断直肠浸润[6]。RWC-TVS 在识别直肠浸润至少达肌层的灵敏度为 100%,特异度为 85.7%(表 6.1)。RWC-TVS 低估了在组织病理学上达到黏膜下层的结节的浸润深度,但它能准确估计结节的最大直径。随后,一项前瞻性研究比较了 TVS 和 RWC-TVS 在诊断直肠阴道子宫内膜异位症患者直肠浸润方面的性能[7]。两名超声医师独立进行检查。一名操作者进行 TVS 检查;检查结束后,由第二名检查者进行 RWC-TVS 检查;以腹腔镜检查结果作为金标准。在 90 例纳入研究的患者中,69 例有直肠阴道子宫内膜异位结节,其中 29 例有直肠浸润。TVS 与 RWC-TVS 诊断直肠阴道子宫内膜异位症的准确性无显著性差异。相反,RWC-TVS 在确定是否有子宫内膜异位结节浸润直肠壁方面的准确性明显高于 TVS。然而,结合这两种技术的结果并没有提高 RWC-TVS 诊断直肠浸润的灵敏度。TVS 和 RWC-TVS 在测量子宫内膜异位结节的最大直径方面与组织学一致。

一些研究将 RWC-TVS 与用于诊断肠道子宫内膜异位症的其他成像技术进行了比较。一项前瞻性研究比较了 RWC-TVS、DCBE、经直肠超声(transrectal sonography, TRS)在评估肠道子宫内膜异位症方面的表现[12]。该研究连续纳入了 61 例临床怀疑有深部浸润性子宫内膜异位症的患者。51 例患者于术中证实存在直肠乙状结肠子宫内膜异位症。RWC-TVS 诊断出 49 例直肠乙状结肠子宫内膜异位症。在 16 例经组织病理证实的因肠腔狭窄而需要进行肠段切除的患者中,14 例术前通过 RWC-TVS 检测到 ≥ 50%的管腔狭窄。RWC-TVS 和 TRS 在诊断

表 6.1　直肠水造影经阴道超声在诊断乙状结肠子宫内膜异位症中的表现

研究人群	灵敏度	特异度	PPV	NPV	准确性	LR+	LR-
Valenzano Menada 等[6] 35 例阴道直肠子宫内膜异位症女性患者	100.0%	85.7%	91.3%	100.0%	-	-	-
Valenzano Menada 等[7] 90 例怀疑存在阴道直肠子宫内膜异位症患者	95.7%	100%	100.0%	98.5%	98.9%	_a	0.04
Bergamini 等[12] 61 例怀疑存在后盆腔深部浸润性子宫内膜异位症患者	96.1%	90.0%	98.0%	81.8%	-	-	-
Ferrero 等[8] 96 例怀疑存在直肠子宫内膜异位症的女性患者	93.8%	97.9%	97.8%	94.0%	95.8%	45.00	0.06
Leone Roberti Maggiore 等[10] 286 例怀疑存在直肠乙状结肠子宫内膜异位症患者	92.7%	97.0%	97.2%	92.3%	94.8%	31.29	0.08
Ferrero 等[9] 70 例怀疑存在直肠子宫内膜异位症患者	92.5%	96.7%	97.4%	90.6%	94.3%	27.8	0.08
Jiang 等[14] 198 例临床怀疑存在直肠子宫内膜异位症患者	88.2%	97.3%	98.0%	88.0%	92.4%	41.67	0.13
Barra 等[17] 36 例临床怀疑存在直肠乙状结肠子宫内膜异位症的女性患者	90.1%	78.6%	87.0%	84.6%	86.1%	42.0	0.11

注:PPV,阳性预测值;NPV,阴性预测值;LR+,阳性似然比;LR-,阴性似然比。
a LR+不能计算,因为没有假阳性的病例。

直肠乙状结肠子宫内膜异位症和鉴别肠腔明显狭窄方面同样准确(图6.6)。意大利的一项前瞻性研究(96例患者,其中51例为肠道子宫内膜异位症患者)比较了RWC-TVS和多探头计算机断层扫描灌肠成像(MDCT-e)诊断肠道子宫内膜异位症的准确性[8]。显然,RWC-TVS未检出两个回肠病变和一个盲肠病变。总体而言,这两种技术在诊断肠道子宫内膜异位症方面准确性相当;而且,RWC-TVS和MDCT-e在评估子宫内膜异位症在肠壁的浸润深度方面没有显著差异。MDCT-e和RWC-TVS都低估了子宫内膜异位结节的最大直径;而RWC-TVS的低估程度大于MDCT-e;在两种成像技术中,直径≥30mm的结节的低估程度都较大。这两种技术在识别多灶性疾病方面表现相似。最近,一项纳入70名怀疑存在直肠乙状结肠子宫内膜异位症的女性的前瞻性研究,比较了RWC-TVS和计算机断层扫描结肠镜检查(computer tomographic colonography,CTC)在评估直肠乙状结肠子宫内膜异位症中的表现[9]。这两种技术在诊断直肠乙状结肠子宫内膜异位症和估计子宫内膜异位结节长度方面具有相似的表现。然而,在估计子宫内膜异位结节下缘与肛缘之间的距离方面,

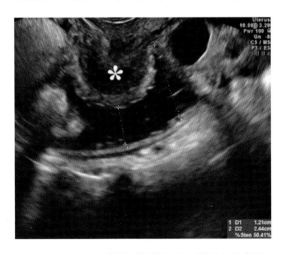

图6.6 直肠水造影经阴道超声。低回声的直肠乙状结肠子宫内膜异位症病灶(星号)。肠腔狭窄约为50%。分别在结节水平(1.2cm)和结节远端(2.4cm)测量肠腔

CTC比RWC-TVS更精确;在诊断多灶性直肠乙状结肠内膜异位症方面,RWC-TVS比CTC更精确。一项中国的前瞻性研究,纳入198例患者,比较了RWC-TVS和DCBE在评估肠道子宫内膜异位症的存在和特征方面的准确性[14]。这两种技术在诊断肠道子宫内膜异位症方面具有相当的准确性。RWC-TVS未检出四个回肠病变和两个盲肠病变。两种技术在评估子宫内膜异位症肠壁浸润深度方面没有显著差异;DCBE在50.9%的患者中准确评估了浸润深度,RWC-TVS在37.7%的患者中准确评估了浸润深度。这两种技术都低估了子宫内膜异位结节的最大直径;然而,DCBE的低估程度比RWC-TVS小。在两种方法中,直径≥30mm的结节低估的程度较大。意大利的一项大型前瞻性研究比较了RWC-TVS和磁共振灌肠(magnetic resonance enema,MR-e)在评估直肠乙状结肠子宫内膜异位症中的表现[10]。该研究纳入了286例临床怀疑为直肠乙状结肠子宫内膜异位症的患者;其中51例在手术中证实有肠道子宫内膜异位症。综上所述,这两种技术在诊断直肠乙状结肠子宫内膜异位症方面有相似的表现。在检测黏膜层的浸润方面,RWC-TVS比MR-e更准确。这两种技术都低估了子宫内膜异位结节的大小;对于直径≥30mm的结节,两种成像技术的低估程度均较大。

最近,一些作者提出在RWC-TVS中使用三维超声成像(tridimensional ultrasonography,3D-RWC-TVS)[16]。这些作者认为,与2D-RWC-TVS相比,3D-RWC-TVS可以提供更好的病变特征信息(如在三个平面上测量直径,估计结节的体积和肠腔的狭窄程度)。在一项纳入50例临床怀疑子宫内膜异位症女性的前瞻性研究中,将3D-RWC-TVS与MRI联合阴道显影进行了比较[11]。遗憾的是,影像学结果并没有与手术结果进行比较。两种技术之间的符合率为96%。以MRI为参照,3D-RWC-TVS的灵敏度为

95%,特异度为 97%,阳性预测值(positive predictive value,PPV)为 95%,阴性预测值(negative predictive value,NPV)为 97%,阳性似然比(positive likelihood ratio,LR+)为 30.3,阴性似然比(negative likelihood ratio,LR-)为 0.05。然而,最近一项以摘要形式发表的前瞻性试点研究表明,三维采集并不能提高 RWC-TVS 在直肠乙状结肠子宫内膜异位症诊断中的表现[17]。在这个小型试验

中,36 名有直肠乙状结肠子宫内膜异位症症状的女性接受了 2D-RWC-TVS 和 3D-RWC-TVS 检查,这些检查由不同的检查人员独立进行。两种技术在诊断直肠乙状结肠子宫内膜异位症、估计最大肠道结节的体积、测量低位子宫内膜异位结节和肛门边缘之间的距离方面具有相似的性能(图 6.7a、b)。未来的研究应该比较两种技术在评估肠腔狭窄方面的表现(图 6.8a、b)。

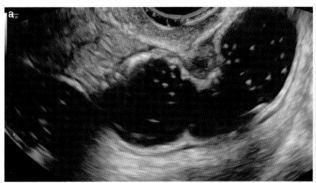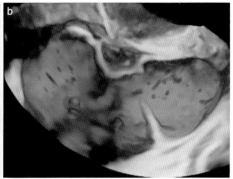

图 6.7　(a)二维直肠水造影经阴道超声显示一个低回声子宫内膜异位结节浸润直肠黏膜肌层;(b)三维直肠水造影经阴道超声。表面模式重建显示(a)中所示的子宫内膜异位结节

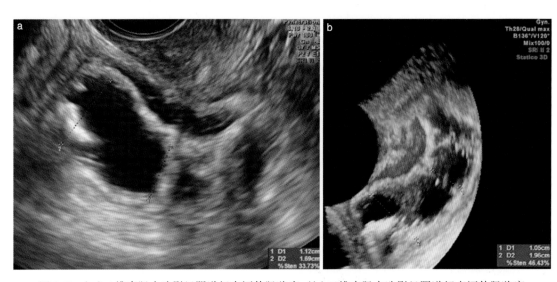

图 6.8　(a)二维直肠水造影经阴道超声评估肠狭窄;(b)三维直肠水造影经阴道超声评估肠狭窄

综上所述,上述研究表明 RWC-TVS 在诊断直肠乙状结肠子宫内膜异位症方面是准确的(见表 6.1)。此外,它可以评估子宫内膜异位症在肠壁的浸润深度(特别是黏膜

下层的浸润)和结节的最大直径;尽管如此,其他技术(如 CTC)在估计更远端子宫内膜异位结节与肛门边缘之间的距离方面可能更为精确。

6.3 压痛引导经阴道超声检查

十年前,这种超声技术被提出用于改善后盆腔深部浸润性子宫内膜异位症的诊断。tg-TVS 是将 12mL 超声凝胶(而不是通常使用的 3~4mL)注入探头套(通常是乳胶手套的一根手指)中,形成一个隔离区,以显示近场区域。探头必须轻轻插入阴道,以免将凝胶挤出。检查时探头上下滑动[18-19]。tg-TVS 被认为是一种动态技术;实际上,在检查过程中,患者需要告知检查者在探头轻压阴道后穹窿处时出现的任何压痛和发生部位;当出现压痛时,应注意疼痛部位,以发现子宫内膜异位病变[18-19]。

意大利的一项单中心前瞻性研究,纳入 50 例因慢性盆腔痛而计划行腹腔镜检查的女性,研究 tg-TVS 在诊断深部浸润性子宫内膜异位症中的准确性。7 名患者在腹腔镜检查时发现存在直肠浸润,所有这些结节在术前均被 tg-TVS 探及[18]。另一项单中心前瞻性研究,纳入 88 例临床疑似有子宫内膜异位症的女性(39 例存在直肠乙状结肠子宫内膜异位症),tg-TVS 在识别直肠乙状结肠子宫内膜病灶受累方面具有良好的特异度,但灵敏度很低(特异度为 91.8%,灵敏度为 66.7%,LR+ 为 8.17,LR- 为 0.36)。最近,一项前瞻性研究比较了 tg-TVS 和 MRI 在诊断直肠乙状结肠子宫内膜异位症中的诊断表现[20]。在纳入研究的 59 例患者中,30 例患有直肠乙状结肠子宫内膜异位症,tg-TVS 诊断出其中的 22 例。在 8 例 tg-TVS 未发现结节的患者中,1 例病灶位于直肠中段,3 例位于直肠乙状结肠交界处,其余 4 例位于乙状结肠;此外,4 例患者 tg-TVS 检测呈假阳性。总体而言,两种检查在诊断直肠乙状结肠子宫内膜异位症的特异度和灵敏度上没有显著差异。具体来说,tg-TVS 诊断直肠乙状结肠子宫内膜异位症的特异度为 86%,灵敏度为 73%,LR+ 为 5.317,LR- 为 0.309。

6.4 超声阴道造影

SVG 在近 20 年前被引入、用于评估直肠阴道子宫内膜异位症[21]。

一些研究者在检查前进行肠道准备,如在检查前一晚口服泻药和/或在检查前几小时进行直肠灌肠[22]。

最初对 SVG 的描述包括经阴道超声检查和阴道内注射生理盐水[21]。在检查过程中,座椅轻度倾斜使患者呈反 Trendelenburg 体位(反头低足高位,即头高足低位),以避免生理盐水从阴道回流[21-23]。一些作者倾向于检查时部分排空膀胱,因为少量尿液可能增强阴道前壁和膀胱阴道隔的显影[21]。相反,其他作者倾向于在检查前排空膀胱[23]。在最初的描述中,一个 24mm 的 Foley 导管被插入阴道,并将 5~6mL 生理盐水注入尿管球囊。每次检查都需要有一名检查者和一名助手来进行。检查者用右手将阴道探头插入阴道,左手的示指和中指背面缩小小阴唇以闭合阴道。这个步骤可以防止生理盐水从阴道回流。助手通过导尿管注入 200~400mL 生理盐水并操作超声仪。需要注意的是在检查过程中,经阴道探头不应该接触到子宫颈[21]。也有使用其他基于生理盐水的 SVG 技术,特别是一些作者将连接着生理盐水注入装置的避孕套插入阴道后穹窿;然后,将阴道探头插入靠在阴道后壁的避孕套上方的阴道内;当经阴道探头就位时,避孕套中注入 200~400mL 生理盐水[23]。其他作者使用置于经阴道探头基底部的专门设计的液压环(德国柏林 Cooper Surgical 生产的 Colpo-Pneumo 封堵器)行 SVG;大约 40mL 生理盐水被注射到环内,以防止 Foley 导管注入阴道的生理盐水(60~120mL)流出[24]。

一种改良的 SVG 是使用超声凝胶代替生理盐水溶液,特别是在 20mL 的注射器中填充超声波凝胶,其内的气泡最小[25]。然后将注射器置入阴道,并沿着阴道后壁轻轻推入,尽可能深地将超声凝胶推入。大约 20~ 60mL 的超声凝胶被放置在阴道上部主要在阴道后穹窿处(图 6.9)[22,25-29]。超声凝胶中意外引入过多的气泡可能会影响正确的评估。在这种情况下,在同一次检查中重复检查通常无助于消除气泡。因此,有必要在第二天重复检查。

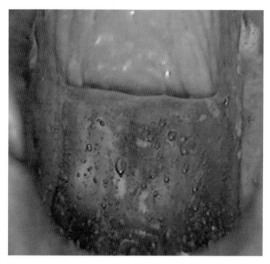

图 6.9　应用超声凝胶的 SVG。超声凝胶沿阴道后壁注射,主要在阴道后穹窿处

注入阴道的生理盐水或超声凝胶在探头和周围结构之间形成一个声纳窗。此外,它产生的压力能够使阴道壁膨胀[21,24,26]。患者对 SVG 耐受性良好。一些作者使用 VAS 量表来评估 SVG 引起的疼痛强度,证明该检查引起的疼痛强度约为 2.1cm[24]。

在首次提出用生理盐水溶液进行 SVG 诊断深部浸润性子宫内膜异位症的研究中,纳入研究的 46 例患者中只有 3 例患者患有直肠子宫内膜异位症。2 例(66.6%)患者术前经 SVG 诊断为肠道浸润[21]。其他关于 SVG 在诊断深部子宫内膜异位中的表现的研究并没有评价 SVG 在诊断肠道浸润中的表现[23]。意大利的一项纳入 102 例女性患者(6 例直肠乙状结肠子宫内膜异位症患者)的单中心前瞻性研究,比较了 TVS、使用生理盐水作为造影剂的 SVG 和 MRI 诊断后盆腔

深部浸润性子宫内膜异位症方面的表现[24]。总体而言,SVG 在诊断直肠乙状结肠子宫内膜异位症方面具有适度的灵敏度和良好的特异度(灵敏度为 66.7%,特异度为 93.8%,PPV 为 57.1%,NPV 为 95.7%,LR + 为 10.66,LR - 为 0.355)。一项多中心前瞻性研究探讨了应用凝胶的 SVG 在诊断后盆腔深部浸润性子宫内膜异位中的表现[29]。该研究招募了 220 名临床疑似深部子宫内膜异位症的女性,腹腔镜检查结果为金标准。189 名女性有明确的数据;其中 43 例在手术中确诊存在直肠乙状结肠子宫内膜异位症。SVG 诊断直肠乙状结肠子宫内膜异位症的灵敏度为 88.4%,特异度为 93.2%,PPV 为 79.2%,NPV 为 96.5%,LR + 为 12.9%,LR - 为 0.12%。本研究中 SVG 诊断直肠乙状结肠子宫内膜异位症的准确性高于诊断直肠前部子宫内膜异位症。另一项前瞻性研究纳入 51 例疑似存在深部浸润性子宫内膜异位症女性患者(13 例手术确诊为直肠乙状结肠子宫内膜异位症),结果显示 SVG 在检测直肠乙状结肠受累方面的灵敏度为 100%,特异度为 93%,LR + 为 14.0(图 6.10)[22]。罗马尼亚一项多中心前瞻性研究比较了 TVS、应用凝胶的 SVG 在诊断深部子宫内膜异位症中的准确性[26]。该研究纳入了 193 例高度提示子宫内膜异位症症状的女性。SVG 诊断直肠乙状结肠子宫内膜异位症方面的准确性高于 TVS。SVG 的灵敏度为 94.0%,特异度为 95.5%,PPV 为 91.0%,

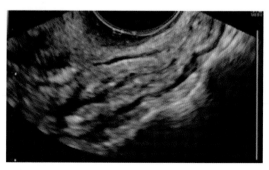

图 6.10　应用超声凝胶的超声阴道造影术和肠道准备。阴道壁和直肠前后壁都可以看到

NPV 为 97.2%。最近,葡萄牙一项纳入 59 例女性患者(其中 8 例为直肠乙状结肠子宫内膜异位症)的单中心前瞻性研究,探讨了应用凝胶的 SVG 在诊断深部浸润性子宫内膜异位症中的表现[28]。SVG 诊断直肠乙状结肠子宫内膜异位症的灵敏度为 50%,特异度为 82%,LR+为 2.75,LR−为 0.61。

总之,SVG 在诊断直肠乙状结肠子宫内膜异位症方面具有较高的准确性。然而,这与检查者的经验有关;实际上,一些检查者报道的灵敏度高[29],而另一些则较低[28]。此外,还没有研究比较基于生理盐水的 SVG 同应用超声凝胶的 SVG 在诊断直肠乙状结肠子宫内膜异位症方面的研究。因此,没有证据表明一种技术优于另一种技术。然而,使用超声凝胶可能有助于检查。实际上,与生理盐水相比,超声凝胶从阴道反流的可能性更小。只需一名操作者即可完成,且不需要在检查期间闭合小阴唇以减少反流。

6.5　结论

增强 TVS 技术易于操作,并且价格低廉。然而,由于 RWC-TVS 中直肠乙状结肠的扩张或在行 tg-TVS 时对结节的压迫,可能会引起一些疼痛。但这些检查的耐受性通常都是良好的,因此,可以在没有麻醉的情况下常规进行检查。增强 TVS 技术明显的局限性在于它不能诊断位于直肠乙状结肠上方的子宫内膜异位结节,因为该部位结节超出了超声的视野范围。因此,当怀疑存在多中心性病灶(不同肠段的子宫内膜异位结节)时,应使用其他技术(如 CTC 或 DCBE)来探查整个结肠[9]。

本章所述的研究证实增强 TVS 技术(特别是 RWC-TVS)在诊断直肠乙状结肠子宫内膜异位症方面具有良好的表现。最近一项荟萃分析显示,TVS 和增强 TVS 技术在诊断直肠乙状结肠子宫内膜异位症方面具有相似的准确性;然而,增强型技术似乎在术前评估深部浸润性子宫内膜异位症患者方面提供了更多有用的信息(例如对肠道狭窄的评估)[30]。令人惊讶的是,没有研究比较不同的增强技术在诊断直肠乙状结肠子宫内膜异位症中的表现。在不久的将来,比较 RWC-TVS 和 SVG 的研究将是可取的。

（于鹏 译,陈瑞欣　王彦龙 校）

参考文献

1. Ferrero S, Arena E, Morando A, Remorgida V. Prevalence of newly diagnosed endometriosis in women attending the general practitioner. Int J Gynaecol Obstet. 2010;110(3):203–7.

2. Chapron C, Dubuisson JB, Pansini V, Vieira M, Fauconnier A, Barakat H, et al. Routine clinical examination is not sufficient for diagnosing and locating deeply infiltrating endometriosis. J Am Assoc Gynecol Laparosc. 2002;9(2):115–9.

3. Guerriero S, Condous G, Van den Bosch T, Valentin L, Leone FP, Van Schoubroeck D, et al. Systematic approach to sonographic evaluation of the pelvis in women with suspected endometriosis, including terms, definitions and measurements: a consensus opinion from the International Deep Endometriosis Analysis (IDEA) group. Ultrasound Obstet Gynecol. 2016;48:318.

4. Guerriero S, Pascual MA, Ajossa S, Rodriguez I, Zajicek M, Rolla M, et al. Learning curve for ultrasonographic diagnosis of deep infiltrating endometriosis using structured offline training program. Ultrasound Obstet Gynecol. 2019;54(2):262–9.

5. Ferrero S, Leone Roberti Maggiore U, Barra F, Scala C. Modified ultrasonographic techniques. In: Guerriero S, Condous G, Alcazar JL, editors. How to perform ultrasonography in endometriosis. New York, NY: Springer; 2018. p. 133–45.

6. Menada MV, Remorgida V, Abbamonte LH, Fulcheri E, Ragni N, Ferrero S. Transvaginal ultrasonography combined with water-contrast in the rectum in the diagnosis of rectovaginal endometriosis infiltrating the bowel. Fertil Steril. 2008;89(3):699–700.

7. Valenzano Menada M, Remorgida V, Abbamonte LH, Nicoletti A, Ragni N, Ferrero S. Does transvaginal ultrasonography combined with water-contrast in the rectum aid in the diagnosis of rectovaginal endometriosis infiltrating the bowel? Hum Reprod. 2008;23(5):1069–75.

8. Ferrero S, Biscaldi E, Morotti M, Venturini PL, Remorgida V, Rollandi GA, et al. Multidetector computerized tomography enteroclysis vs. rectal water contrast transvaginal ultrasonography in determining the presence and extent of bowel endometriosis. Ultrasound Obstet Gynecol. 2011;37(5):603–13.

9. Ferrero S, Biscaldi E, Vellone VG, Venturini PL, Leone Roberti Maggiore U. Computed tomographic

colonography vs rectal water- contrast transvaginal sonography in diagnosis of rectosigmoid endometriosis: a pilot study. Ultrasound Obstet Gynecol. 2017;49(4):515–23.

10. Leone Roberti Maggiore U, Biscaldi E, Vellone VG, Venturini PL, Ferrero S. Magnetic resonance enema vs rectal water-contrast transvaginal sonography in diagnosis of rectosigmoid endometriosis. Ultrasound Obstet Gynecol. 2017;49(4):524–32.

11. Philip CA, Bisch C, Coulon A, de Saint-Hilaire P, Rudigoz RC, Dubernard G. Correlation between three-dimensional rectosonography and magnetic resonance imaging in the diagnosis of rectosigmoid endometriosis: a preliminary study on the first fifty cases. Eur J Obstet Gynecol Reprod Biol. 2015;187:35–40.

12. Bergamini V, Ghezzi F, Scarperi S, Raffaelli R, Cromi A, Franchi M. Preoperative assessment of intestinal endometriosis: a comparison of transvaginal sonography with water-contrast in the rectum, transrectal sonography, and barium enema. Abdom Imaging. 2010;35(6):732–6.

13. Ferrero S, Barra F, Stabilini C, Vellone VG, Leone Roberti Maggiore U, Scala C. Does bowel preparation improve the performance of rectal water contrast transvaginal ultrasonography in diagnosing rectosigmoid endometriosis? J Ultrasound Med. 2019;38:1017.

14. Jiang J, Liu Y, Wang K, Wu X, Tang Y. Rectal water contrast transvaginal ultrasound versus double-contrast barium enema in the diagnosis of bowel endometriosis. BMJ Open. 2017;7(9):e017216.

15. Ferrero S, Leone Roberti Maggiore U, Scala C, Di Luca M, Venturini PL, Remorgida V. Changes in the size of rectovaginal endometriotic nodules infiltrating the rectum during hormonal therapies. Arch Gynecol Obstet. 2013;287(3):447–53.

16. Philip CA, Bisch C, Coulon A, Maissiat E, de Saint-Hilaire P, Huissoud C, et al. Three-dimensional sonorectography: a new transvaginal ultrasound technique with intrarectal contrast to assess colorectal endometriosis. Ultrasound Obstet Gynecol. 2015;45(2):233–5.

17. Barra F, Scala C, Vellone GV, Ferrero S. Bidimensional rectal-water contrast-transvaginal ultrasonography (2D-RWC-TVS) versus 3D-RWC-TVS in the diagnosis of rectosigmoid endometriosis: a pilot prospective comparative study. Hum Reprod. 2019;34(Suppl):i61.

18. Guerriero S, Ajossa S, Gerada M, D'Aquila M, Piras B, Melis GB. "Tenderness-guided" transvaginal ultrasonography: a new method for the detection of deep endometriosis in patients with chronic pelvic pain. Fertil Steril. 2007;88(5):1293–7.

19. Guerriero S, Ajossa S, Gerada M, Virgilio B, Angioni S, Melis GB. Diagnostic value of transvaginal 'tenderness-guided' ultrasonography for the predic-

tion of location of deep endometriosis. Hum Reprod. 2008;23(11):2452–7.

20. Saba L, Guerriero S, Sulcis R, Pilloni M, Ajossa S, Melis G, et al. MRI and "tenderness guided" transvaginal ultrasonography in the diagnosis of rectosigmoid endometriosis. J Magn Reson Imaging. 2012;35(2):352–60.

21. Dessole S, Farina M, Rubattu G, Cosmi E, Ambrosini G, Nardelli GB. Sonovaginography is a new technique for assessing rectovaginal endometriosis. Fertil Steril. 2003;79(4):1023–7.

22. Leon M, Vaccaro H, Alcazar JL, Martinez J, Gutierrez J, Amor F, et al. Extended transvaginal sonography in deep infiltrating endometriosis: use of bowel preparation and an acoustic window with intravaginal gel: preliminary results. J Ultrasound Med. 2014;33(2):315–21.

23. Reid S, Bignardi T, Lu C, Lam A, Condous G. The use of intra-operative saline sonovaginography to define the rectovaginal septum in women with suspected rectovaginal endometriosis: a pilot study. Australias J Ultrasound Med. 2011;14(3):4–9.

24. Saccardi C, Cosmi E, Borghero A, Tregnaghi A, Dessole S, Litta P. Comparison between transvaginal sonography, saline contrast sonovaginography and magnetic resonance imaging in the diagnosis of posterior deep infiltrating endometriosis. Ultrasound Obstet Gynecol. 2012;40(4):464–9.

25. Sibal M. Gel sonovaginography: a new way of evaluating a variety of local vaginal and cervical disorders. J Ultrasound Med. 2016;35(12):2699–715.

26. Bratila E, Comandasu DE, Coroleuca C, Cirstoiu MM, Berceanu C, Mehedintu C, et al. Diagnosis of endometriotic lesions by sonovaginography with ultrasound gel. Med Ultrason. 2016;18:469–74.

27. Goncalves MO, Dias JA Jr, Podgaec S, Averbach M, Abrao MS. Transvaginal ultrasound for diagnosis of deeply infiltrating endometriosis. Int J Gynaecol Obstet. 2009;104(2):156–60.

28. Cruz J, Moreira C, Cunha R, Ferreira J, Martinho M, Beires J. Diagnostic accuracy of sonovaginography for deep infiltrating endometriosis. Acta Obstet Ginecol Port. 2018;12(3):190–4.

29. Reid S, Lu C, Hardy N, Casikar I, Reid G, Cario G, et al. Office gel sonovaginography for the prediction of posterior deep infiltrating endometriosis: a multicenter prospective observational study. Ultrasound Obstet Gynecol. 2014;44(6):710–8.

30. Guerriero S, Ajossa S, Orozco R, Perniciano M, Jurado M, Melis GB, et al. Accuracy of transvaginal ultrasound for diagnosis of deep endometriosis in the rectosigmoid: systematic review and meta-analysis. Ultrasound Obstet Gynecol. 2016;47(3):281–9.

第七章 磁共振成像

Cendos Abdel-Wahab，Cyril Touboul，Edwige Pottier，Edith Kermarrec，Audrey Milon，Asma Bekhouche，Isabelle Thomassin-Naggara

7.1 引言

盆腔子宫内膜异位症的定义是子宫内膜组织出现在子宫内膜层和子宫肌层之外[1]。这种疾病影响了近 10% 的育龄女性，在有症状的患者中，比例可达 35% ~ 50%[2-3]。盆腔子宫内膜异位症分为三个主要类型：腹膜型、卵巢型、深部子宫内膜异位症型。

子宫内膜异位症最常见的部位是卵巢和盆腔腹膜，其次是盆腔腹膜下间隙、肠道系统和泌尿系统的深层病变。盆腔深部子宫内膜异位症，或深部浸润性子宫内膜异位症是指腹膜下病灶浸润深度>5mm[4]。腹膜型子宫内膜异位症可以没有症状，但在大多数情况下，盆腔深部子宫内膜异位症的症状包括慢性盆腔痛、痛经、性交困难、排便困难和尿路症状，且和不孕有关[5]。大约 20% 的盆腔子宫内膜异位症患者为深部子宫内膜异位症型。

盆腔深部子宫内膜异位症的组织学特征主要是子宫内膜异位症病灶周围的纤维肌性增生，病灶有时会有小的腔隙[4]。盆腔深部子宫内膜异位症的延伸程度可以通过临床检查和腹腔镜探查来诊断。在不同部位的深部浸润性子宫内膜异位症中，肠道子宫内膜异位症是最严重的[5]，肠道也是生殖器外子宫内膜异位症最常见的部位[6]。在深部浸润性子宫内膜异位症患者中[7-8]，肠道子宫内膜异位症占 12% ~ 37%[7]。肠道深部浸润性子宫内膜异位症最常累及直肠和直肠乙状结肠交界处（52.0% ~ 65.7%），其次分别是乙状结肠（17.4% ~ 19.4%）、回肠（4.1% ~ 16.9%）、盲肠（4.7% ~ 6.2%），以及阑尾（5.0% ~ 6.4%）[6,9]。高达 55% 的直肠子宫内膜异位症患者[8,10]有多灶性肠道深部浸润性子宫内膜异位症病变。约 28% 的直肠和乙状结肠病变与右侧肠道子宫内膜异位症有关，累及阑尾、盲肠和回肠[9]。在腹腔镜探查下，高达 20% 的患者检测到更多的病变，表现为多灶性（即同一区域有多发性子宫内膜异位症病变）或多中心性（即子宫内膜异位症病变侵犯多个肠段）肠道子宫内膜异位症[11]。

7.2 临床挑战

有症状的患者，无论是否有提示性的临床检查，都需要额外的常规检查来做出诊断并确定最佳的治疗策略。在过去的 20 年中，许多文献证明了诊断成像在评估深部子宫内膜异位症的位置中的价值，包括经阴道超声（transvaginal sonography，TVS）和 MRI[12-16]。对于某些部位的深部子宫内膜异位症，影像学技术的最新进展可能会取代腹腔镜诊断的金标准。

对于需要手术治疗的子宫内膜异位症患者，能否长期缓解症状、提供良好的生活质量和生育力，与是否对所有深部浸润性子宫内膜异位病灶进行根治性切除术有关[17-18]。肠道子宫内膜异位症的诊断极具挑战性，因为患者可能没有症状或症状可能与病变部位无关，尤其是病变位于直肠乙状结肠交界处上方[19]。因此，对于妇科医生来说，完整的术前影像检查对于确定所有疑似肠道子宫内膜异位症的部位是至关重要的。此外，术前病灶的定位对于充分掌握患者术前信息至关重要。它可以判断多发肠道切除的风险（检测出多灶性肠道子宫内膜异位症），以及是否需要预防性的造口，从而指导手术决策[20]。病灶进一步累及宫旁深部组织或阴道，有可能出现术后排尿功能障碍的风险[21]。因此，完整的术前影像学检查将有助于告知患者接受一步到位的盆腔和肠道手术的风险[22]。

对于局灶性直肠或直肠乙状结肠交界处的深部浸润性子宫内膜异位症病变，浅表浸润至固有肌层的治疗首选削切肠壁病灶或肠道前壁碟形切除术。另外，对于浸润较深和其他深部浸润性肠道子宫内膜异位症，通常进行肠切除术[9,22]。

保守性手术（直肠病灶削切术或碟形切除术）的适应证范围是一个重要问题，因为一些回顾性研究已经证明了这种手术的优势，包括手术时间短、术后并发症少、术后排尿功能障碍少、消化功能改善等[23]。

多灶性结直肠子宫内膜异位症实施保守性手术的可行性降低，往往需要肠段切除[24]。一些学者提倡只有当病灶小于30mm时才可选择保守性手术[23,25]。联合应用削切直肠浆膜和碟形切除剩余浸润性肠段，并行内镜下自动吻合术，以及在同一病变上连续两次进行碟形切除，是切除30mm以上肠道子宫内膜异位病灶的一种选择[26]。

多中心性病灶切除也是一种手术挑战，特别是回盲肠病变的患者。这种情况可能导致多处肠段切除、术后并发症、消化功能改变和需要预防性造口的风险较高[20]。

7.3　MRI

对于既往 TVS 检查疑似深部子宫内膜异位症的患者，建议将 MRI 作为术前检查的二线检查技术（A 级）[27]。

Bazot 等学者[12]研究表示 MRI 诊断盆腔子宫内膜异位症的灵敏度为 90.3%，特异度为 91%，阳性预测值为 92.1%，阴性预测值为 89%，准确性为 90.8%。

盆腔 MRI 可以彻底探查直肠和直肠乙状结肠交界处的病变，通常用于盆腔深部浸润性子宫内膜异位症的诊断[7,12,28]。

与病理结果相比，MRI 诊断肠道受累的灵敏度为 95%，特异度为 100%，阳性预测值为 100%，阴性预测值为 98.7%，准确性为 99.0%[12]。

7.3.1　MRI 标准

7.3.1.1　MRI 方案

欧洲泌尿生殖放射学会（European Society of Urogenital Radiology，ESUR）[27]的妇科影像专家和妇科方法论专家，小组讨论了 MRI 的适应证、技术要求、患者准备、MRI 方案和 MRI 诊断盆腔子宫内膜异位症的标准。专家小组使用牛津循证医学中心（Oxford Centre for Evidence Based Medicine，OCEBM）2011 年的证据水平为每个标准提出了最终建议（表 7.1）。

对技术要求的建议：

- **1.5T 和 3.0T 系统**　对盆腔深部子宫内膜异位症的评估似乎有价值；然而，这两种系统的对比研究却很少。因此，不推荐使用特定的设备或需要进一步的工作来进行对比研究。

- **阵列类型**　在 1.5T 和 3.0T 系统中，盆腔相控阵线圈被推荐用于评估盆腔深部子宫内膜异位症（C 级）。

- **MRI 检查时机**　在评估盆腔深部子宫内膜异位症时，没有关于月经周期的 MRI 检查时间的建议。

表 7.1　MRI 诊断盆腔子宫内膜异位症的最佳方案[12]

MRI 方案	推荐(级别)
技术要求	
设备:1.5T 或 3.0T	不推荐
相控阵线圈	推荐等级(C)
MRI 检查时机	不推荐
禁食	推荐等级(B)
适度膀胱充盈	推荐等级(C)
灌肠	最佳实践(GPP)
仰卧位	推荐等级(B)
腹部固定	推荐等级(C)
抗蠕剂	推荐等级(C)
阴道浊化(凝胶)	可选项(GPP)
直肠浊化(水剂,凝胶) MR 序列	可选项(GPP)
2DT$_2$ 加权 MRI(矢状面,轴面,斜面)	推荐等级(B)
3DT$_2$ 加权 MRI	可选项(C)
T$_1$ 加权 MRI 不伴/伴脂肪抑制	推荐等级(B)
Dixon 技术(替代 T$_1$ 加权)	推荐等级(C)
静脉对比增强 MRI	不推荐
弥散加权 MRI	不推荐
敏感加权 MRI	不推荐
半傅里叶采集单次激发快速自旋回波序列	推荐等级(C)

GPP,good practice point,良好实践要点
MRI,magnetic resonance imaging,磁共振成像

- **患者准备**　对于患者在 MRI 前的准备工作没有达成共识。委员会认为该方案应该针对盆腔 MRI 的主要适应证(盆腔深部子宫内膜异位症的诊断和分期,不确定的附件肿块)进行调整。
- **禁食**　评估盆腔深部子宫内膜异位症,推荐禁食(B 级)。
- **肠道准备**　肠道准备被认为是检测盆腔深部子宫内膜异位症的最佳实践(良好实践要点,good practice point,GPP)。
- **膀胱排空**　评估盆腔深部子宫内膜异位症,推荐膀胱适度充盈(C 级)。
- **患者体位**　评估盆腔深部子宫内膜异位症,推荐仰卧位(GPP)。幽闭恐惧症患者可选择俯卧位(B 级)。
- **腹部固定**　评估盆腔深部子宫内膜异位症,推荐腹部固定(C 级)。
- **抗蠕剂**　评估盆腔深部子宫内膜异位症,推荐使用抗蠕剂(C 级)。
- **阴道浊化**　评估盆腔深部子宫内膜异位症时,使用超声凝胶浊化阴道,可作为可选项(GPP)。
- **直肠浊化**　评估盆腔子宫内膜异位症时,浊化直肠,可作为可选项(GPP)。

MRI 方案的推荐:

- T$_2$ **加权 MRI**　评估盆腔深部子宫内膜异位症,推荐使用三个 2D-T$_2$W MRI 序列(矢状面,轴面,斜面)(B 级)。建议增加 3D-T$_2$W MRI 序列作为可选项(C 级)。
- T$_1$ **加权 MRI**　评估附件子宫内膜异位症,推荐 T$_1$W MRI 序列,不伴/伴脂肪抑制(B 级)。Dixon 技术可替代标准 T$_1$W 序列(C 级)。
- **静脉对比增强 MRI**　在评估 DPE 时,无法就钆的使用提出建议。钆在评估附件子宫内膜异位症(C 级)时被推荐为可选项。
- **弥散加权 MRI(DWI)**　目前尚无推荐使用 DWI 评估盆腔深部子宫内膜异位症。
- **敏感加权 MRI(SWI)**　不建议使用 SWI 评估深部子宫内膜异位症。
- **半傅里叶采集单次激发快速自旋回波序列**(Half-Fourier acquisition single shot turbo spin echo,SSFSE,HASTE)　在子宫蠕动的评估中,推荐半傅里叶采集单次激发快速自旋回波序列(C 级)。

7.3.1.2　MRI 特性

盆腔深部子宫内膜异位症的诊断[12]是基于信号强度和形态学异常的结合:

- 信号强度异常：信号强度异常包括 T_1 加权和/或脂肪抑制的 T_1 加权 MRI 上与出血灶相对应的高信号病灶。其他异常包括在 T_2 加权 MRI 上观察到的小的高信号腔隙。此外，在 T_1 和 T_2 加权 MRI 上还可显示其他不规则信号，包括对应的纤维化的组织区域，信号强度接近于骨盆肌肉。钆造影剂注射后都可观察到此种不规则信号，无论有无病灶或腔隙，有无造影剂增强。

- 形态学异常：在盆腔深部子宫内膜异位病灶前部及后部，可以检查到规则或不规则星状边缘的形态学异常，包括肠道受累的部位。

　　肠道受累　包括可观察到的腹膜内的异常，如乙状结肠、乙状结肠下段伴直肠受累、有无子宫后壁的粘连，以及是否存在后壁子宫内膜异位症。

　　肠道子宫内膜异位症根据病变部位可观察到三种 MRI 表现[12]：

- 最常见的部位是直肠乙状结肠交界处。大多数情况下直肠被牵拉向前，粘连附着在子宫颈水平，伴随子宫与直肠和乙状结肠间的脂肪组织平面的消失，累及子宫骶韧带时直肠子宫陷凹消失。在直肠侧方或是纤维化区域的上方有时可看见积液。T_2 加权 MRI 上可见病变表现为直肠壁增厚，伴随直肠和乙状结肠前壁的低信号消失，并与正常肠壁形成钝角。在横断面 T_2 加权 MRI 上可以显示直肠前壁病变通常位于 10 点和 2 点之间，形成一个三角形，三角形的尖端指向前方。病变部位主要为纤维肌层，有时在 T_1 加权或脂肪抑制的 MRI 上可见高密度病灶。钆造影剂可以防止直肠壁侵犯的假阳性诊断，帮助放射科医生明确区分病灶和直肠壁。必须注意纤维化肿块的延伸程度，特别是纤维化肿块下限与直肠肛门交界处的距离（图 7.1 和图 7.2）。

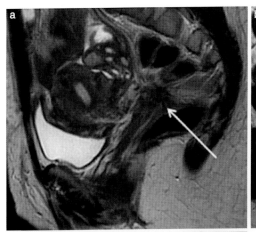
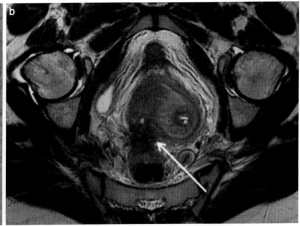
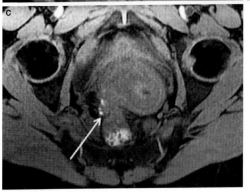

图 7.1　26 岁女性，患盆腔深部子宫内膜异位症侵犯间隙后侧壁。(a) 矢状位 T_2 加权 MRI 显示病变累及右侧宫旁（如箭头所示）；(b) 轴位 T_2 加权显示低 T_2 信号的点状结节，累及直肠乙状结肠交界处；(c) 轴位 T_1 加权显示出血灶（如箭头所示）

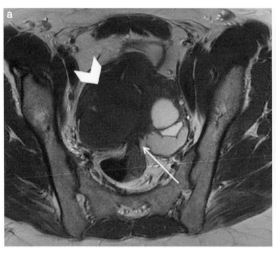
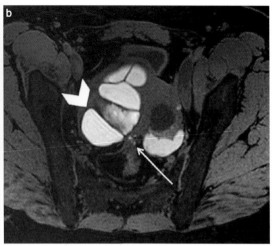

图7.2 25岁女性,患盆腔深部子宫内膜异位症,与附件子宫内膜异位症相关。(a)轴位 T_2 加权 MRI 显示典型的子宫内膜异位症囊肿(如无尾箭头所示),直肠乙状结肠受累(如箭头所示);(b)轴位 T_1 加权显示出血灶(如箭头所示),典型高 T_1 加权信号强度为子宫内膜异位症囊肿(如无尾箭头所示)

- 肠道受累可局限于乙状结肠,受累部位常位于结肠表面下段(图7.3)。这些受累部位很难用标准的 MRI 序列来诊断,水灌肠的不透光检查对确诊很有帮助。
- 病变可累及直肠子宫陷凹下部,并向下延伸到直肠的前外侧壁和直肠阴道隔。

肠道受累极少发生在盲肠(图7.4)、回盲肠交界处或肠袢。

为了帮助外科医生,影像学报告应该描述肠道子宫内膜异位症受累情况:

- 单发、多发性和/或多中心性病灶,以及病变位置
- 直肠乙状结肠和直肠受累时,病灶距肛缘的距离
- 病变的大小应以高度、厚度和周长表示

存在与直肠或直肠乙状结肠受累相关的阴道受累,应予以明确,因术后发生瘘管的风险较高(图7.5)。

当肠道受累严重时会导致直肠子宫陷凹结构异常,直肠阴道隔结构异常和冰冻骨

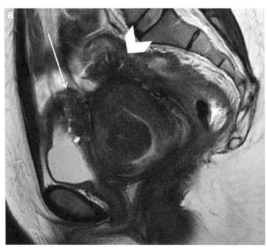
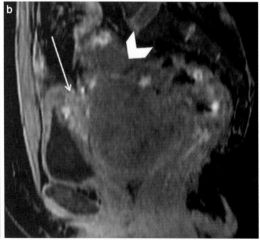

图7.3 28岁女性,盆腔子宫内膜异位症累及前后间隙。(a)矢状位 T_2 加权 MRI 显示病变累及膀胱(如箭头所示),乙状结肠和直肠乙状结肠交界处(如无尾箭头所示);(b)矢状位 T_1 加权显示膀胱高强度信号腔隙和出血灶(如箭头所示)

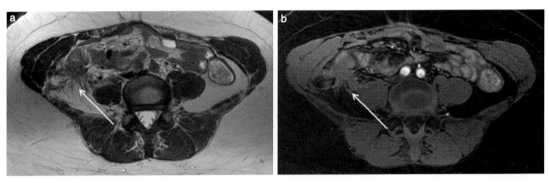

图 7.4　39 岁女性,患盆腔深部子宫内膜异位症合并肠道子宫内膜异位症。(a)轴位 T_2 加权 MRI 显示病变累及盲肠(如箭头所示),低信号 T_2 加权上有点状结节;(b)轴位 T_1 加权显示尖端为出血灶(如箭头所示)

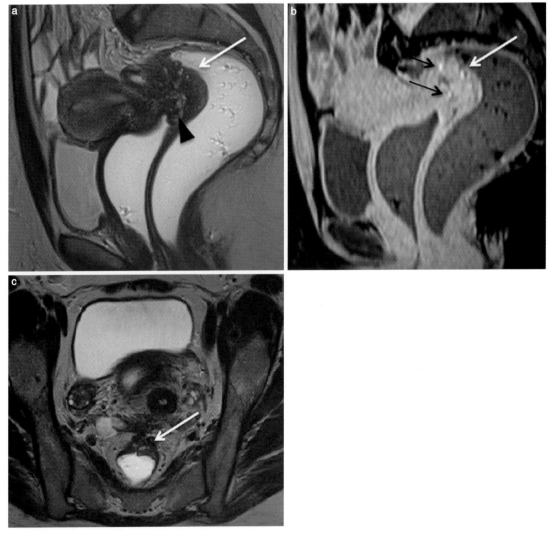

图 7.5　30 岁女性,患盆腔深部子宫内膜异位症合并肠道子宫内膜异位症。(a)矢状位 T_2 加权 MRI 显示病变累及阴道后壁(如黑色箭头所示)、直肠阴道隔、直肠、直肠乙状结肠交界处(如白色箭头所示);(b)矢状位 T_1 加权见出血灶(如黑色箭头所示);(c)轴位 T_2 加权显示厚壁病变累及至少 90°的范围

盆。此时,形成的异常组织类似癌灶,无法完全手术切除。

7.3.2　肠道 MRI

7.3.2.1　MRI 方案

肠道 MRI 采用顺行造影法,是一种无辐射的成像技术,广泛应用于小肠和回盲肠疾病的检查。

Rousset 等学者研究了肠道 MRI[29]:

- 患者俯卧位,检查前禁食至少 6h,在 45～60min 内摄入 5% 甘露醇溶液(1 000～1 500mL)
- 3.0T MRI 装置,配备多通道相控阵线圈。
- 首先,需要进行平衡的快速场回波 MR 序列来评估小肠和盲肠扩张情况。如果肠道扩张不充分,患者可返回到候诊室继续口服对比剂溶液。
- 然后,MRI 方案为静脉注射钆贝葡胺(每公斤体重 0.2mL)前后的呼吸触发 T₂ 加权序列和屏气三维双回波 Dixon 序列。
- 在上腹部和下腹部采集图像,以覆盖整个腹盆区域。
- 为了减少蠕动的伪影,患者接受 2 次 1mg 的胰高血糖素静脉注射(1mg/mL)。第

一次在进行 MRI 之前使用,第二次在注射含钆造影剂之前使用。
- 整个检查持续 18min。

7.3.2.2　MRI 征象

结肠各节段的扩张程度可以用 Taylor 等学者先前使用的简化的四点量表来评估[30]。肠道 MRI 诊断子宫内膜异位症基于 Rousset 等学者先前发表的标准[11,29]。肠道深部浸润性子宫内膜异位症诊断基于形态学外观和造影剂增强序列,能排除蠕动伪影或粪便内容物。

肠道 DIE 病变在 T₂ 加权中表现为肠壁等或低密度(相对于子宫肌层)结节状或团块状增厚,并伴有肠壁正常低密度信号的消失[12,31]。在三维双回波 Dixon 成像,病变表现为肠壁上一个组织结节或肿块延伸,注射钆螯合剂后对比度增强[12,32]。病灶在 T₂ 加权成像上显示内部囊性区域,在平扫的三维双回波 Dixon 成像上不一定可见出血成分。必须记录病变的数量和最大长度(图 7.6)。

其他肠道位置(阑尾、结肠、小肠)以是否有实性结节由外向内穿透肠壁,并向黏膜隆起为判断标准(图 7.7)。

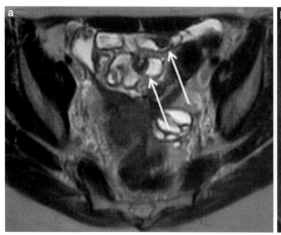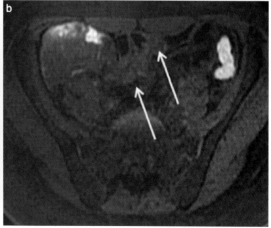

图 7.6　33 岁女性,患盆腔深部子宫内膜异位症伴有肠道子宫内膜异位症。(a)肠道 MRI 显示轴位 T₂ 加权的肠道结节(如箭头所示),T₂ 信号低;(b)轴位 T₁ 加权显示等 T₁ 信号(如箭头所示)和注射钆造影剂后显影增强

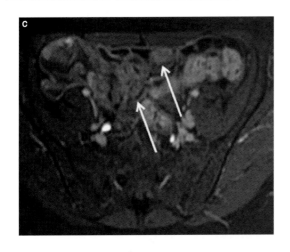

图 7.6(续)　（c）直肠乙状结肠受累表现为黏膜扁平或有皱褶，或肠壁上有增大的肿块，注射静脉造影剂后显示轻度增强

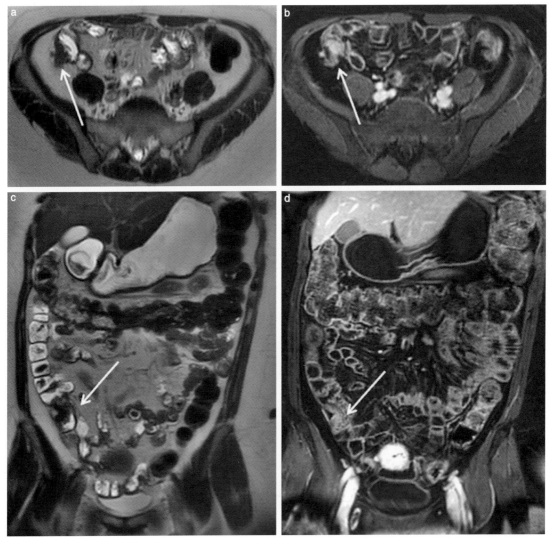

图 7.7　43 岁女性，患盆腔深部子宫内膜异位症合并肠道子宫内膜异位症。肠道 MRI 显示，轴位 T_2 加权（a）和冠状位 T_2 加权（c）显示回盲部交界处增厚，T_2 信号低（如箭头所示），注射钆造影剂后回盲部轴位 T_1 加权显示造影增强（b、d）

7.4 其他检查

MRI 评估肠道子宫内膜异位症的多灶性和多中心性的价值有限,尤其是在回盲部受累时。因此,根据外科医生的经验和手术的性质,可采用其他的成像技术,比如 TVS、直肠内镜超声、钡灌肠、基于 CT 的虚拟结肠镜和灌肠。

7.4.1 TVS 检查

应评估深部子宫内膜异位结节在整个盆腔的分布,包括前盆腔、后盆腔和腹膜下外侧间隙:

- 深部子宫内膜异位症病变最常见位于后盆腔间隙,累及子宫颈周围环、子宫骶韧带、阴道、直肠阴道隔、直肠子宫陷凹、直肠乙状结肠[5-6]。
- 较少见的是,前盆腔的深部子宫内膜异位症累及膀胱子宫陷凹、膀胱和圆韧带。
- TVS 很少检测到侧盆腔间隙受累,包括宫旁、输尿管、内脏筋膜和盆壁侧壁。

当发现有不规则低回声包块(伴/不伴低回声或高回声病灶)穿透肠壁时,即认为肠道受累;在这种情况下,肠固有肌层正常的低回声部分被异常的组织肿块所取代[33]。

虽然直肠子宫陷凹封闭并不是特指深部子宫内膜异位症,但它常与严重的深部子宫内膜异位症相关,尤其是直肠乙状结肠子宫内膜异位症。因此,TVS“滑动征”技术检测与疑似子宫内膜异位症的女性的直肠子宫陷凹封闭高度相关[34]。

肠道深部子宫内膜异位症可以是孤立病灶,也可以是多灶性(多个病灶影响同一肠段)和/或多中心性的(多个病灶影响不同肠段)[35]。据报道,TVS 诊断直肠乙状结肠子宫内膜异位症的灵敏度和特异度分别为 90% 和 96%,与直肠内镜超声检查的结果相似[36]。

7.4.2 融合显像

融合显像[37]也被称为实时虚拟超声,是一种利用磁导航和计算机软件同步显示实时超声和多平面重建的磁共振图像的新技术。

TVS 在诊断盆腔子宫内膜异位症时存在高度的观察者间差异性,其性能高度依赖于超声科医生的经验[38]。相比之下,MRI 使整个盆腔可视化,具有更大的视野和出色的组织对比分辨率[12]。既往研究报道,TVS 和 MRI 检查的直肠子宫内膜异位症的准确性高[9,12,39]。但 TVS 更准确,它能更好地描绘肠道各层。这与 Millischer 等学者观点一致[37](TVS 准确性为 100%,而 MRI 为 82%),强调了 MRI 在直肠病变鉴别上的局限性,特别是直肠内有粪便时。再者,通过两种方式的结合,融合显像提高了 MRI 的成像显示(图 7.8)。

7.4.3 直肠内镜超声检查

直肠内镜超声检查是一项辅助技术,常用于评估不同肠道肌层的浸润深度[40-41]。

虽然有报道称经直肠超声诊断子宫骶韧带受累的灵敏度为 80%,特异度为 97%[42],但是还未有将超声和 MRI 进行比较的大型研究。经直肠内镜超声检查已被报道用于直肠壁子宫内膜异位症的诊断,其灵敏度和特异度均为 100%[41,43-44]。

然而,Bazot 等学者证明[45],在直肠子宫内膜异位症的诊断和评估方面,TVS 检查与经直肠内镜超声检查效果相似。与提供盆腔子宫内膜异位症潜在位置概览的 MRI 相比,超声技术的主要局限性在于它们只关注盆腔和腹膜下的有限解剖区域,没有一种技术能够单独评估整个盆腔的整体情况。

7.4.4 CT 灌肠

采用灌肠策略的成像技术在检测多中心性消化系统病变方面的总体表现较佳[46]。多探头 CT 灌肠术因其极好的灵敏度(98%)和特异度(100%)而被提倡使用[47],但是这种技术需要进行结肠扩张,还会引起疼痛等

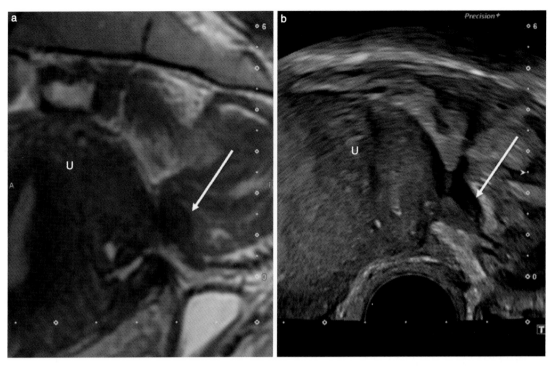

图 7.8　31 岁女性,患盆腔深部子宫内膜异位症合并肠道子宫内膜异位症。(a)轴位 T₂ 加权 MRI 显示病变累及直肠乙状结肠交界处(如箭头所示);(b)经阴道子宫超声显示直肠乙状结肠交界处薄壁低回声。U,子宫

不适,并且使年轻患者暴露在电离辐射的潜在有害影响下。

在最近的一项研究中,Belghiti 等学者[35] 将 CT 灌肠与 1.5T MRI 进行了比较,报道了 CT 扫描灌肠诊断多灶性和多中心性子宫内膜病变的准确性较低。近期,基于 CT 的虚拟结肠造影术已被证明在与 MRI 相关联的情况下,对多中心性病变有很高的准确性,但这项技术在肠道子宫内膜异位症中的应用仍需进一步的研究[48]。

正如大多数深部子宫内膜异位症部位所显示的那样,特别是直肠乙状结肠,TVS 和 MRI 至少显示出与腹腔镜相似的灵敏度和特异度,支持其作为一种替代方案。此外,诊断性腹腔镜检查的实施应考虑手术风险。

总之,盆腔 MRI 可以彻底探查直肠和直肠乙状结肠交界处病变。TVS 和 MRI 对于直肠子宫内膜异位症检测都有很高的准确性,而 TVS 的准确性更高,因此可结合融合

显像提高诊断的准确性。最近发表的一个新的 MRI 分类[49],用于评估盆腔深部子宫内膜异位症的严重程度与术后并发症风险的高度相关性。若为需要转诊到具备子宫内膜异位症手术资质的专家中心进行治疗的肠道子宫内膜异位症,那么使用 MRI 分类是一种优化患者管理的方法。

肠道 MRI 在小肠和回盲部疾病的研究中广泛应用。

（杨玲玲 译,陈瑞欣　王彦龙 校）

参考文献

1. Clement PB. Endometriosis, lesions of the secondary müllerian system, and pelvic mesothelial proliferations. In: Kurman RJ, editor. Blaustein's pathology of the female genital tract. New York, NY: Springer; 1987. p. 516–59.

2. Olive DL, Schwartz LB. Endometriosis. N Engl J Med. 1993;328:1759–69.

3. Giudice LC, Kao LC. Endometriosis. Lancet. 2004;364:1789–99.

4. Cornillie FJ, Oosterlynck D, Lauweryns JM,

Koninckx PR. Deeply infiltrating pelvic endometriosis: histology and clinical significance. Fertil Steril. 1990;53:978–83.

5. Chapron C, Fauconnier A, Vieira M, Barakat H, Dousset B, Pansini V, Vacher-Lavenu MC, Dubuisson JB. Anatomical distribution of deeply infiltrating endometriosis: surgical implications and proposition for a classification. Hum Reprod. 2003;18:157–61.

6. Chapron C, Chopin N, Borghese B, Foulot H, Dousset B, Vacher-Lavenu MC, Vieira M, Hasan W, Bricou A. Deeply infiltrating endometriosis: pathogenetic implications of the anatomical distribution. Hum Reprod. 2006;21:1839–45.

7. Chamié LP, Blasbalg R, Pereira RMA, Warmbrand G, Serafini PC. Findings of pelvic endometriosis at transvaginal US, MR imaging, and laparoscopy. Radiographics. 2011;31:E77–100.

8. Chapron C, Fauconnier A, Dubuisson J-B, Barakat H, Vieira M, Bréart G. Deep infiltrating endometriosis: relation between severity of dysmenorrhoea and extent of disease. Hum Reprod. 2003;18:760–6.

9. Piketty M, Chopin N, Dousset B, Millischer-Bellaische A-E, Roseau G, Leconte M, Borghese B, Chapron C. Preoperative work-up for patients with deeply infiltrating endometriosis: transvaginal ultrasonography must definitely be the first-line imaging examination. Hum Reprod. 2009;24:602–7.

10. Redwine DB. Ovarian endometriosis: a marker for more extensive pelvic and intestinal disease. Fertil Steril. 1999;72:310–5.

11. Nyangoh Timoh K, Stewart Z, Benjoar M, Beldjord S, Ballester M, Bazot M, Thomassin-Naggara I, Darai E. Magnetic resonance enterography to assess multifocal and multicentric bowel endometriosis. J Minim Invasive Gynecol. 2018;25:697–705.

12. Bazot M, Darai E, Hourani R, Thomassin I, Cortez A, Uzan S, Buy J-N. Deep pelvic endometriosis: MR imaging for diagnosis and prediction of extension of disease. Radiology. 2004;232:379–89.

13. Thomassin-Naggara I, Bendifallah S, Rousset P, Bazot M, Ballester M, Darai E. [Diagnostic performance of MR imaging, coloscan and MRI/CT enterography for the diagnosis of pelvic endometriosis: CNGOF-HAS Endometriosis Guidelines]. Gynecol Obstet Fertil Senol. 2018;46:177–84.

14. Fauconnier A, Borghese B, Huchon C, et al. [Epidemiology and diagnosis strategy: CNGOF-HAS Endometriosis Guidelines]. Gynecol Obstet Fertil Senol. 2018;46:223–30.

15. Philip C-A, Dubernard G. [Performances and place of sonography in the diagnostic of endometriosis: CNGOF-HAS Endometriosis Guidelines]. Gynecol Obstet Fertil Senol. 2018;46:185–99.

16. Burla L, Scheiner D, Samartzis EP, Seidel S, Eberhard M, Fink D, Boss A, Imesch P. The ENZIAN score as a preoperative MRI-based classification instrument for deep infiltrating endometriosis. Arch Gynecol Obstet. 2019;300:109. https://doi.org/10.1007/s00404-019-05157-1.

17. Garry R, Clayton R, Hawe J. The effect of endometriosis and its radical laparoscopic excision on quality of life indicators. BJOG. 2000;107:44–54.

18. Dousset B, Leconte M, Borghese B, Millischer A-E, Roseau G, Arkwright S, Chapron C. Complete surgery for low rectal endometriosis: long-term results of a 100-case prospective study. Ann Surg. 2010;251:887–95.

19. Roman H, Ness J, Suciu N, Bridoux V, Gourcerol G, Leroi AM, Tuech JJ, Ducrotté P, Savoye-Collet C, Savoye G. Are digestive symptoms in women presenting with pelvic endometriosis specific to lesion localizations? A preliminary prospective study. Hum Reprod. 2012;27:3440–9.

20. Belghiti J, Ballester M, Zilberman S, Thomin A, Zacharopoulou C, Bazot M, Thomassin-Naggara I, Daraï E. Role of protective defunctioning stoma in colorectal resection for endometriosis. J Minim Invasive Gynecol. 2014;21:472–9.

21. Daraï E, Zilberman S, Touboul C, Chereau E, Rouzier R, Ballester M. Urological morbidity of colorectal resection for endometriosis. Minerva Med. 2012;103:63–72.

22. Koninckx PR, Ussia A, Adamyan L, Wattiez A, Donnez J. Deep endometriosis: definition, diagnosis, and treatment. Fertil Steril. 2012;98:564–71.

23. Abrão MS, Petraglia F, Falcone T, Keckstein J, Osuga Y, Chapron C. Deep endometriosis infiltrating the recto-sigmoid: critical factors to consider before management. Hum Reprod Update. 2015;21:329–39.

24. Millochau J-C, Stochino-Loi E, Darwish B, Abo C, Coget J, Chati R, Tuech J-J, Roman H. Multiple nodule removal by disc excision and segmental resection in multifocal colorectal endometriosis. J Minim Invasive Gynecol. 2018;25:139–46.

25. Fanfani F, Fagotti A, Gagliardi ML, Ruffo G, Ceccaroni M, Scambia G, Minelli L. Discoid or segmental rectosigmoid resection for deep infiltrating endometriosis: a case-control study. Fertil Steril. 2010;94:444–9.

26. Roman H, Bubenheim M, Huet E, Bridoux V, Zacharopoulou C, Daraï E, Collinet P, Tuech J-J. Conservative surgery versus colorectal resection in deep endometriosis infiltrating the rectum: a randomized trial. Hum Reprod. 2018;33:47–57.

27. Bazot M, Bharwani N, Huchon C, et al. European society of urogenital radiology (ESUR) guidelines: MR imaging of pelvic endometriosis. Eur Radiol. 2017;27:2765–75.

28. Hottat N, Larrousse C, Anaf V, Noël J-C, Matos C, Absil J, Metens T. Endometriosis: contribution of 3.0-T pelvic MR imaging in preoperative assessment-initial results. Radiology. 2009;253:126–34.

29. Rousset P, Peyron N, Charlot M, Chateau F, Golfier F, Raudrant D, Cotte E, Isaac S, Réty F, Valette P-J. Bowel endometriosis: preoperative diagnostic accuracy of 3.0-T MR enterography--initial results. Radiology. 2014;273:117–24.

30. Taylor SA, Halligan S, Goh V, Morley S, Bassett P, Atkin W, Bartram CI. Optimizing colonic distention for multi-detector row CT colonography: effect of hyoscine butylbromide and rectal balloon catheter. Radiology. 2003;229:99–108.

31. Busard MPH, van der Houwen LEE, Bleeker MCG,

Pieters van den Bos IC, Cuesta MA, van Kuijk C, Mijatovic V, Hompes PGA, van Waesberghe JHTM. Deep infiltrating endometriosis of the bowel: MR imaging as a method to predict muscular invasion. Abdom Imaging. 2012;37:549–57.

32. Scardapane A, Bettocchi S, Lorusso F, Stabile Ianora AA, Vimercati A, Ceci O, Lasciarrea M, Angelelli G. Diagnosis of colorectal endometriosis: contribution of contrast enhanced MR-colonography. Eur Radiol. 2011;21:1553–63.

33. Bazot M, Thomassin I, Hourani R, Cortez A, Darai E. Diagnostic accuracy of transvaginal sonography for deep pelvic endometriosis. Ultrasound Obstet Gynecol. 2004;24:180–5.

34. Reid S, Lu C, Casikar I, Mein B, Magotti R, Ludlow J, Benzie R, Condous G. The prediction of pouch of Douglas obliteration using offline analysis of the transvaginal ultrasound "sliding sign" technique: inter- and intra-observer reproducibility. Hum Reprod. 2013;28:1237–46.

35. Belghiti J, Thomassin-Naggara I, Zacharopoulou C, Zilberman S, Jarboui L, Bazot M, Ballester M, Daraï E. Contribution of computed tomography enema and magnetic resonance imaging to diagnose multifocal and multicentric bowel lesions in patients with colorectal endometriosis. J Minim Invasive Gynecol. 2015;22:776–84.

36. Nisenblat V, Prentice L, Bossuyt PMM, Farquhar C, Hull ML, Johnson N. Combination of the non-invasive tests for the diagnosis of endometriosis. Cochrane Database Syst Rev. 2016;7:CD012281.

37. Millischer A-E, Salomon LJ, Santulli P, Borghese B, Dousset B, Chapron C. Fusion imaging for evaluation of deep infiltrating endometriosis: feasibility and preliminary results. Ultrasound Obstet Gynecol. 2015;46:109–17.

38. Bazot M, Daraï E, Biau DJ, Ballester M, Dessolle L. Learning curve of transvaginal ultrasound for the diagnosis of endometriomas assessed by the cumulative summation test (LC-CUSUM). Fertil Steril. 2011;95:301–3.

39. Kinkel K, Chapron C, Balleyguier C, Fritel X, Dubuisson JB, Moreau JF. Magnetic resonance imaging characteristics of deep endometriosis. Hum Reprod. 1999;14:1080–6.

40. Bazot M, Bornier C, Dubernard G, Roseau G, Cortez A, Daraï E. Accuracy of magnetic resonance imaging and rectal endoscopic sonography for the prediction of location of deep pelvic endometriosis. Hum Reprod. 2007;22:1457–63.

41. Chapron C, Dumontier I, Dousset B, Fritel X, Tardif D, Roseau G, Chaussade S, Couturier D, Dubuisson JB. Results and role of rectal endoscopic ultrasonography for patients with deep pelvic endometriosis. Hum Reprod. 1998;13:2266–70.

42. Fedele L, Bianchi S, Portuese A, Borruto F, Dorta M. Transrectal ultrasonography in the assessment of rectovaginal endometriosis. Obstet Gynecol. 1998;91:444–8.

43. Dumontier I, Roseau G, Vincent B, Chapron C, Dousset B, Chaussade S, Moreau JF, Dubuisson JB, Couturier D. [Comparison of endoscopic ultrasound and magnetic resonance imaging in severe pelvic endometriosis]. Gastroenterol Clin Biol. 2000;24:1197–204.

44. Roseau G, Dumontier I, Palazzo L, Chapron C, Dousset B, Chaussade S, Dubuisson JB, Couturier D. Rectosigmoid endometriosis: endoscopic ultrasound features and clinical implications. Endoscopy. 2000;32:525–30.

45. Bazot M, Detchev R, Cortez A, Amouyal P, Uzan S, Daraï E. Transvaginal sonography and rectal endoscopic sonography for the assessment of pelvic endometriosis: a preliminary comparison. Hum Reprod. 2003;18:1686–92.

46. Biscaldi E, Ferrero S, Fulcheri E, Ragni N, Remorgida V, Rollandi GA. Multislice CT enteroclysis in the diagnosis of bowel endometriosis. Eur Radiol. 2007;17:211–9.

47. Ferrero S, Biscaldi E, Morotti M, Venturini PL, Remorgida V, Rollandi GA, Valenzano Menada M. Multidetector computerized tomography enteroclysis vs. rectal water contrast transvaginal ultrasonography in determining the presence and extent of bowel endometriosis. Ultrasound Obstet Gynecol. 2011;37:603–13.

48. Roman H, Carilho J, Da Costa C, De Vecchi C, Suaud O, Monroc M, Hochain P, Vassilieff M, Savoye-Collet C, Saint-Ghislain M. Computed tomography-based virtual colonoscopy in the assessment of bowel endometriosis: the surgeon's point of view. Gynecol Obstet Fertil. 2016;44:3–10.

49. Thomassin-Naggara I, Lamrabet S, Crestani A, Bekhouche A, Abdel-Wahab C, Kermarrec E, Touboul C, Darai E. Magnetic resonance imaging classification of deep pelvic endometriosis: description and impact on surgical management. Hum Reprod. 2020;35(7):1589–1600.

第八章　多层螺旋 CT 灌肠术

Ennio Biscaldi, Fabio Barra, Gaby Moawad, Umberto Leone
Roberti Maggiore, Simone Ferrero

8.1　多层螺旋 CT 灌肠检查

多层螺旋 CT 灌肠(multidetector comput-erized tomography enema, MDCT-e)检查是一种依赖于结肠注水膨胀的计算机断层扫描技术。许多研究表明它在结肠癌的检测方面具有极高的准确性[1-4]。基于这些经验,大约在 10 年前,MDCT-e 开始应用于肠道子宫内膜异位症的研究。

8.2　多层螺旋 CT 灌肠术

为提高诊断的准确性,在做多层螺旋 CT 灌肠术之前需要进行清洁灌肠,在检查前通常需要 1[5]~3 天[6-10]的少渣饮食。此外,在检查前一天,患者通常还需要口服渗透性泻药,如聚乙二醇[5,9,11]。在检查时,可能有少量低 CT 值的液体残留在肠腔内,维持肠道内容物的悬浮状态。

结肠扩张通常是患者在 CT 台上左侧卧位时进行的。在肛管中插入专用导管(图 8.1)[5,8-10],将 2 000~2 500mL 温水(37℃)注入肠管[5,7](图 8.2a、b)。一些放射科医生要求患者在检查前 30~50min 喝 1.5L 水以扩张小肠[5]。但因为可能会引起患者疼痛,并不常规进行同时扩容小肠和大肠。

在结肠扩张时通常通过肌内注射东莨菪碱-N-丁基溴来实现肠低张状态[5-9,11]。降低肠道张力的目的是最大限度地减少肠蠕动,降低检查时结肠痉挛的风险,改善患者的舒适度,促进结肠和末端回肠的扩张,从

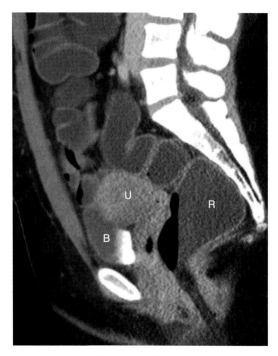

图 8.1　多层螺旋 CT 灌肠检查,矢状面重建。直肠导管被引入肛门,直到直肠的第一部分(R)。U,子宫;B,膀胱;R,直肠

而实现对更大的肠道表面进行成像。

在做多层螺旋 CT 灌肠检查需要使用碘化造影剂。患者进行检查前需接受静脉注射碘化造影剂(碘浓度 350mg/mL)[5]。可以根据患者体重调整相同的碘负荷(1.5mg/kg)[5,10]。造影剂静脉的标准化注射速率为 2.5~3mL/s[8]。理想情况下,应参考患者体重以每公斤体重的碘剂量来标准化流速,并且理论上可以考虑根据每秒碘毫克数来给药。一些放射科医生使用一种用于定量和定性监测器官增强扫描的示踪(bolus-tracking)软件以最大化 MDCT-e 图像的质量[7-8,10]。造影剂

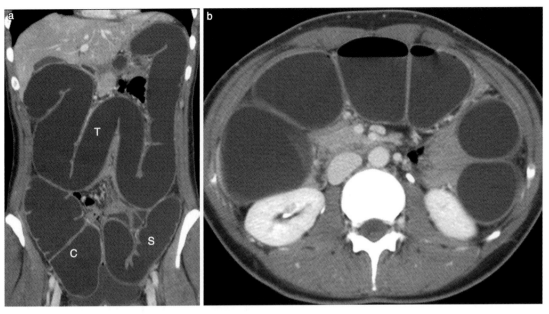

图8.2　多层螺旋CT灌肠。(a)冠状面重建显示扩张良好,可以评估整个结肠壁,在结肠段(扩张)延伸较长的情况下也可评估。C,盲肠;S,乙状结肠;T,横结肠;(b)相应的横跨中腹部的轴面图像。结肠袢逆行扩张

给药后,以 2.5 ~ 3mL/s 的速度注射 40 ~ 50mL 生理盐水[5]。注射碘化造影剂有助于更好地检查肠壁,且能够增强对子宫内膜异位结节的(图像)显示和对其特征的评估。特别地,这种增强扫描使得放射科医生能够评估结节在肠壁中的穿透深度。此外,造影剂可改善对腹部脏器的评估。造影剂注射前不应进行扫描[5,8]。不使用造影剂进行的扫描可以检测透光的物质(如泌尿系结石)或评估可疑图像(有手术史患者体内的医疗器械,如手术夹)。一些放射科医生根据"分次稀释技术"注射造影剂[9]。以 1mL/s 的速度,在结肠扩张和小肠低张的同时(在容积测量前 7 ~ 8min),注入预热的碘化造影剂(根据患者体重计算的总剂量的 20%)。在该步骤结束时,注入 150mL 生理盐水以加速尿液中造影剂的排泄,并增加肾腔和输尿管中造影剂的浓度。此后,注入剩余的剂量,并在门脉期(动脉峰值后 40s)进行容积测量。尚未有报道 MDCT-e 在诊断肠道子宫内膜异位症时应用碘化造影剂的不良反应[6-7]。

尽管一些作者使用了 16 排扫描仪[7-11],但理想情况下,MDCT-e 检查需使用 64 排扫描仪[5-6],通常选用以下参数:64 × 0.5/0.625mm 准直,旋转时间 0.5 ~ 0.7s,管电压 120kV,有效电流 340mA,有效层厚 5mm,重建增量 1.25mm[5-6]。在逆行结肠扩张时,理想的扫描方式是仰卧位[5,9]。与俯卧位相比,患者对仰卧位的耐受性更好。自膈穹顶到耻骨联合的颅腹方向进行的单次扫描需要在屏气期间完成[10]。

容积测量是在静脉注射造影剂后的门静脉期(动脉期峰值后 40s)进行的。

MDCT-e 诊断肠道子宫内膜异位症的标准是存在强化的实性结节,与增厚的结肠壁相邻或浸润。当结节与肠壁之间的脂肪平面消失,结节自外部穿透肠壁,紧贴肠腔内面并向黏膜隆起时,可诊断为固有肌层浸润(图 8.3a、b)。有时可以检测到病理性的多层肠壁(图 8.4a、b)。黏膜下层可能表现为位于肌层和黏膜之间的低密度层[7]。仅浸润肠浆膜面的子宫内膜异位症(腹膜型子宫内膜异位症)的特征是存在毗邻肠袢的不规

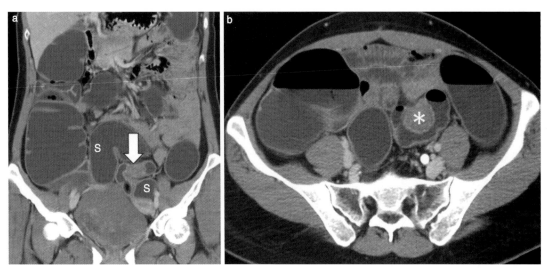

图 8.3　多层螺旋 CT 灌肠。(a) 冠状面重建。子宫内膜病变浸润结肠壁处(如箭头所示)的乙状结肠(S)出现狭窄；(b) 轴面扫描。直肠结节(星号)凸入肠腔

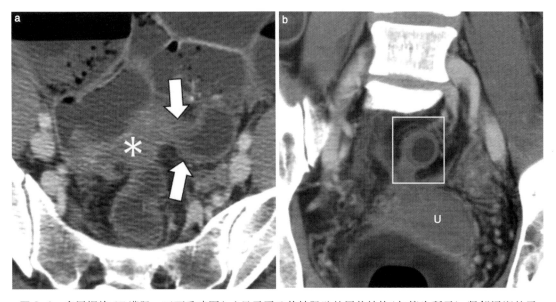

图 8.4　多层螺旋 CT 灌肠。正面重建图(a) 显示了乙状结肠壁的层状结构(如箭头所示)，紧邻浸润的子宫内膜异位结节(星号)。冠状面重建能很好地显示结肠壁的这一表现，(b) 白框显示的为受累的乙状结肠袢。U，子宫

则结节（即便使用药物使其处于低张状态及用水扩张肠腔，结节仍持续存在）；在上述情况下，可观察到一个低密度层（将浆膜与病灶分隔开）（图8.5）[7]。

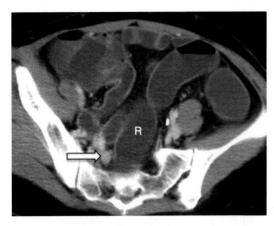

图8.5　多层螺旋CT灌肠（轴面图像）。箭头显示未穿透肠壁的子宫内膜结节。在结节（如箭头所示）和直肠（R）之间有一个微小的脂肪平面

　　MDCT-e的优势在于它可以可靠地将肠道子宫内膜异位症与其他肠道病变区分开来[10]。例如，肠腺癌的造影增强明显，其病变起源于黏膜层并浸润整个肠壁。鉴别诊断中应考虑的另一种罕见疾病是肠道淋巴瘤，起源于黏膜下层并向浆膜层或黏膜层浸润。使用MDCT-e，淋巴瘤的生长会逐渐分隔肠壁，使黏膜层与浆膜层分离；因此，这些病变的影像学表现不同于子宫内膜异位症。肠道子宫内膜异位症患者有时会主诉与炎症性肠病患者相似的症状[12]。溃疡性结肠炎的CT表现多种多样；结肠受累比子宫内膜异位症范围更广，更容易鉴别。溃疡性结肠炎的特征是结肠壁增厚，有时呈分层状，且黏膜常呈高密度（图8.6）。若为炎症性疾病，则检测不到结肠周围的病变。克罗恩病的特点是多层次的，大多数病例累及小肠，且可观察到黏膜严重充血。

　　对轴面和多平面重建（multiplanar reconstructions，MPR）图像进行评估（图8.7a-c）[8]。曲面多平面重建用于更好地确定肠

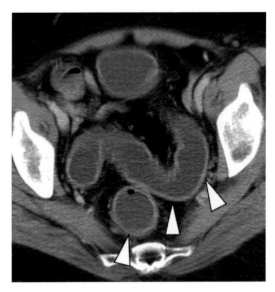

图8.6　多层螺旋CT灌肠。45岁女性患溃疡性结肠炎。疾病广泛累及结肠壁：乙状结肠显示病变肠壁（箭头上方），均匀增厚

病变的位置和纵向延伸。最大强度投影（maximum intensity-projection，MIP）重建用于显示输尿管[5]。

　　接受两阶段（静脉和排泄）[5-8,10]扫描的患者，平均每例患者所受的辐射剂量为12~15.8mSv。而采用分次造影剂注射技术进行MDCT-e的患者的平均辐射剂量为9.2mSv[5]。

　　已发表的研究表明，结肠扩张的耐受性良好，没有患者因为疼痛而中断检查。对于患有痔疮或肛裂的患者，直肠灌肠管的置入可能会有疼痛感[10]。一些研究使用10cm视觉模拟评分法研究MDCT-e引起的疼痛[6]。患者在接受MDCT-e检查期间经历的平均疼痛强度为5.2~5.8cm[6-7]。

　　图像重建在工作站生成。除了轴面图像，还有冠状面和矢状面的重新格式化的MPR，以及MIP和平均强度投影图像。当检查目的是了解输尿管受累的情况时，就会生成包括肾脏和输尿管在内的增强厚板MIP图像[9]。MDCT-e所需的时间大约为30min[6]。

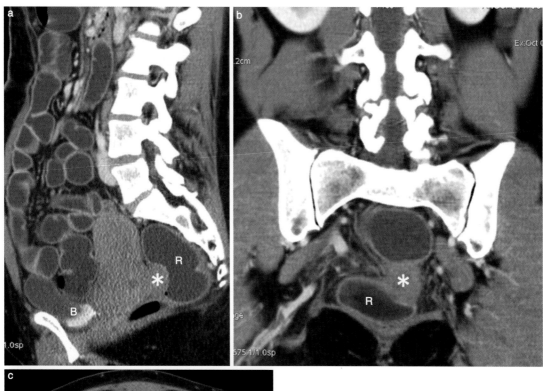

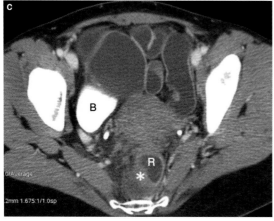

图 8.7 矢状面(a)、冠状面(b)和轴面(c)的多层螺旋 CT 灌肠,显示浸润固有肌层的直肠结节(星号)。B,膀胱;R,直肠

8.3 多层螺旋 CT 灌肠术在肠道子宫内膜异位症诊断中的应用

2007 年,一项单中心前瞻性研究提出将 MDCT-e 用于肠道子宫内膜异位症的诊断[8]。该研究纳入了 98 例患者,其中 76 例患有肠道子宫内膜异位症,在手术中发现了这些患者的 116 个肠道子宫内膜异位结节。MDCT-e 诊断肠道子宫内膜异位症的灵敏度为 98.7%,特异度为 100%,PPV 为 100%,NPV 为 95.7%。在 116 个肠道子宫内膜异位结节中,术前 MDCT-e 检测出 110 个,检出率为 94.8%(110/116)。特别地,MDCT-e 能检测出位于乙状结肠、盲肠和回肠的所有结节;53 个直肠结节中有 47 个(88.7%)被诊断出来。在组织学上浸润肠黏膜下层的 25

个结节中,MDCT-e 正确识别 19 个(70.0%)的浸润深度,而在 6 个病例中,MDCT-e 低估了结节的浸润深度。MDCT-e 能准确估计肠道子宫内膜异位结节的大小。

随后,一项纳入 103 例临床疑似肠道子宫内膜异位症的女性的前瞻性研究探讨了 MDCT-e 的分次造影剂注射技术在检测由内膜异位症引起的输尿管压迫的准确性[9]。67 名女性(65.0%)在手术中发现肠道子宫内膜异位结节。MDCT-e 识别肠道结节的灵敏度为 93.3%,特异度为 96.6%,PPV 为 95.5%,NPV 为 94.9%,准确性为 95.1%,LR + 为 27.07,LR - 为 0.07。在 MDCT-e 尿路造影中观察到 36 例(17.4%)输尿管受压;34 例(16.4%)输尿管受压经手术证实。MDCT-e

尿路造影识别输尿管受压的灵敏度为 97.1%,特异度为 98.8%,PPV 为 94.4%,NPV 为 99.4%,准确性为 99.0%,LR + 为 83.54,LR - 为 0.03(图 8.8~图 8.10)。

意大利的一项回顾性单中心研究调查了多层螺旋 CT 灌肠术在诊断肠道和输尿管子宫内膜异位症中的准确性[5]。该研究纳入了 94 名女性(64 名接受腹腔镜检查,20 名患有肠道子宫内膜异位症)。放射科医生根据结肠扩张度将病例进行分类,92% 为良好,8% 为一般,无扩张不满意病例。MDCT-e 诊断肠道子宫内膜异位症的灵敏度为 100%,特异度为 97.6%,诊断准确性为 98.4%,PPV 为 95.6%,NPV 为 100%。在本研究中,手术切除了 23 个小肠结节。参与

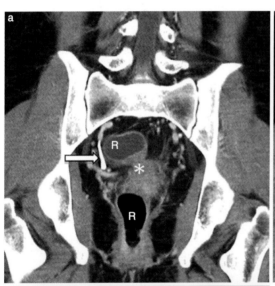
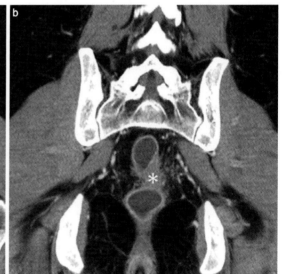
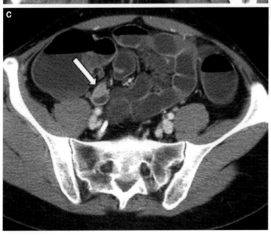

图 8.8 用分次造影剂注射技术进行多层螺旋 CT 灌肠。(a)冠状面重建。盆腔被子宫内膜异位症浸润(星号)。广泛累及直肠(R)。箭头显示右侧输尿管,由于造影剂分次注射而变得浑浊;(b)冠状面在 a 的后方;星号表示子宫内膜异位结节;(c)在同一例患者中,横断面显示了黏附在回肠环上的微小的子宫内膜样结节

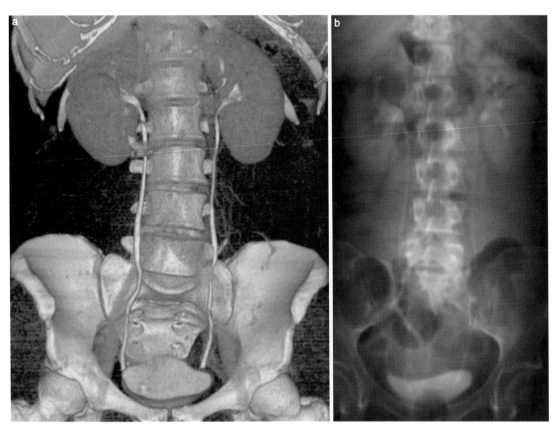

图 8.9 多层螺旋 CT 灌肠,采用分次造影剂注射技术。(a)三维图像显示完全浊化的排泄性肾腔、输尿管和膀胱。分次造影剂注射技术允许在碘化造影剂的排泄阶段获得单一容积;(b)在同一检查中,可以创建虚拟的尿路造影,应用计算机重建方案,获得类似于传统放射学的影像

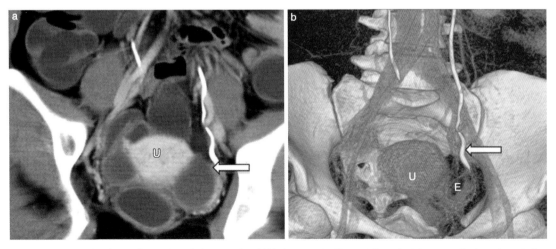

图 8.10 多层螺旋 CT 灌肠,采用分次造影剂注射技术。(a)冠状面重建显示子宫(U)两侧有两个子宫内膜异位囊肿。箭头表示左侧输尿管被单侧子宫内膜异位囊肿压迫,输尿管被造影剂增强显示;(b)三维图像显示的结果与图 8.16a 所示相同。E,子宫内膜异位囊肿

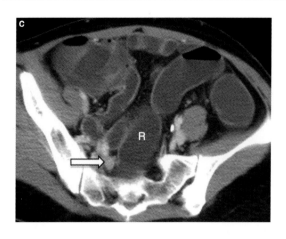

图 8.10(续) （c）同一患者的轴面图像。
箭头显示小的子宫内膜异位结节，未穿透肠
壁。在结节（如箭头所示）和直肠（R）之间有
一个微小的脂肪平面

这项研究的两名放射科医生试图将仅累及浆膜下的病变与至少浸润肠管肌层的病变区分开来。就肠壁受累而言，灵敏度为95%，特异度为50%。此外，在本研究中，MDCT-e 检测输尿管子宫内膜异位的灵敏度为72.2%，特异度为100%，诊断准确性为88.8%，PPV 为100%，NPV 为87.5%。该检查还能诊断子宫内膜异位囊肿、直肠子宫陷凹病变、直肠阴道隔结节、子宫骶韧带病变和膀胱病变。这项研究的优势在于，它在鉴别肠道内异症方面表现出极好的阅片者间一致性。

8.4 多层螺旋 CT 灌肠术与其他影像学技术在肠道子宫内膜异位症诊断中的比较

几项研究比较了 MDCT-e 和其他常用于诊断肠道子宫内膜异位症的成像技术的性能。

8.4.1 多层螺旋 CT 灌肠技术与经阴道超声检查

意大利一项单中心前瞻性研究比较了 MDCT-e 和直肠水造影经阴道超声（rectal water contrast transvaginal ultrasonography，RWC-TVS）在肠道子宫内膜异位症诊断中的准确性。RWC-TVS 是一种通过连接注射器的导管将 100~350mL 的生理盐水注入肠道，在

直肠乙状结肠扩张后进行的经阴道超声检查[13-15]。该研究共纳入 96 例患者，其中 51 例经手术诊断为肠道子宫内膜异位症[7]。经阴道超声检查未能识别出 MDCT-e 检测到的两个回肠结节和一个盲肠结节。这两种技术在诊断肠道子宫内膜异位症和直肠乙状结肠子宫内膜异位症时具有相似的准确性。MDCT-e 诊断肠道子宫内膜异位症（包括乙状结肠以上结节）的灵敏度为 96.1%，特异度为 100%，PPV 为 100%，NPV 为 95.7%，LR - 为 0.04，准确性为 97.9%。MDCT-e 诊断直肠乙状结肠内异症的灵敏度为 95.8%，特异度为 100%，PPV 为 100%，NPV 为 96.0%，LR - 为 0.04，准确性为 97.9%。MDCT-e 和 RWC-TVS 在评估肠壁子宫内膜异位症浸润深度方面具有相似的性能。MDCT-e 和 RWC-TVS 均低估了子宫内膜异位结节的大小；而 RWC-TVS 的低估程度大于 MDCT-e。此外，两种成像技术对直径≥30mm 结节的低估程度更大。对于准确识别乙状结肠异位结节数量的患者比例，MDCT-e 和 RWC-TVS 没有显著差异。在仅浸润肠壁浆膜层的 9 个结节中，MDCT-e 识别出 7 个。

8.4.2 多层螺旋 CT 灌肠术与磁共振灌肠

一项单中心前瞻性研究比较了 MDCT-e 和磁共振灌肠（magnetic resonance enema，

MR-e）在评估直肠乙状结肠子宫内膜异位症存在及其特征方面的准确性[6]。摘要部分对本研究的初期结果进行了介绍[16]，研究最终纳入了 260 名女性（176 名患有直肠乙状结肠子宫内膜样结节）。结节位于乙状结肠的占 54.5%，位于直肠乙状结肠连接处的占 15.9%，位于直肠的占 29.6%。MDCT-e 诊断乙状结肠子宫内膜异位症的准确性为 98.5%、灵敏度为 98.3%、特异度为 98.8%、PPV 为 99.4%、NPV 为 96.5%、LR + 为 81.59、LR － 为 0.02。本研究表明，MDCT-e 和 MR-e 在诊断直肠乙状结肠子宫内膜异位症方面具有相似的准确性（图 8.11 ~ 图 8.13）。MDCT-e 检测出 3 个 MR-e 未能发现的位于盲肠的结节。两种成像技术都低估了肠道子宫内膜异位结节的大小，对直径 ≥30mm 的结节的低估更大。

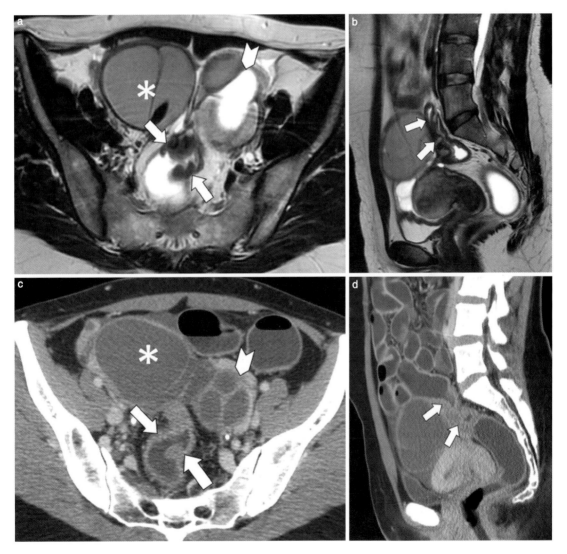

图 8.11　多层螺旋 CT 灌肠术与磁共振灌肠。轴面（a）和矢状面（b）的磁共振灌肠 FrFSE T_2W 序列。如箭头所示，直肠狭窄是由子宫内膜结节引起的。可以观察到右侧卵巢子宫内膜异位囊肿（星号）。左侧可见卵巢囊肿，内有混合液体（白色 T_2 信号）和子宫内膜样内容物（低信号）（如箭头所示）。c 和 d 为同一患者的轴面（c）和矢状面重建（d）的多层螺旋 CT 灌肠术图片。与相应的磁共振灌肠相比，多层螺旋 CT 灌肠术图像高估了直肠乙状结肠的狭窄程度

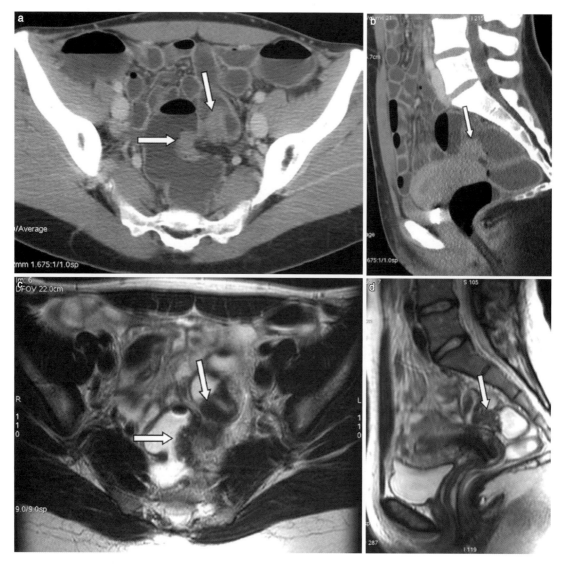

图 8.12 多层螺旋 CT 灌肠术与磁共振灌肠。(a)多层螺旋 CT 灌肠术的轴面重建显示直肠乙状结肠两个子宫内膜异位结节(如箭头所示);(b)多层螺旋 CT 灌肠术的矢状面重建显示直肠结节;(c)磁共振灌肠,T_2W 扫描。轴面扫描显示 a 图中的结节;(d)磁共振灌肠,T_2W 扫描。矢状面扫描显示 b 图中的结节

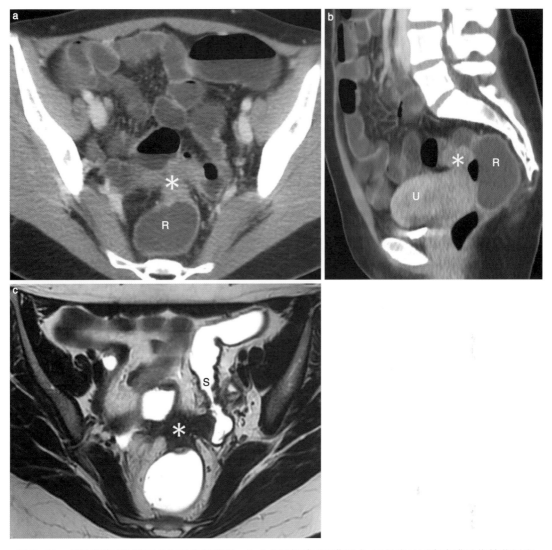

图 8.13 多层螺旋 CT 灌肠术与磁共振灌肠。(a)多层螺旋 CT 灌肠术,星号表示子宫内膜异位结节浸润直肠(R)和乙状结肠;(b)多层螺旋 CT 灌肠术。矢状面重建显示被子宫内膜异位结节浸润的乙状结肠;(c)磁共振灌肠,轴面平面 SE T$_2$W 图像显示如图 8.7a 所示的子宫内膜异位结节(星号)。S,乙状结肠;U,子宫

8.4.3 多层螺旋 CT 小肠造影

没有大型研究探讨多层螺旋 CT 小肠造影检查在回肠子宫内膜异位症诊断中的应用。然而,Zouari-Zaoui 等人报道了 2 例经多层螺旋 CT 小肠造影检查诊断为回肠子宫内膜异位症的患者[17]。1 例患者检查显示回肠末端肠周壁增厚,引起肠腔狭窄,导致狭窄区域以上的小肠扩张,而在另一名患者中观察到回肠壁的实性结节。MDCT 小肠造影检查需要在荧光镜引导下,将 8-F 鼻空肠管置入十二指肠空肠交界处(后方可进行)。用压力控制泵以 150~200mL/min 的速度注入室温水(小于 2 000mL)。图像采集前先进行肠道低张处理并静脉注射非离子碘化造影剂[18]。

8.5 结论

MDCT-e 可以对从直肠到盲肠的全部结

肠以及末段回肠袢进行"全面探索"的仔细检查（图 8.14 和图 8.15）。这是多层螺旋 CT 灌肠术的主要优势之一。对位于不同肠段的多个子宫内膜异位结节（多中心性病变）的无创诊断使外科医生能够为患者提供充分的术前知情同意。实际上，这些患者可能需要进行多节段性肠切除术或碟形切除术。

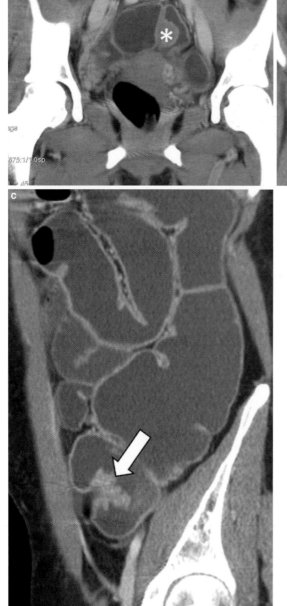

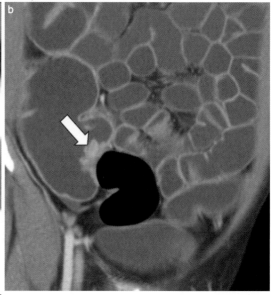

图 8.14　多层螺旋 CT 灌肠术。在冠状面重建中观察到直肠子宫内膜结节（a 图中的星号）。在同一患者中，肠道扩张可在冠状面重建（b）和矢状面重建（c）中发现盲肠子宫内膜异位结节

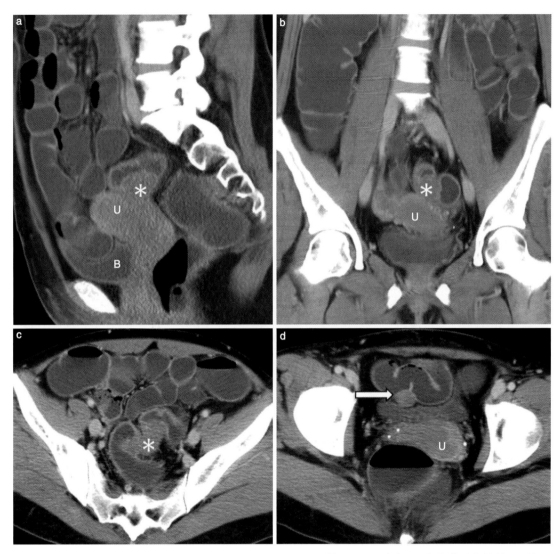

图 8.15　多层螺旋 CT 灌肠术。在矢状面(a)、冠状面(b)和轴面(c)重建中,子宫内膜异位结节(星号)浸润乙状结肠。另一轴面扫描(d)显示结节浸润回肠远端襻。U,子宫;B,膀胱

本章中的研究表明,多层螺旋 CT 灌肠术诊断肠道子宫内膜异位症是准确且可重复的。扩张肠腔这一操作能够凸显出由于子宫内膜异位病灶浸润导致的肠壁扩张度降低[8]。这些图像具有较高的空间分辨率,在轴面、矢状面和冠状面的评估可以提高诊断的可信度。此外,通过多平面重建获得的冠状面图像无论是对于放射学诊断,还是在与外科医生及临床医生的临床讨论中都更加容易理解[10]。Cochrane 最近的一项综述认为,与其他成像技术相比,多层螺旋 CT 灌肠术对直肠乙状结肠和其他肠道子宫内膜

异位症表现出更高的诊断性能,并且符合 SpPin 分诊试验(纳入阳性结果的诊断)和 SnNout 分诊试验(排除阴性结果的诊断)的标准,但研究太少,不足以提供有意义的结果[19]。

多层螺旋 CT 灌肠术不仅能准确识别肠道子宫内膜异位结节的存在,而且还能评估这些病变的特征,准确估计子宫内膜异位结节的大小[5]。弧形的 MPR 图像可以测量子宫内膜异位结节与肛缘的距离。多层螺旋 CT 灌肠术时使用分次造影剂注射技术可以检测累及输尿管的子宫内膜异位病变[5,9]。

多层螺旋 CT 灌肠术可以评估子宫内膜异位症在肠壁中的浸润深度（见图 8.16）[5]。然而，其他影像学技术如经阴道超声检查可能会更好地评估肠壁受侵犯的深度[20-22]。多层螺旋 CT 灌肠术能够诊断卵巢子宫内膜囊肿（见图 8.10）。然而，由于多层螺旋 CT 灌肠术的固有分辨率较低，在评估深部子宫内膜异位结节（如子宫骶韧带和直肠阴道隔上的异位结节）的存在上不如其他成像技术（如 TVS 和 MRI）准确。

多层螺旋 CT 灌肠术在评估肠道子宫内膜异位症方面的主要局限性是对患者的辐射剂量。通过在现代 CT 扫描仪中通常采用的专用算法重建（例如自适应统计迭代重建 ASiR-v 算法；美国威斯康星州密尔沃基的 GE Healthcare）可显著降低辐射剂量。多层螺旋 CT 灌肠术的另一个局限性是静脉注射碘化造影剂，可能会引起不同程度的不良反应[23]。

进行 MDCT-e 检查的放射科医生的经验

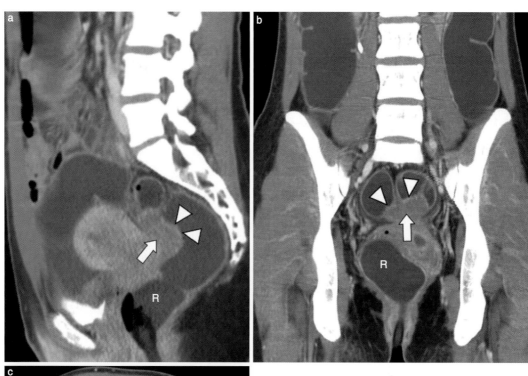

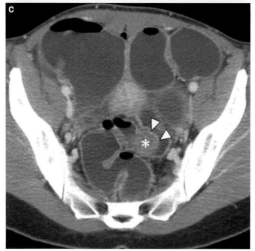

图 8.16　多层螺旋 CT 灌肠术。（a）矢状面重建显示子宫内膜异位结节（如箭头所示）浸润乙状结肠下部和直肠上部；（b）冠状面重建显示 a 图中的结节（如箭头所示）；（c）轴面重建显示 a 和 b 中的结节。在所有图像中，未浸润的黏膜如无尾箭头所示。R，直肠

对诊断肠道子宫内膜异位症至关重要。然而，一项研究证明，MDCT-e 在鉴别肠道子宫内膜异位症方面有极好的观察者（阅片者、放射科医生）间一致性[5]。

综上所述，多层螺旋 CT 灌肠术具有评估全结肠、盲肠和末段回肠的理想优势。本章所述的研究表明，多层螺旋 CT 灌肠术在诊断直肠乙状结肠子宫内膜异位症方面与MR-e[6] 和 RWC-TVS[7] 具有相似的效能。基于类似的诊断性能和 MDCT-e 的缺点（放射线暴露和使用碘化 CM），该技术目前并未常规用于肠道内膜异位症疑诊患者的一线检查。然而，多层螺旋 CT 灌肠术在诊断位于乙状结肠以上的肠道结节以及评估肠道子宫内膜异位症患者的肠腔狭窄程度方面，具有一定作用。

（卢烨 译，陈瑞欣　王彦龙 校）

参考文献

1. Pilleul F, Bansac-Lamblin A, Monneuse O, Dumortier J, Milot L, Valette PJ. Water enema computed tomography: diagnostic tool in suspicion of colorectal tumor. Gastroenterol Clin Biol. 2006;30(2):231–4.

2. Ridereau-Zins C, Aube C, Luet D, Vielle B, Pilleul F, Dumortier J, et al. Assessment of water enema computed tomography: an effective imaging technique for the diagnosis of colon cancer: colon cancer: computed tomography using a water enema. Abdom Imaging. 2010;35(4):407–13.

3. Soyer P, Sirol M, Dray X, Place V, Pautrat K, Hamzi L, et al. Detection of colorectal tumors with water enema-multidetector row computed tomography. Abdom Imaging. 2012;37(6):1092–100.

4. Soyer P, Hamzi L, Sirol M, Duchat F, Dray X, Hristova L, et al. Colon cancer: comprehensive evaluation with 64-section CT colonography using water enema as intraluminal contrast agent-a pictorial review. Clin Imaging. 2012;36(2):113–25.

5. Iosca S, Lumia D, Bracchi E, Duka E, De Bon M, Lekaj M, et al. Multislice computed tomography with colon water distension (MSCT-c) in the study of intestinal and ureteral endometriosis. Clin Imaging. 2013;37(6):1061–8.

6. Biscaldi E, Ferrero S, Leone Roberti Maggiore U, Remorgida V, Venturini PL, Rollandi GA. Multidetector computerized tomography enema versus magnetic resonance enema in the diagnosis of rectosigmoid endometriosis. Eur J Radiol. 2014;83(2):261–7.

7. Ferrero S, Biscaldi E, Morotti M, Venturini PL, Remorgida V, Rollandi GA, et al. Multidetector computerized tomography enteroclysis vs. rectal water contrast transvaginal ultrasonography in determining the presence and extent of bowel endometriosis. Ultrasound Obstet Gynecol. 2011;37(5):603–13.

8. Biscaldi E, Ferrero S, Fulcheri E, Ragni N, Remorgida V, Rollandi GA. Multislice CT enteroclysis in the diagnosis of bowel endometriosis. Eur Radiol. 2007;17(1):211–9.

9. Biscaldi E, Ferrero S, Remorgida V, Rollandi GA. MDCT enteroclysis urography with split-bolus technique provides information on ureteral involvement in patients with suspected bowel endometriosis. AJR Am J Roentgenol. 2011;196(5):W635–40.

10. Biscaldi E, Ferrero S, Remorgida V, Rollandi GA. Bowel endometriosis: CT-enteroclysis. Abdom Imaging. 2007;32(4):441–50.

11. Telegrafo M, Lorusso V, Rubini G, Rella L, Pezzolla A, Stabile Ianora AA, et al. [Sigmoid endometriosis: a diagnostic dilemma on multidetector CT]. Recenti Prog Med. 2013;104(7–8):438–41.

12. Guadagno A, Grillo F, Vellone VG, Ferrero S, Fasoli A, Fiocca R, et al. Intestinal endometriosis: mimicker of inflammatory bowel disease? Digestion. 2015;92(1):14–21.

13. Valenzano Menada M, Remorgida V, Abbamonte LH, Nicoletti A, Ragni N, Ferrero S. Does transvaginal ultrasonography combined with water-contrast in the rectum aid in the diagnosis of rectovaginal endometriosis infiltrating the bowel? Hum Reprod. 2008;23(5):1069–75.

14. Menada MV, Remorgida V, Abbamonte LH, Fulcheri E, Ragni N, Ferrero S. Transvaginal ultrasonography combined with water-contrast in the rectum in the diagnosis of rectovaginal endometriosis infiltrating the bowel. Fertil Steril. 2008;89(3):699–700.

15. Morotti M, Ferrero S, Bogliolo S, Venturini PL, Remorgida V, Valenzano Menada M. Transvaginal ultrasonography with water-contrast in the rectum in the diagnosis of bowel endometriosis. Minerva Ginecol. 2010;62(3):179–85.

16. Ferrero S, Leone Roberti Maggiore U, Venturini PL, Rollandi GA, Biscaldi E. Multidetector computerized tomography enteroclysis versus magnetic resonance enteroclysis in the diagnosis of colorectal endometriosis. Fertil Steril. 2013;100(3 Suppl):S103.

17. Zouari-Zaoui L, Soyer P, Merlin A, Boudiaf M, Nemeth J, Rymer R. Multidetector row helical computed tomography enteroclysis findings in ileal endometriosis. Clin Imaging. 2008;32(5):396–9.

18. Boudiaf M, Jaff A, Soyer P, Bouhnik Y, Hamzi L, Rymer R. Small-bowel diseases: prospective evaluation of multi-detector row helical CT enteroclysis in 107 consecutive patients. Radiology. 2004;233(2):338–44.

19. Nisenblat V, Bossuyt PM, Farquhar C, Johnson N, Hull ML. Imaging modalities for the non-invasive diagnosis of endometriosis. Cochrane Database Syst Rev. 2016;(2):CD009591.

20. Ferrero S, Barra F, Stabilini C, Vellone VG, Leone

Roberti Maggiore U, Scala C. Does bowel preparation improve the performance of rectal water contrast transvaginal ultrasonography in diagnosing rectosigmoid endometriosis? J Ultrasound Med. 2018;38(4):1017–25.

21. Ferrero S, Scala C, Stabilini C, Vellone VG, Barra F, Leone Roberti Maggiore U. Transvaginal ultrasonography with or without bowel preparation in the diagnosis of rectosigmoid endometriosis: prospective study. Ultrasound Obstet Gynecol. 2018;53(3):402–9.

22. Guerriero S, Condous G, Van den Bosch T, Valentin L, Leone FP, Van Schoubroeck D, et al. Systematic approach to sonographic evaluation of the pelvis in women with suspected endometriosis, including terms, definitions and measurements: a consensus opinion from the International Deep Endometriosis Analysis (IDEA) group. Ultrasound Obstet Gynecol. 2016;48:318.

23. Singh J, Daftary A. Iodinated contrast media and their adverse reactions. J Nucl Med Technol. 2008;36(2):69–74; quiz 6–7.

第九章 计算机断层扫描结肠镜检查

Fabio Barra，Ennio Biscaldi，Simone Ferrero

9.1 引言

计算机断层扫描结肠镜检查（computed tomography colonoscopy，CTC）又被称为虚拟结肠镜检查，其最初由 Vining 等人在 1994 年开发，旨在诊断结肠息肉以及早期结肠癌[1]。自其问世 20 多年以来，CTC 如今已被广泛应用于结直肠癌筛查[2]。CTC 在结肠癌诊断方面的性能优于钡灌肠。一些研究表明，经过肠道准备的 CTC 在识别 ≥ 6mm 腺瘤的灵敏度为 73%～98%，特异度为 89%～91%。诊断性能与传统结肠镜检查术相当[3]。此外，与结肠镜检查术相比，CTC 创伤性更小，操作简便，技术标准[2]。减少肠道准备以及使用二氧化碳（CO_2）进行结肠扩张能够增加患者的依从性。另一方面，图像重建算法的改进减少了辐射暴露。因此，欧洲胃肠道和腹部放射学学会（European Society of Gastrointestinal and Abdominal Radiology，ESGAR）和欧洲胃肠道内镜学会（European Society of Gastrointestinal Endoscopy，ESGE）均建议将 CTC 作为结直肠癌的首选放射学检查[4]。在过去的 10 年中，CTC 应用于肠道子宫内膜异位症的诊断。

9.2 计算机断层扫描结肠镜检查技术

肠道清洁在 CTC 中十分重要，肠腔内残留的粪便可能被误判为肠道的病变或掩盖病变[2]。尽管彻底的肠道清洁在 CTC 图像

判读中有一定作用，但并非强制，CTC 可以借助粪便标记法完成。目前，已有几种肠道清洁方法用于疑似肠道子宫内膜异位症的患者。一些放射科医生要求患者在检查前 1～3 天低纤维饮食，目的是减少粪便量并改善标记效果。相反地，另一些放射科医生并不要求检查前的试验饮食[7]。为了方便肠道清洁，一些研究者要求患者在检查前 24h 内流质饮食[8]。通常要求在 CTC 前 6h 内禁止食用固体食物[6]。肠道准备通常在检查前 24h 或更早的时候进行，聚乙二醇（polyethylene glycol，PEG）[5-6]、磷酸钠[9]、柠檬酸镁[8]以及比沙可啶[9]都是广泛用于肠道准备的轻泻药。磷酸钠和柠檬酸镁是 CTC 的首选，因为它们的特点是在肠道准备后，结肠几乎不会残留液体[10]。轻泻药通常在检查前一晚上服用[8,11]。当虚拟结肠镜用于评估肠道子宫内膜异位症时，必须强调诊断目标不是检出小息肉或评估微小的黏膜病变。肠道清洁能够改善肠腔容积的正确显示（或：肠道清洁能够更加准确显示肠腔容积），但当 CTC 用于结直肠癌筛查时，其对精确诊断的意义不大。

粪便和液体标记是通过口服碘基溶液[9]，或钡基溶液[8,11]，或两者组合实现的。关于最有效的粪便标记方法，具体包括制剂的类型、剂量及给药方案，目前尚无共识。造影剂通常在行 CTC 前一天随餐口服。造影剂自胃开始与摄入的食物混合，成为粪便的组成部分。一部分被标记的粪便在肠道准备后被排出，而其余的则留在结肠内。肠黏膜对碘剂和钡剂的吸收可以忽略不计。

因此,粪便标记有助于肠道病变的可视化并降低假阳性。事实上,在粪便标记后,残余的肠内容物呈高密度影或白色,可以与肠道病变的均匀软组织密度区分开来[12]。电子粪便减影软件可以清除结肠中被标记的残留物,这一过程有助于虚拟导航。碘化造影剂的标记通常更均匀且过敏反应的风险极低。粪便标记并不是肠道子宫内膜异位症诊断的必要条件。少量的粪便残留通常不会影响子宫内膜异位结节的正确诊断。尽管如此,粪便标记可有效检测并减少粪便残留物的干扰。

一些放射科医生建议 CTC 前在阴道内置入一个大的产科卫生棉条[8,13]。该棉条能够拉伸直肠阴道隔并与扩张且充满气体的直肠形成气体界面。

结肠扩张度在 CTC 中非常重要,因为扩张不理想的结肠会限制病灶的检出[10]。具体的方法是使用小口径软管插入直肠远端并向结肠充入空气[5,14]或 CO_2 [6-9,11,13,15-17] 使结肠扩张。一些研究者使用 12F 或者 14F 的福莱导尿管扩张结肠[6];值得注意的是,操作过程中不能将导管的球囊充气扩张或仅能最小限度充气,防止直肠阴道隔膜扭曲,影响图像判读[8]。与空气相比,使用 CO_2 进行结肠扩张能够减少术后的不适感,因为 CO_2 可通过肠黏膜快速吸收[18]。大多数放射科医生使用 CO_2 自动充气系统[8],这可以优化结肠扩张效果并将患者的不适感降至最低,但它增加了检查的成本。结肠扩张时患者取左侧卧位,压力为 15~20mmHg。在给予 1~1.5L 的 CO_2 后,患者改为仰卧位,压力增加到 15~20mmHg(不超过 25mmHg)[7,13,15,17]。患者对结肠扩张的耐受性通常很好,没有相关的不良反应[19]。

有研究者使用解痉剂(如丁溴东莨菪碱)减少肠痉挛以利于结肠充气扩张[5-7,15,20];并且减少患者的不适感。但指南[4]中并未明确规定使用解痉剂,因此解痉剂的使用仅是建议而非强制,其目的是提高患者的依从性。

高质量的图像需要多层螺旋 CT 扫描仪(≥16 排)才能获得。而最佳图像需要切面准直≤3mm 且重建间隔≤1.5mm 方可实现[7,15]。

通常情况下可以同时使用仰卧位和俯卧位进行扫描[9,15];与单独任一位置的扫描相比,其具有更高的诊断性能[21-22],并且可以确保所有的肠段充分可见。俯卧位扫描尤其重要,因为这一体位下乙状结肠的扩张度较好,在最大程度地减少子宫对周围脏器的外压效应下能更准确地评估子宫直肠之间的空间。

在不影响诊断性能的情况下,放射剂量可减低至 80mA,总有效剂量为 2.4mSv[23],这甚至不及钡灌肠检查放射剂量的一半[10]。已发表的针对子宫内膜异位症患者的研究使用的平均剂量为每位患者 12mSv[5]。为了减少患者检查时接受的 X 射线剂量,放射野可以限制在更易受子宫内膜异位症影响的位于盆腔的肠道(直肠乙状结肠,远端降结肠、近端升结肠和盲肠)。全腹扫描仅在特定的情况下(例如,疑有盆腔外子宫内膜异位病灶,可疑肾积水患者)进行[8]。

静脉注射造影剂(contrast medium,CM)有助于区分肠道病变和粪便残留[24-25],提高肠道准备不充分患者的病变检出率[26],但其在 CTC 中并不常规使用[10]。在临床实践中,关于 CM 在肠道子宫内膜异位症诊断中的应用仍有争论,一部分放射科医生使用 CM[7,17],而另一部分放射科医生并不使用 CM[8,16]。使用碘化 CM 可更理想地评估肠壁上子宫内膜异位结节的渗透深度。虽然 CTC 能够显示穿透肠壁的异位结节的轮廓,但静脉注射 CM 能最大限度地提高结节与肠壁的区分度。然而,综合使用二维图像(轴位扫描)和虚拟内镜图像可以在不使用碘化 CM 的情况下实现检出子宫内膜异位结节的良好效果(视频 9.1)。而当使用 CTC 时则必须使用静脉 CM。在这种情况下,使用推注泵通过肘前静脉以每秒 1.2~1.4mg 碘的速率注射 1.5mL/kg 的碘化 CM,然后静脉滴注 250mL 生理盐水以加速 CM 自尿液排泄。在静脉注射 CM 80~90s 后,患者首先在门脉期进行仰卧位扫描,接着在泌尿系造影期以俯卧位行第二次扫描[5-6]。

视频 9.1　CTC 图像

扫描后图像处理由 3D 数据处理和重建的工作站完成。CTC 的评估基于 2D 和 3D 图像。2D 评估主要是在堆叠模式下滚动浏览一系列的横断面图片进行阅片,实现从直肠到盲肠部分的结肠检查。它需要追溯每个图像上的结肠轮廓以发现微小的轮廓异常。3D 检查通常是指 3D 重建结肠,并在虚拟结肠镜下对肠腔内部进行浏览阅片,包含 4 种模式:仰卧位时的正向和逆向阅片,以及俯卧位时的正向和逆向阅片。

在没有注射 CM 的情况下,肠道子宫内膜异位症表现为扩张的结肠轮廓上突出的结节。结节通常是浸润肠壁并向肠腔膨出的病变(图 9.1a、b)。不同的是,在使用碘化 CM 的情况下(图 9.2),碘剂不仅可以显示结节,并且可以增强结节和肠壁的区分度,提高病变的检出率。此外,CM 还有助于评估结节在肠壁中的浸润深度,基于此,更容易区分引起外源性肿块效应的异位结节是仅与肠壁相毗邻,还是穿透肠壁[5]。无论是否使用 CM,当出现肠壁缩短、肠壁僵硬(或扁平)和/或黏膜消失,均应怀疑肠道子宫内膜异位症[16]。

在结肠扩张时,由于患者依从性不同,CTC 需要的时间也各不相同。结肠扩张的质量将影响检查的效果,这就是难以记录并报道完成 CTC 所需标准时间的原因。根据现有的文献报道,CTC 通常为 15~24min[19],但重要的是需考虑不同患者之间的差异,尤其是当检查人群为年轻女性时。

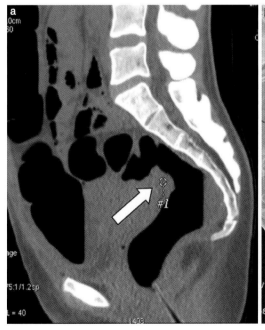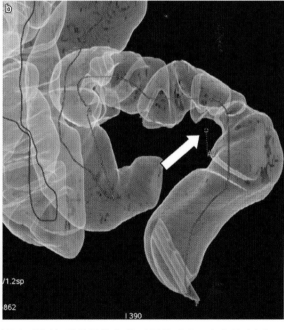

图 9.1　计算机断层扫描结肠镜图像重建。(a)计算机断层扫描结肠镜矢状面图像重建。白色箭头标记为子宫内膜异位结节;(b)"双重对比"图像使术者对结节的空间位置有"立体"的概念

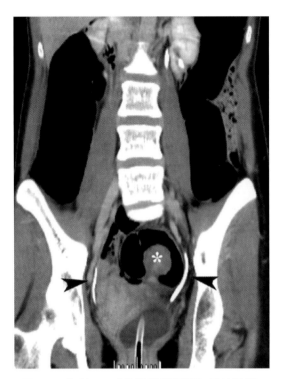

图9.2　注射 CM 后的计算机断层扫描结肠镜：冠状面图像重建，可见输尿管（黑色无尾箭头所示）。乙状结肠扩张，子宫内膜异位结节突入肠腔。CM 注射可使结节呈阳性强化

9.3　计算机断层扫描结肠镜检查在肠道子宫内膜异位症诊断中的应用

　　2002 年，研究者首次报道了使用 CTC 诊断肠道子宫内膜异位症的案例。患者是一名 29 岁女性，因疼痛、便秘以及周期性直肠出血入院。CTC 提示黏膜下肿块导致乙状结肠严重狭窄，随后通过结肠镜检查以及活检确诊子宫内膜异位症[27]。

　　2007 年，van der Wat 和 Kaplan 系统地阐述了 CTC 在肠道子宫内膜异位症诊断中的应用[8]。他们提出子宫内膜异位症可分为以下几种类型。肠外壁受累型，是指子宫内膜异位病灶（如子宫内膜异位囊肿）引起的肠壁压迹，这类病变并不一定浸润肠管肌层。在这类病例中，黏膜通常光滑，无锯齿

状改变或皱褶。肠狭窄型，是指肠壁环形受累，仰卧位和俯卧位扫描均可见狭窄，提示其并非由肠管扩张不足或痉挛引起。CTC 能够鉴别肠道子宫内膜异位症和结直肠癌，后者通常表现为肠道内外生的肿块。浸润型结直肠子宫内膜异位症，是指透壁浸润并伴有黏膜受累，可在多平面以及图像重建中观察到这类病变。直肠阴道隔受累型，是指在多平面重建中清晰可见的结节状、不对称的直肠阴道隔增厚。在输尿管狭窄导致输尿管扩张和/或肾积水的情况下，无需静脉注射 CM 即可诊断尿路受累。但一般来说，静脉注射 CM 可以对尿路进行充分评估。CTC 也可用于对节段性结直肠切除术后吻合口质量的评估。

　　在此之后，Koutoukos 等人将 CTC 应用于怀疑肠道子宫内膜异位症并有梗阻症状的患者的诊断[11]。CTC 可诊断所有患者的肠道子宫内膜异位症，并可诊断部分患者的结肠外病变。但作者没有公布接受 CTC 的患者人数，也没有提供肠道结节特征的相关信息。

　　法国的一项研究报道了 27 例接受腹腔镜下深部子宫内膜异位病灶切除的患者术前接受 CTC 的情况[17]。CTC 精确地预估了肠管狭窄的长度（接受节段性结肠切除的患者平均为 54mm，而其他患者平均为 50mm）。此外，它也能预估狭窄部位肠腔的直径（接受节段性结肠切除的患者平均为 10mm，而其他患者为 14mm）。作者还提出，CTC 能够精确估计肠道狭窄部位与肛缘之间的距离（图9.3）。

　　一项仅以摘要形式发表的单中心前瞻性试点研究探讨了 CTC 诊断直肠乙状结肠子宫内膜异位症的准确性[14]。在纳入研究的 53 例患者中，42 例接受了腹腔镜手术并被纳入分析（其中 24 例患者在术中证实为直肠乙状结肠子宫内膜异位症）。CTC 诊断肠道子宫内膜异位症的灵敏度、特异度、PPV、NPV、LR+、LR－分别为 95.8%、88.9%、92.0%、94.1%、8.62 以及 0.05。

　　最近，意大利的一项回顾性研究探讨了

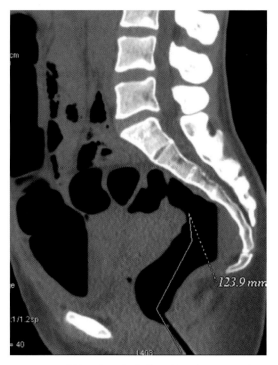

图 9.3　计算机断层扫描结肠镜。矢状面重建。在计算机上估算子宫内膜异位结节和肛缘之间的距离。测量是通过图像的体积，并沿曲线的轨迹进行的

使用静脉注射 CM 和尿路造影的 CTC 在 73 例临床高度怀疑为深部子宫内膜异位症的女性患者中的诊断性能[6]。CTC 诊断直肠乙状结肠子宫内膜异位症的灵敏度为 82.3%，特异度为 66.7%，PPV 为 92.7%，NPV 为 42.1%。但 CTC 对直肠乙状结肠交界处结节(57.7%)、乙状结肠结节(63.6%)以及低位直肠病变(18.8%)的诊断灵敏度更高。另一方面，CTC 诊断尿路深部子宫内膜异位症的灵敏度为 45.9%，特异度为 78.4%，PPV 为 68.0%，NPV 为 59.1%。

9.4　计算机断层扫描结肠镜与其他影像技术在诊断肠道子宫内膜异位症中的比较

一些研究对比了 CTC 与其他常用于肠道子宫内膜异位症诊断的影像技术的诊断性能。

9.4.1　计算机断层扫描结肠镜与磁共振成像

MRI 不仅常用于诊断直肠乙状结肠子宫内膜异位症，还可用于诊断其他类型的盆腔深部子宫内膜异位症以及卵巢子宫内膜异位囊肿[28]。

韩国的一项回顾性研究对比了 CTC 和 MRI 在直肠乙状结肠子宫内膜异位症中的诊断性能[9]。这项研究纳入了 50 例患者(37 例术中证实为直肠乙状结肠子宫内膜异位症)。CTC 对直肠乙状结肠子宫内膜异位症的诊断准确性明显高于 MRI。CTC 诊断直肠乙状结肠肠腔病变的灵敏度为 96.0%，特异度为 48.0%，PPV 为 64.9%，NPV 为 92.3%。在这项研究中，CTC 和 MRI 对直肠乙状结肠子宫内膜异位症的诊断均具有较高的灵敏度，但缺乏特异度。

法国一项基于前瞻性收集的数据库的回顾性研究探讨了 CTC 在肠道子宫内膜异位症术前评估中的作用[7]。在研究中，127 例患者同时接受 CTC，MRI 和直肠超声检查(endorectal ultrasonography，ERUS)。CTC 诊断直肠子宫内膜异位症的灵敏度为 97.2%，特异度为 84.2%，PPV 为 97.2%，NPV 为 84.2%。而诊断乙状结肠异位结节的灵敏度为 92.6%，特异度为 87.7%，PPV 为 84.8%，NPV 为 94.1%。而对于乙状结肠以上的肠道病变，其灵敏度为 91.7%，特异度为 86.6%，PPV 为 85.9%，NPV 为 92.1%。此外，CTC 对肠道狭窄的诊断灵敏度及特异度均在 90% 以上，而对于乙状结肠结节和狭窄的诊断性能，CTC 要优于 ERUS。此外，CTC 对肠道子宫内膜异位结节的高度、长度测量数据与术中测值相近(图 9.4)。ERUS 在异位结节高度以及长度上的测量数据与术中测值的差异显著，而 MRI 对浸润肠壁长度的测量数据与术中测值也存在显著差异(图 9.5)。因此作者得出结论，CTC 测值对于手术方式的选择(病灶削切术、碟形切除

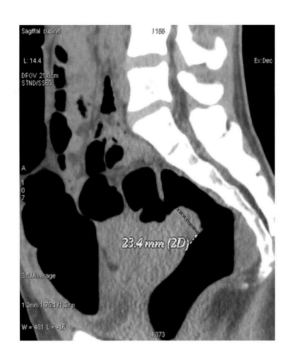

图 9.4　计算机断层扫描结肠镜图像重建。电子测量系统可以评估子宫内膜异位结节的主要径线

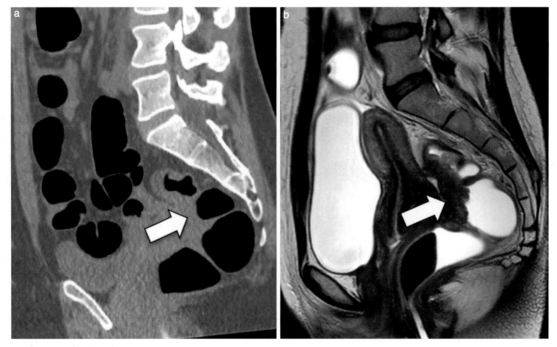

图 9.5　计算机断层扫描结肠镜和磁共振灌肠检查。(a) CTC 矢状面重建:子宫内膜异位病灶浸润直肠前壁;(b) MRI 矢状面 FSE T$_2$W 扫描证实肠道肌层浸润。子宫内膜异位结节并未破坏肠道黏膜的连续性

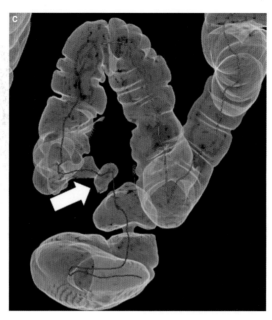

图9.5(续)　　(c)"双重对比"图像重建显示肠道肌层浸润引起的肠腔狭窄

术,或是节段性肠切除术)有一定作用。这项研究的一个潜在局限性是术者对于 CTC 结果并不设盲,因此,术前的检测数据可能会干扰术中对于肠道异位结节高度、长度以及肠腔狭窄程度的估值(图9.6)。

一项基于前瞻性收集的数据库(71 例直肠乙状结肠子宫内膜异位症患者)的回顾性分析,对联合使用 CTC 及 MRI 检查进行的术前评估相较于单独使用 MRI 是否更优进行了评估[15]。当临床检查和/或 MRI 考虑诊断为结直肠子宫内膜异位症时,患者接受 CTC 以评估肠腔狭窄程度、肠道异位结节到肛门的距离,肠壁浸润的长度,并确定是否存在多中心性病变(结肠或小肠的相关病变)。CTC 测量的直肠结节的平均高度以及 MRI 测得的乙状结肠结节平均长度与术中测值有显著性差异。术前联合 MRI 和 CTC 对直肠异位结节的检出率与术中所见具有较高的一致性。CTC 是确定直肠异位结节所致肠腔狭窄程度的有效方法。而对于乙状结肠异位结节的术前评估,CTC 的效果一般。考虑到乙状结肠异位结节引起的肠腔

狭窄程度远大于直肠异位结节,CTC 对前者的诊断准确性要高于 MRI。联合使用 MRI 和 CTC 可提高直肠及乙状结肠子宫内膜异位结节的诊断准确性。

9.4.2　计算机断层扫描结肠镜与经阴道超声检查

经阴道超声检查(transvaginal ultrasonography,TVS)是诊断深部子宫内膜异位症(包括直肠乙状结肠异位结节)的首选检查方法[29]。三项样本量较小的前瞻性研究比较了 CTC 和 TVS 在肠道子宫内膜异位症中的诊断性能。

意大利的一项单中心前瞻性研究纳入了 92 名临床疑诊为深部子宫内膜异位症的患者,但仅有 37 名患者(其中 21 名患肠道子宫内膜异位症)接受了 CTC[16]。CTC 诊断肠道子宫内膜异位症的准确性高于 TVS。CTC 的灵敏度为 68%,特异度为 67%,PPV 为 81%,NPV 为 50%。TVS 的灵敏度为 41%,特异度为 93%,PPV 为 91%,NPV 为 58%。作者强调,研究中 CTC 和 TVS 的诊断

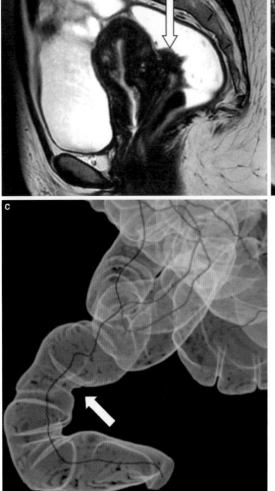

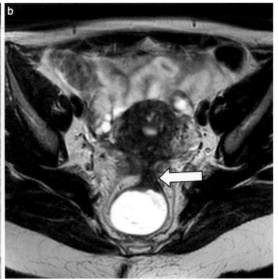

图 9.6　计算机断层扫描结肠镜和磁共振灌肠检查。(a) 磁共振灌肠 FSE T_2W 序列,矢状面图像显示子宫内膜异位直肠结节(如箭头所示) 浸润低位直肠壁;(b) a 图中结节的冠状面;(c) 计算机断层扫描结肠镜检查"双重对比"图像,可观察到直肠前壁结节对肠壁的外源性压迫(如箭头所示)

性能较低与操作员在诊断子宫内膜异位症方面的经验欠缺有关。此外,样本量较小也是这项研究的一个局限性。

　　另一项纳入了 47 名患者的前瞻性横断面试点研究比较了 TVS 和 CTC 在诊断深部浸润性子宫内膜异位症中的准确性[5]。TVS 诊断肠道子宫内膜异位症的灵敏度为 97.5% ,特异度为 33.3% ,PPV 为 90.9% ,NPV 为 66.6% ,LR + 为 1.46,LR - 为 0.07。而 CTC 的灵敏度为 78.0% ,特异度为 50.0% ,PPV 为 90.6% ,NPV 为 20.0% ,LR+

为 1.41,LR -为 0.59。TVS 对于直肠、乙状结肠子宫内膜异位症的诊断准确性较高。而这两种影像学方法在诊断所有肠道子宫内膜异位症方面的准确性相似。CTC 对输尿管子宫内膜异位症的诊断准确性高于 TVS。

　　一项纳入 70 名患者的前瞻性研究比较了 CTC 和 RWC-TVS 在检出直肠乙状结肠子宫内膜异位症及评估其特征方面的性能[19](图 9.7)。RWC-TVS 是一种在经阴道超声检查时对直肠乙状结肠逆行性灌注(200 ~

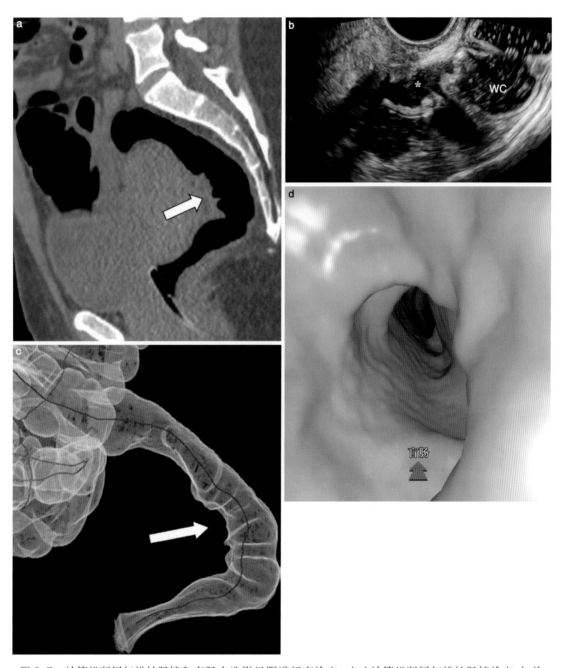

图 9.7　计算机断层扫描结肠镜和直肠水造影经阴道超声检查。(a)计算机断层扫描结肠镜检查:矢状面重建图像可见直肠浸润,管腔内轮廓不规则,结节状浸润致管腔稍狭窄(如箭头所示);(b)直肠水造影经阴道超声检查:可观察直肠肌层浸润、黏膜层的直肠子宫内膜异位结节(星号)。在水对比成像(WC)矢状面扫描中可见肠腔扩张,证实子宫内膜异位结节(如箭头所示)的存在,管腔表面黏膜层"皱缩"提示黏膜浸润;(c)计算机断层扫描结肠镜检查:"双重对比"图像发现直肠前面的结节造成直肠受压(如箭头所示);(d)计算机断层扫描结肠镜检查:飞行重建显示子宫内膜异位病灶浸润的肠道中部的管腔狭窄

300mL）以扩张乙状结肠的方法，其在诊断直肠乙状结肠子宫内膜异位症中的准确性已被一些前瞻性研究证实[30-33]。在这项研究中，有 40 例患者在术中确诊直肠乙状结肠子宫内膜异位症。CTC 和 RWC-TVS 诊断直肠乙状结肠子宫内膜异位症的准确性相似。其中 CTC 的准确性为 90.0%，灵敏度为 92.5%，特异度为 86.7%，PPV 为 90.2%，NPV 为 89.7%，LR＋为 6.94，LR－为 0.09。CTC 在估测直肠乙状结肠异位结节下缘至肛门的距离方面显著优于 RWC-TVS。然而，CTC 在诊断多灶性疾病（存在一个或多个影响直肠乙状结肠的病变，这可能与结直肠原发的病变有关）方面不如 RWC-TVS 准确。相比于 CTC，RWC-TVS 检查更易被接受，其疼痛度（10cm 视觉模拟评分法为 28mm）显著低于 CTC（39mm）。

9.4.3　计算机断层扫描结肠镜、磁共振成像、经阴道超声检查

最近的一篇摘要报道了一项前瞻性对比研究的结果，该研究招募了 43 名直肠乙状结肠子宫内膜异位症患者进行节段性肠切除。这项研究旨在评估不同影像学方法在评估直肠乙状结肠子宫内膜异位症女性的肠道狭窄程度中的准确性。患者术前接受 TVS、RWC-TVS、CTC，以及直肠灌肠后的 MRI 检查。操作的医生对其他检查方法的结果均不知情。对手术的标本进行病理检查。总体而言，肠腔狭窄程度平均为 64.1%（±15.6%）。Kruskal-Wallis 单因素方差分析显示，不同影像学方法对判断肠狭窄程度的准确性不同（$P < 0.001$）。Tukey 检验显示，CTC 在评估肠管狭窄程度方面较其他方法更准确（$P < 0.05$），而直肠灌肠后行 MRI 较 TVS 更准确（$P < 0.05$）。作者的结论是，CTC 具有最高的准确性可能与子宫内膜结节部位的上下方肠段的扩张度一致有关（狭窄程度测算因肠段扩张度良好而更加准确）[34]。

9.5　结论

本章中引用的所有研究均表明，CTC 在肠道子宫内膜异位症诊断中有较好的应用价值。

与其他用于肠道子宫内膜异位症诊断的方法相比，CTC 具有许多优势。CTC 的一个主要优点是它能够了解整个结肠的概况，特别是位于乙状结肠以上的肠道异位结节（例如横结肠和盲肠上的结节）。在 TVS 中，由于病灶超过了探头的范围，无法明确诊断肠道异位结节，此外，MRI 进行诊断亦存在困难。然而，考虑到 39% 的肠道病变都是多灶性的[35]，在术前对结肠进行全面评估以发现所有的子宫内膜异位病灶至关重要。消化道多发的子宫内膜异位结节可能需要多个肠段的切除或肠壁碟形切除，因此在手术前必须告知患者这种可能性。CTC 的另一个优点是它是一种快捷的门诊检查。它具有很高的空间分辨率（相较于 MRI），且在几秒内就可以完成腹部扫描。此外，对患者来说，它安全且疼痛感小，不需要止痛或者镇静[19]，患者可以在检查结束后立即重返工作和社交活动，因为检查带来的疼痛极其轻微。CTC 的优点还表现在他可以评估消化道狭窄的程度。使用 CO_2 进行结肠扩张后，结合俯卧位和仰卧位摄像，对消化道狭窄的评估优于任何其他成像技术。虽然 MRI 的诊断性能可以通过经阴道或经直肠超声造影检查来提高[36-39]，但这仅限于对直肠和乙状结肠异位结节的诊断。CTC 能够精确评估肠道子宫内膜异位结节与肛门之间的距离[17,19]。最后，与普通结肠镜检查相比，CTC 可以对肠腔严重狭窄，内镜无法进入肠腔的患者进行检查。

CTC 的缺点在于辐射暴露。当检查对象是育龄期年轻女性时，突显 CTC 的这一局限性。为了减少辐射暴露，CTC 的检查流程已经标准化。事实上，患者所受的平均辐射剂量为 9mSv，低于常规钡灌肠的辐

射剂量。

CTC 可以进行腹部扫描，因此可以同时发现一部分结肠外器官的病变。但是，不应将 CTC 视为 TVS 或 MRI 的替代方法，这些成像技术能更好地评估盆腔深部子宫内膜异位症、卵巢子宫内膜异位囊肿以及子宫腺肌病[7]。但是，CTC 在提供肠道子宫内膜异位结节的特征信息中更具优势。

（安健 译，陈瑞欣　王彦龙 校）

参考文献

1. Vining DJ, Gelfand DW, Bechtold RE, Scharding ES, Grishaw EK, Shifrin RY. Technical feasibility of colon imaging with helical CT and virtual reality. AJR Am J Roentgenol. 1994;162:104.

2. Laghi A. Computed tomography colonography in 2014: an update on technique and indications. World J Gastroenterol. 2014;20(45):16858–67.

3. Lin JS, Piper MA, Perdue LA, Rutter CM, Webber EM, O'Connor E, et al. Screening for colorectal cancer: updated evidence report and systematic review for the US Preventive Services Task Force. JAMA. 2016;315(23):2576–94.

4. Spada C, Stoker J, Alarcon O, Barbaro F, Bellini D, Bretthauer M, et al. Clinical indications for computed tomographic colonography: European Society of Gastrointestinal Endoscopy (ESGE) and European Society of Gastrointestinal and Abdominal Radiology (ESGAR) guideline. Endoscopy. 2014;46(10):897–915.

5. Zannoni L, Del Forno S, Coppola F, Papadopoulos D, Valerio D, Golfieri R, et al. Comparison of transvaginal sonography and computed tomography-colonography with contrast media and urographic phase for diagnosing deep infiltrating endometriosis of the posterior compartment of the pelvis: a pilot study. Jpn J Radiol. 2017;35(9):546–54.

6. Coppola F, Paradisi R, Zanardi S, Papadopoulos D, Gramenzi A, Valerio D, et al. Computed tomography-colonography with intravenous contrast medium and urographic phase for the evaluation of pelvic deep infiltrating endometriosis of intestinal and urinary tract. J Comput Assist Tomogr. 2019;43(3):513–8.

7. Roman H, Carilho J, Da Costa C, De Vecchi C, Suaud O, Monroc M, et al. Computed tomography-based virtual colonoscopy in the assessment of bowel endometriosis: the surgeon's point of view. Gynecol Obstet Fertil. 2016;44(1):3–10.

8. van der Wat J, Kaplan MD. Modified virtual colonoscopy: a noninvasive technique for the diagnosis of rectovaginal septum and deep infiltrating pelvic endometriosis. J Minim Invasive Gynecol. 2007;14(5):638–43.

9. Jeong SY, Chung DJ, Myung Yeo D, Lim YT, Hahn ST, Lee JM. The usefulness of computed tomographic colonography for evaluation of deep infiltrating endometriosis: comparison with magnetic resonance imaging. J Comput Assist Tomogr. 2013;37(5):809–14.

10. Park SH, Yee J, Kim SH, Kim YH. Fundamental elements for successful performance of CT colonography (virtual colonoscopy). Korean J Radiol. 2007;8(4):264–75.

11. Koutoukos I, Langebrekke A, Young V, Qvigstad E. Imaging of endometriosis with computerized tomography colonography. Fertil Steril. 2011;95(1):259–60.

12. Mahgerefteh S, Fraifeld S, Blachar A, Sosna J. CT colonography with decreased purgation: balancing preparation, performance, and patient acceptance. AJR Am J Roentgenol. 2009;193(6):1531–9.

13. van der Wat J, Kaplan MD. Modified virtual colonoscopy in the diagnosis and quantification of bowel and disseminated endometriosis. Surg Technol Int. 2015;26:19–24.

14. Racca A, Biscaldi E, Remorgida V, Leone Roberti Maggiore U, Vellone VG, Venturini PL, et al. Computed tomographic colonography in the diagnosis of recto-sigmoid endometriosis: a pilot study. J Minim Invasive Gynecol. 2015;22(6S):S28–S9.

15. Mehedintu C, Brinduse LA, Bratila E, Monroc M, Lemercier E, Suaud O, et al. Does computed tomography-based virtual colonoscopy improve the accuracy of preoperative assessment based on magnetic resonance imaging in women managed for colorectal endometriosis? J Minim Invasive Gynecol. 2018;25(6):1009–17.

16. Baggio S, Zecchin A, Pomini P, Zanconato G, Genna M, Motton M, et al. The role of computed tomography colonography in detecting bowel involvement in women with deep infiltrating endometriosis: comparison with clinical history, serum Ca125, and transvaginal sonography. J Comput Assist Tomogr. 2016;40(6):886–91.

17. Vassilieff M, Suaud O, Collet-Savoye C, Da Costa C, Marouteau-Pasquier N, Belhiba H, et al. [Computed tomography-based virtual colonoscopy: an examination useful for the choice of the surgical management of colorectal endometriosis]. Gynecol Obstet Fertil. 2011;39(6):339–45.

18. Shinners TJ, Pickhardt PJ, Taylor AJ, Jones DA, Olsen CH. Patient-controlled room air insufflation versus automated carbon dioxide delivery for CT colonography. AJR Am J Roentgenol. 2006;186(6):1491–6.

19. Ferrero S, Biscaldi E, Vellone VG, Venturini PL, Leone Roberti Maggiore U. Computed tomographic colonography vs rectal water-contrast transvaginal sonography in diagnosis of rectosigmoid endometriosis: a pilot study. Ultrasound Obstet Gynecol. 2017;49(4):515–23.

20. Taylor SA, Halligan S, Goh V, Morley S, Bassett P, Atkin W, et al. Optimizing colonic distention for multi-detector row CT colonography: effect of hyoscine butylbromide and rectal balloon catheter. Radiology. 2003;229(1):99–108.

21. Yee J, Kumar NN, Hung RK, Akerkar GA, Kumar PR, Wall SD. Comparison of supine and prone scan-

ning separately and in combination at CT colonography. Radiology. 2003;226(3):653–61.

22. Chen SC, Lu DS, Hecht JR, Kadell BM. CT colonography: value of scanning in both the supine and prone positions. AJR Am J Roentgenol. 1999;172(3):595–9.

23. Iannaccone R, Laghi A, Catalano C, Brink JA, Mangiapane F, Trenna S, et al. Detection of colorectal lesions: lower-dose multi-detector row helical CT colonography compared with conventional colonoscopy. Radiology. 2003;229(3):775–81.

24. Neri E, Vagli P, Picchietti S, Vannozzi F, Linsalata S, Bardine A, et al. CT colonography: contrast enhancement of benign and malignant colorectal lesions versus fecal residuals. Abdom Imaging. 2005;30(6):694–7.

25. Oto A, Gelebek V, Oguz BS, Sivri B, Deger A, Akhan O, et al. CT attenuation of colorectal polypoid lesions: evaluation of contrast enhancement in CT colonography. Eur Radiol. 2003;13(7):1657–63.

26. Morrin MM, Farrell RJ, Kruskal JB, Reynolds K, McGee JB, Raptopoulos V. Utility of intravenously administered contrast material at CT colonography. Radiology. 2000;217(3):765–71.

27. Tzambouras N, Katsanos KH, Tsili A, Papadimitriou K, Efremidis S, Tsianos EV. CT colonoscopy for obstructive sigmoid endometriosis: a new technique for an old problem. Eur J Intern Med. 2002;13(4):274–5.

28. Nisenblat V, Bossuyt PM, Farquhar C, Johnson N, Hull ML. Imaging modalities for the non-invasive diagnosis of endometriosis. Cochrane Database Syst Rev. 2016;(2):CD009591.

29. Guerriero S, Condous G, Van den Bosch T, Valentin L, Leone FP, Van Schoubroeck D, et al. Systematic approach to sonographic evaluation of the pelvis in women with suspected endometriosis, including terms, definitions and measurements: a consensus opinion from the International Deep Endometriosis Analysis (IDEA) group. Ultrasound Obstet Gynecol. 2016;48:318.

30. Menada MV, Remorgida V, Abbamonte LH, Fulcheri E, Ragni N, Ferrero S. Transvaginal ultrasonography combined with water-contrast in the rectum in the diagnosis of rectovaginal endometriosis infiltrating the bowel. Fertil Steril. 2008;89(3):699–700.

31. Valenzano Menada M, Remorgida V, Abbamonte LH, Nicoletti A, Ragni N, Ferrero S. Does transvaginal ultrasonography combined with water-contrast in the rectum aid in the diagnosis of rectovaginal endometriosis infiltrating the bowel? Hum Reprod. 2008;23(5):1069–75.

32. Ferrero S, Biscaldi E, Morotti M, Venturini PL, Remorgida V, Rollandi GA, et al. Multidetector computerized tomography enteroclysis vs. rectal water contrast transvaginal ultrasonography in determining the presence and extent of bowel endometriosis. Ultrasound Obstet Gynecol. 2011;37(5):603–13.

33. Leone Roberti Maggiore U, Biscaldi E, Vellone VG, Venturini PL, Ferrero S. Magnetic resonance enema vs rectal water-contrast transvaginal sonography in diagnosis of rectosigmoid endometriosis. Ultrasound Obstet Gynecol. 2017;49(4):524–32.

34. Barra F, Carolina S, Vellone VG, Stabilini C, Ferrero S. A prospective comparative study for the evaluation of bowel stenosis degree in women with rectosigmoid endometriosis. Category – Gynaecological imaging. BJOG. 2019;126(S2):1470–0328.

35. Chapron C, Fauconnier A, Vieira M, Barakat H, Dousset B, Pansini V, et al. Anatomical distribution of deeply infiltrating endometriosis: surgical implications and proposition for a classification. Hum Reprod. 2003;18(1):157–61.

36. Loubeyre P, Petignat P, Jacob S, Egger JF, Dubuisson JB, Wenger JM. Anatomic distribution of posterior deeply infiltrating endometriosis on MRI after vaginal and rectal gel opacification. AJR Am J Roentgenol. 2009;192(6):1625–31.

37. Loubeyre P, Copercini M, Frossard JL, Wenger JM, Petignat P. Pictorial review: rectosigmoid endometriosis on MRI with gel opacification after rectosigmoid colon cleansing. Clin Imaging. 2012;36(4):295–300.

38. Biscaldi E, Ferrero S, Leone Roberti Maggiore U, Remorgida V, Venturini PL, Rollandi GA. Multidetector computerized tomography enema versus magnetic resonance enema in the diagnosis of rectosigmoid endometriosis. Eur J Radiol. 2014;83(2):261–7.

39. Kikuchi I, Kuwatsuru R, Yamazaki K, Kumakiri J, Aoki Y, Takeda S. Evaluation of the usefulness of the MRI jelly method for diagnosing complete culde-sac obliteration. Biomed Res Int. 2014;2014:437962.

第三部分 肠道子宫内膜异位症的治疗

第十章 腹腔镜直肠子宫内膜异位病灶碟形切除术：挤压技术

Ted Lee，Noah Rindos

10.1 术前检查

肠道受累在女性子宫内膜异位症中比较常见，影响 3.8% ~ 37% 的患者[1]。直肠和直肠乙状结肠受累为 65%，其余为乙状结肠（17%）、阑尾（6%）、回盲肠交界处（4%）和小肠（5%）受累[1]。经药物治疗仍有症状的女性，尤其是有腹泻、血尿或排尿困难的女性，应评估是否有肠道子宫内膜异位症[2]。术前正确识别肠道子宫内膜异位症患者，可以避免在术中发现比预期更广泛的疾病，需要进行再次手术的情况。

在患者初次就诊，医生对其进行病史采集和体格检查时，便开始筛选符合碟形切除术适应证者。仔细询问病史，了解有无周期性直肠出血或排便困难等症状，如果有手术史，还要查看手术记录。体检可以发现直肠远端 5cm 处的结节，但对较高部位的结节发现能力有限。怀疑有肠道子宫内膜异位结节的患者，术前应充分告知手术风险，包括是否需要行病灶切除术、肠吻合术和肠造瘘术等。

在初次就诊时，与患者详细讨论治疗方案是很重要的，因为最佳的手术方案需要待术中看到结节后方可明确。而外科医生对

深部浸润性子宫内膜异位病灶切除的最佳手术方案尚未达成共识[2-3]。除病灶碟形切除术外，直肠结节的手术切除可采用多种技术，包括结节削切术、腹腔镜下缝合或肠壁全层切除术、肠段切除并重新吻合术[4]。

腹腔镜下结节削切术是通过将肠壁浆膜层和浆膜下子宫内膜异位结节从肠壁基底层剥离来进行的。它最适合用于切除位于肠壁表面且未浸润肠腔的、小的、较浅的结节。将结节与子宫或阴道间的粘连分离开，然后将病灶从肠壁切除，注意不要进入肠黏膜层。削切术后局部的缺损，可以用延迟可吸收缝线进行加固缝合。可行直肠镜检查，以确保手术操作未进入肠腔[4]。

在理想情况下，削切术可以最大程度减少所需切除的未受累肠段。同时，可以防止进入肠腔。该技术仅限于较小的浅表病变，不适用于浸润肠壁全层的结节。因此，详尽的术前检查是必不可少的[4]。

腹腔镜下子宫内膜异位结节可以使用圆形吻合器行碟形切除术。游离肠管与周围组织间粘连，分离子宫内膜异位结节病灶，去除表面覆盖的脂肪，为吻合器提供一个新鲜创面。缝线穿过结节以帮助操作和定位。选择合适尺寸的吻合器，切除子宫内膜异位结节在内的肠前壁的近端部分。置

入吻合器,切除结节的远端部分和前面的钉线[3,5]。

一个病例系列研究报道了使用双圆吻合器切除直径达 4.2cm 的结节。作者报道在使用该技术的 11 例患者中仅有 1 例(9%)出现尿潴留,而在接受肠切除术的 45 例患者中有 14 例出现尿潴留[3]。

节段性肠切除术具有彻底清除子宫内膜异位症病变的优点。多发性病灶、较大结节和病灶浸润肠壁全层的患者,尤其是受累范围超过 50% 肠周径的患者最有可能从节段性肠切除术中获益。在一项荟萃分析中,多达 11% 患者出现重要并发症,包括肠瘘、瘘管、肠梗阻、出血和感染,14% 的患者发生次要并发症,如暂时性膀胱和肠功能障碍[6]。

一项研究将病灶碟形切除术与节段性肠切除术进行比较,每组包括 31 例患者,发现碟形切除术具有手术时间更短、术后排尿功能障碍的发生率更低、住院时间更短等优势[7]。外科医生在术中根据病变的特点(病灶大小、肠道周径受累程度和是否存在多发病灶)决定行节段性肠切除术还是碟形切除术,病情极其严重时倾向于行节段性肠切除术[7]。

10.2　影像学

肛门内超声检查可以用于术前评估,但我们倾向于使用阴道和直肠造影剂增强的 MRI 来评估直肠结节。在临床实践中,我们建议存在多个直肠结节或单个结节大于 5cm 的患者,行节段性肠切除术而不是碟形切除术。

10.3　术前合作

疑似肠道子宫内膜异位症的患者,在术前应接受结直肠外科医生的评估,以免术中发现结节过大、无法单纯行碟形切除术。术

前与结直肠外科医生沟通是非常重要的,以确保患者进行适当的术前检查、肠道准备,并确保手术清除的彻底性。术前讨论应包括术中抗生素的使用,以及每个手术医生负责的手术部分。

10.4　手术技术

肠道子宫内膜异位结节为单个、直径小于 3cm、累及肠道周径的一半以下者,适合行结直肠前壁病灶碟形切除术(图 10.1,视频 10.1)。浸润肠壁全层的病灶可能累及 40% 或更多的肠壁,闭合后可能导致肠道直径显著缩小,造成狭窄,因此不适合行碟形切除术[8]。较大的结节使用这种切除术具有一定的可行性,但应注意的是,肠腔内的结节可能比浆膜层水平露出的部分更大,外科医生应结合术前影像学检查和术中探查对结节的大小进行综合评估(图 10.2)。

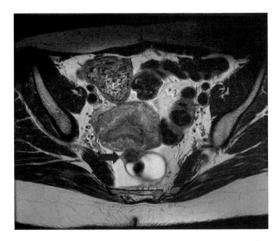

图 10.1　MRI 显示直肠乙状结肠结节,可行碟形切除术进行切除。请注意该结节(如红色箭头所示)较少累及肠腔

视频 10.1　使用挤压技术进行肠道子宫内膜异位症的碟形切除术

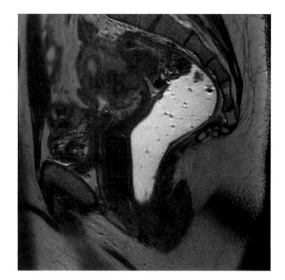

图 10.2 无法进行碟形切除的结节,需要进行节段性肠切除。结节(如红色箭头所示)占据了肠周径一半以上

肠道子宫内膜异位症可分为两类:浅表性和全层性。肠壁全层性受累的患者,结节侵入肠腔,而浅表性受累者则未完全穿透肠壁[1]。真正的肠道子宫内膜异位症必须是病灶累及肠壁深层,仅累及浆膜层的子宫内膜异位症不被认为是真正的肠道子宫内膜异位症。在一项研究中,95.1% 的病例中发现肠壁固有肌层内含有子宫内膜异位病灶,在病理证实的子宫内膜异位症中,黏膜下层受累为 37.8%、黏膜层受累为 6.4%[1]。

未浸润肠壁全层的结节可采用肠壁病灶削切术或病灶碟形切除术。如果肠腔没有受累,无需采用双层闭合,单层闭合即可。全层性结节应完全切除并进行肠壁各层的闭合。可行碟形切除术、肠管吻合器技术或节段性肠切除术。手术的目的是完全切除所有受累组织并保证切缘无病灶残留,尽管从理论上说,避免病灶残留的好处还不完全清楚[3]。

在处理任何肠道子宫内膜异位症之前,应先行其余的子宫内膜异位病灶的切除,必要时行子宫切除术。通过对输尿管的游离,或者子宫切除,或者通过举宫器对子宫进行摆动,可以充分暴露术野,从而更容易处理

直肠子宫内膜异位结节。我们通常进行卵巢固定术,使卵巢远离手术区域,然后在术后第 3 天拆除缝线(图 10.3)。这样既可以在碟形切除肠壁病灶时使附件远离术野,又可以防止术后卵巢与后腹膜的粘连。我们使用 Keith 针将 2-0 prolene 不可吸收线通过腹前壁进入盆腔,穿过卵巢,并通过腹壁出针,用无菌扣暂时固定在皮肤上。

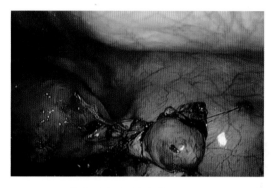

图 10.3 卵巢固定术,将卵巢悬吊在术野外,可协助手术

直肠乙状结肠的子宫内膜异位结节通常伴有深部病变,但直肠旁间隙通常未被侵犯。通过这些无血管的间隙从侧方接近结节,可以将肠管从子宫和阴道后方游离出来。手术过程中尽量使用冷剪刀,防止因使用电外科器械,导致肠道热损伤的发生。

一旦子宫和阴道与肠道的粘连被分开,就可以用无创抓钳来确定结节的位置和大小(图 10.4)。抓钳可以挤压结节与周围肠壁间隙并使结节从未受累肠壁弹开,这样,外科医生可以评估结节浸润肠道的百分比。在结节 ≤3cm、不到一半肠周径受累的情况下,我们倾向于行碟形切除术,手术后肠腔容积不会改变。术中,我们使用直肠探头来评估肠腔的直径。如果直肠探头很容易越过结节,就可以进行碟形切除,并为初次闭合留下足够的空间,对于直肠探头不易通过的患者,应改行节段性肠切除术。

一旦确定了结节位置并分离了周围的粘连,就可以用缝线穿过结节,通过摆动结

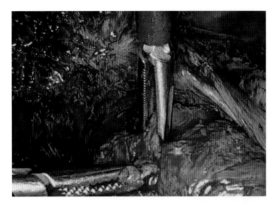

图 10.4 挤压技术是通过使用无创抓钳来确定直肠结节的边缘。外科医生通过该技术可以确定该结节是否适合行碟形切除术,如结节太大,需行节段性肠切除术

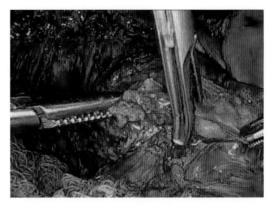

图 10.6 智能双极用于切除肠壁表面脂肪。我们倾向于这样做的原因是它在止血的同时能最大限度地减少热损伤范围

节,外科医生能够更加自信地识别未受累组织的边缘并进行结节的剥离(图 10.5)。

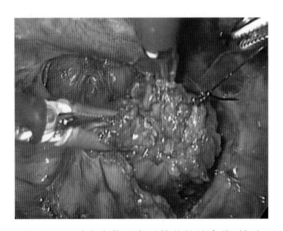

图 10.5 手术中使用穿过结节的缝合线,辅助结节的游离和切除

切口(图 10.7)。然后以环切方式游离子宫内膜异位病灶的边缘,直到病变完全从其下方的直肠中游离出来。电外科可以很好止血,但应尽量减少对健康组织造成不必要的热伤。

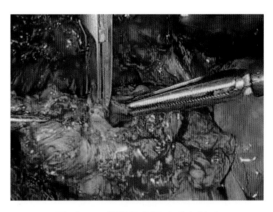

图 10.7 锐性分离肠壁进入肠腔

接着使用带有切割刀片的先进双极装置将结节从未受累的组织中分离出来。我们使用 ENSEAL 双极装置的原因是它能更好地挤压弹出质地僵硬的结节,帮助引导术者找到正确的边界,并使术后的缺损最小化。

从浆膜层水平开始剥离结节,并沿病变周围继续环形剥离,直到完全确定结节的边界(图 10.6)。结节在浆膜层水平可能显得较小,然而,在进入肠腔内时变得更大。

一旦结节边缘确定后,就可以建立肠道

一旦病灶被完全切除,应检查邻近组织是否有其他疾病或不慎损伤,接着进行结肠切除术后的闭合。直肠探头插入到缺损部位,在闭合过程中起引导作用(图 10.8)。探头有助于确保闭合时无张力,并确保肠腔在闭合后不会狭窄。如果此时结节大于预期,或者闭合后肠腔过窄,应考虑由普通外科医生先进行肠段切除,再进行吻合。

在剥离导致大面积缺损的情况下,可以用延迟可吸收缝线固定两侧角。通过抬高

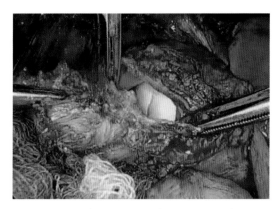

图 10.8　直肠探头引导直视下切除肠结节

缺损边缘,确保肠道均匀复位,有助于肠壁的闭合(图 10.9)。结肠壁缺损的闭合使用单向带刺缝线、进行双层闭合。由于 V-Loc 具有无张力修复的特性,我们常用其进行缝合(图 10.10)。

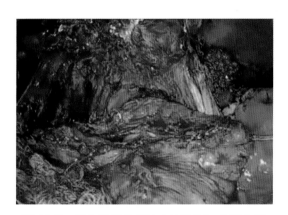

图 10.9　固定缺损的侧边(双侧角),为闭合做准备

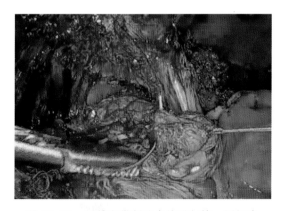

图 10.10　用单向带刺缝合线进行第一层闭合

分两层进行闭合,方法与子宫切除术后阴道残端的缝合相似(图 10.11)。缝合时应足够紧密,以确保密封性,但不宜过密,以免组织缺血坏死。

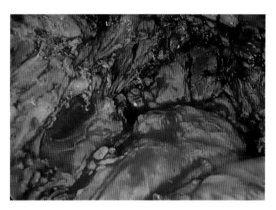

图 10.11　第二层闭合

然后进行直肠充气试验,以评估修复情况,并寻找闭合处的任何缺陷。其方法是将硬质直肠镜放入直肠,向盆腔内灌注生理盐水,并在修复水平上方放置肠钳,闭合处应低于生理盐水平面,以确保测试有效。如果没有看到气泡,则认为闭合充分,发生肠瘘的风险较低。如果有气泡,应重新检查闭合部位并修补泄漏的部位。

术后安排患者进入病区,恢复饮食要循序渐进,直到患者能耐受软食并排气顺畅。在术后的第一个月内,嘱咐患者保持每天排便的习惯。碟形切除术后的重要并发症是肠道狭窄,通常会随着时间的推移和轻泻药的使用而得以缓解。

病例

一位 36 岁的患者,G1P1,有长期盆腔痛和周期性便血的症状。盆腔检查发现子宫固定、后倾,子宫骶骨结节和触痛。直肠检查未发现任何结节。下一步该怎么做?

答案

鉴于病史和查体,患者存在直肠深部子宫内膜异位结节的风险较高。可以行直肠和阴道造影剂增强的盆腔 MRI 或直肠超声。如果影像学检查发现肠道结节,可进行手术治疗。≤3cm 的孤立结节,首选碟形切除术。如果术中发现有较大的结节,需要结直肠外科医生配合行节段性肠切除术。

(陈瑞欣 译,刘红丽　王彦龙 校)

参考文献

1. Meuleman C, Tomassetti C, D'Hoore A, Van Cleynenbreugel B, Penninckx F, Vergote I, et al. Surgical treatment of deeply infiltrating endometriosis with colorectal involvement. Hum Reprod Update. 2011;17(3):311–26.

2. Abrão MS, Petraglia F, Falcone T, Keckstein J, Osuga Y, Chapron C. Deep endometriosis infiltrating the recto-sigmoid: critical factors to consider before management. Hum Reprod Update. 2015;21(3):329–39.

3. Oliveira MAP, Crispi CP, Oliveira FM, Junior PS, Raymundo TS, Pereira TD. Double circular stapler technique for bowel resection in rectosigmoid endometriosis. J Minim Invasive Gynecol. 2014;21(1):136–41.

4. Laganà AS, Vitale SG, Trovato MA, Palmara VI, Rapisarda AMC, Granese R, et al. Full-thickness excision versus shaving by laparoscopy for intestinal deep infiltrating endometriosis: rationale and potential treatment options. Biomed Res Int. 2016;2016:3617179.

5. Kondo W, Ribeiro R, Zomer MT, Hayashi R. Laparoscopic double discoid resection with a circular stapler for bowel endometriosis. J Minim Invasive Gynecol. 2015;22(6):929–31.

6. De Cicco C, Corona R, Schonman R, Mailova K, Ussia A, Koninckx P. Bowel resection for deep endometriosis: a systematic review. BJOG. 2011;118(3):285–91.

7. Jayot A, Nyangoh Timoh K, Bendifallah S, Ballester M, Darai E. Comparison of laparoscopic discoid resection and segmental resection for colorectal endometriosis using a propensity score matching analysis. J Minim Invasive Gynecol. 2018;25(3):440–6.

8. Abrão MS, Podgaec S, Dias JA, Averbach M, Silva LFF, Marino de Carvalho F. Endometriosis lesions that compromise the rectum deeper than the inner muscularis layer have more than 40% of the circumference of the rectum affected by the disease. J Minim Invasive Gynecol. 2008;15(3):280–5.

第十一章 深部肠道子宫内膜异位症的保守性手术

Philippe R. Koninckx, Ussia Anastasia, Leila Adamian, Shaima Alsuwaidi, Bedaya Amro, Hanan Gharbi, Muna Tahlak, Arnaud Wattiez

11.1 引言

深部肠道子宫内膜异位症的手术治疗有着较多争论[1]。定义不一致,深部子宫内膜异位症在文献中有过多种定义[2-3];术前影像学检查方法[4]不一致,从手术适应证,到根据病变浸润肠道的深度和肠道狭窄的程度来预测的病变类型及严重程度[5-6];手术目的不一致,从强调子宫内膜异位症病变组织的彻底切除,到至少保留周围纤维环的较为保守的切除[3];手术治疗的结局不一致,从治疗疼痛和不育,到减少手术并发症和预防复发。甚至关于手术难易程度的争论也日益增多,难达共识,因为手术的难易程度是变化且难以界定的。手术医生的技术掌握程度不同和对手术器械及能量设备的偏好,再加上不同地区对于妇科医生开展肠道手术的医学法律规定,使得争论更加复杂。

这些不一致大多数是基于个人偏好,并没有综合各种变量多元分析的可靠数据,而且近期也不会产生这样的可靠数据。前瞻性研究的设计既要考虑尽可能纳入大量的干预措施,同时要考虑到确定手术医生因素的困难性——二者很难兼顾,就如同既要考虑演唱者的能力,也要考虑歌曲的难度[7];并且,外科技术的发展和我们对子宫内膜异位症理解的不断变化会使得研究还没有完成就已经过时了。

关于深部肠道子宫内膜异位症手术的内容,受作者的个人意见、喜好、观点和过去经历所影响。我们在描述现今关于深部子宫内膜异位症手术的观点前,将简要阐述深部子宫内膜异位症手术的历史及我们对子宫内膜异位症的诊断方法、治疗结局变化和技术偏好的观点。

11.2 深部子宫内膜异位症:定义

1992年深部子宫内膜异位症被定义为内膜异位症浸润超过腹膜下5mm[8],实际上,在1990年就已经认识到深部子宫内膜异位病灶和严重的疼痛并不是必然相关的[9],5mm的界定依据是两个观察性研究。首先,子宫内膜异位深度的分布频率是双相的,转介点为5mm,分为两组人群。此外,组织学观察表明,子宫内膜异位病灶越深,与子宫内膜越同步,并且深部病灶比浅表病灶活跃,这点似乎和深部病灶"逃逸"具有高孕酮含量的腹水的抑制作用的观点相一致[10]。腹水中的激素可以扩散到腹膜下5mm,这个观点似乎是合乎逻辑的,不过直到今天,才对不同深度的子宫内膜异位腺体和间质进行了全面的组织学检测,难点之一是必须垂直于表面切割病变。尽管子宫内膜异位深度的双相频率分布最近得以证实[2]，但是很少将两组人群的重要重叠部分加以分析。如果我们将浸润深度作为深部子宫内膜异位症的预测指标，6~7mm 的浸润深度的准确性几乎不到 60%，8~9mm 的浸润深度的准确性不超过 80%，因为达到这样的浸润深度的深部子宫内膜异位症病灶常与典型的深部病灶相混淆。只有深度超过 10mm 才能达到较高的准确性。为了寻找更好的定义，考虑为外生型子宫腺肌病，但是这个定义同样未被充分认可（Dan Martin，personal communication，2019）。

这些关于深部子宫内膜异位症的定义的论述，对理解本文及其他文献关于子宫内膜异位症明显不同的定义是有必要的。在本章中，我们将只讨论较大的深部子宫内膜异位病灶，临床上表现为切除时的腺体球形病灶或者位于肠壁内的半球形腺体结节（图 11.1）。我们将不讨论深部典型病灶和位于盆腔或直肠上的大的纤维斑块，尽管它们也符合"深度大于 5mm"的标准，但这些斑块病变很少超过 7~8mm，它们也很少浸润到肌层或者仅仅浸润很小范围，通常通过手术容易切除。

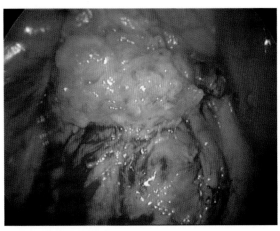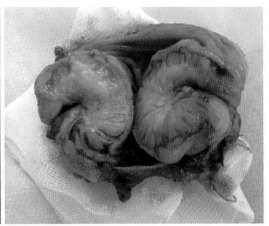

图 11.1 较大的肠道深部子宫内膜异位病灶，表现为切除时的腺体球形病灶（**左**）或者位于肠壁内的半月形腺体结节（**右**）

11.3 深部子宫内膜异位症手术史

大型严重的深部直肠阴道子宫内膜异位症在 100 多年前就有描述[11-13]，甚至早于卵巢子宫内膜异位囊肿的描述[14]，且被认为是一种罕见疾病。

腹腔镜深部子宫内膜异位症手术始于20 世纪 90 年代初，通过 CO_2 激光器切除不孕症女性的子宫内膜异位病灶[8-9,15-16]。沿着切除时的子宫内膜异位病灶边缘，我们发现一些病灶较通常的典型病灶更深，这些病灶和严重疼痛相关，在组织学上更活跃，有别于典型病变[9]。接下来的几年，我们发现

其中一些病灶明显较大，并随着年龄增加而更严重[16]；有些病灶呈三角形，今天我们称之为深部典型病灶，这有别于其他看起来像外在型子宫腺肌病的球形病灶[8,17]。切除大型浸润性肠道子宫内膜异位病灶时，我们会面临病灶浸润肌层甚至全层的情况，而进行全层切除，此时需切除后单层或者双层缝合。这可以理解为在鲁汶（Leuven）经腹腔镜腹部手术的发展初期，妇科医生和腹外科医生是相互帮忙的，腹外科医生指导妇科医生进行肠道手术，妇科医生指导腹外科医生进行腹腔镜手术[18]。随着切除范围的扩大，我们碰到了第一例输尿管损伤[19]和晚期肠穿孔，这些最初并不容易识别[20]。为了应对

成指数增长的工作量,在 1996 年,我们决定继续进行和探索子宫内膜异位症保守切除及必要的肠道缝合这一手术方式的局限性。对于大型肠道子宫内膜异位病灶特别是乙状结肠病灶的肠切除术(罕见),通常进行开腹手术,因为这在技术上更容易完成,并且腹外科医生仍然处在腹腔镜手术的学习阶段。在同一时期,尽管是两个独立且很少接触的大学,鲁汶大学的 J. Donnez 也揭示了类似的情况。

鲁汶的深部子宫内膜异位症病例数和重症病例数快速增加,这一现象在 1996 年后的英国牛津的拉德克里夫大学和在 2003 年后的意大利罗马的杰梅利大学重复出现。于是,我们对于肠道深部内膜异位症有了更深的认识和更多的转诊偏好,这高于实际的发病率和严重性[21]。随着确诊病例的增加和腹腔镜手术在腹外科的迅速开展,在 21 世纪初,子宫内膜异位症手术在比利时和法国的所有大医院迅速开展,由腹外科医生进行的肠切除术成为治疗大型深部子宫内膜异位症病变最常用的干预措施。实际上,如果没有腹外科医生的保障,妇科医生难以进行困难且耗时的保守性切除术。只有在腹外科手术使用腹腔镜之前开展深部子宫内膜异位症手术,才得以继续进行保守性切除术。在 2000 年后,盆腔外科的概念使得国际水平的保守性切除术再次流行,而肠切除术显著下降[22],尤其是在引入圆形和线性吻合器后进行的全层病灶碟形切除术[23-24,25-26]。

11.4　深部子宫内膜异位症手术的根治性

起初,深部子宫内膜异位症的切除原则是完全清除子宫内膜异位细胞,这一原则借鉴了癌症的手术治疗。但是,临床研究质疑了这一观念。研究发现微小的子宫内膜异位症并不一定是一种疾病,而是所有女性中间歇性发生的一种正常生理现象[27],在 10% 以上外观正常的腹膜中,镜下可见子宫内膜异位症[28-29];同时发现,在因深部子宫内膜异位症而切除的肠标本中,子宫内膜异位症累及超过 15% 的淋巴结[30],这让我们思考是否所有子宫外的内膜样组织都是病理性的。并且最近研究也显示,在深部肠道子宫内膜异位症患者即使远离病灶 5cm 外的肠壁中仍可见到子宫内膜样细胞团[31-32]。

"空谈不如实践",子宫内膜异位症的根治性手术的利弊应该通过复发率来判断。早在 1998 年的法国多维尔的外科-妇科交流会上,我们通过观看彼此的手术视频来讨论深部子宫内膜异位症手术的彻底性,保守性切除手术的彻底性是变化的,从非常完全(多处肠开口)的切除到肠道上保留子宫内膜异位症/纤维环的较为不完全的切除。然而,同当时结果一样,直到今天,非常完全和较为不完全的切除之间的复发率[33],保守性切除术和节段性肠切除术之间的复发率,以及小块和大块的肠切除之间的复发率似乎并没有明显的差别。

这些观察可以通过子宫内膜异位症的遗传-表观遗传的病理生理学加以解释[2](图 11.2)。正如 1999 年的子宫内膜异位症理论所阐述的那样[34],微小的病灶被认为是植入子宫外的正常子宫内膜[35];然而,典型的、囊性的和深部子宫内膜异位症被称为子宫内膜异位性疾病,是因为遗传和表观遗传达到了一定阈值。这就解释了每种子宫内膜异位性疾病都是克隆性的[36-37],通过分化和成年期或婴儿期的内膜、干细胞或骨髓细胞的特殊事件。这也解释了病灶的异质性[38]以及和癌症的联系[39]。此外,病变内的周期性出血又进一步引起附加事件,从而影响病变的增长和严重程度[40]。

然而,很明确的是遗传突变是永久且可传递的,但表观遗传变化就非常不明确。虽然通过细胞分裂来进行传递是很容易理解的,但不知道何种、何时表观遗传变化会发展为不可逆的,也不清楚这种表观遗传变化

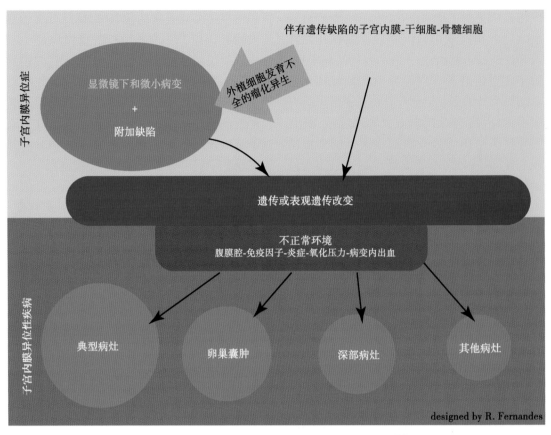

图 11.2　子宫内膜异位症的遗传-表观遗传学理论[2]

是否为代际传递。组织学观察到的化生现象也存在着相似的困惑。我们不能够将正常的子宫内膜细胞与可逆转的表观遗传改变以及不可逆转的遗传-表观遗传改变上区别开来。拿微小病变来说[35]，我们不能将正常种植的子宫内膜和由间叶细胞-间皮细胞化生而来的子宫内膜样细胞，以及不可逆转的遗传-表观遗传改变而进一步发展为严重子宫内膜异位症的病变区分开。可逆转的化生可能是由可逆转的表观遗传改变引起[41-43]。同样，肿瘤细胞可以引起周围细胞化生变化，通过细胞之间的相互作用，获得肿瘤外观。

为了解释深部子宫内膜异位症不完全结节切除和大范围肠切除术后有同样低的复发率，我们今天的假设是：子宫内膜异位病灶周围的组织和纤维发生了可逆转的化生而非不可逆的表观遗传改变，是由经过遗传-表观遗传改变事件的中央子宫内膜异位症细胞所诱导的。尽管这和临床观察一致，但迄今为止，这种假设仍然只处于推断中，需要生物学证实。

然而，这种假设却是手术的基础，因为它可以解释在距离内异症结节较远的肠道及淋巴结中发现的子宫内膜异位细胞巢，临床上不会发展为症状性疾病。我们甚至在想，在深部子宫内膜异位症切除术后，这些远处的子宫内膜异位样细胞能否向正常转化。不过，因为有明显的伦理问题，我们不能进行检查。临床的重点是环绕在深部子宫内膜异位病灶中心的化生组织的厚度。对手术而言，重要的是明确化生带是否很薄，是否包含生长的细胞区或者这一层是否更厚。这实际上决定了根治性切除术的必要性，因为中心性病变切除后，周围的化生细胞会恢复正常（图 11.3）。

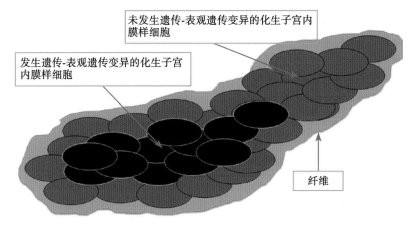

图 11.3　我们的假设:深部子宫内膜异位结节。子宫内膜异位结节周围包绕着没有遗传改变的化生子宫内膜样细胞和不可逆的表观遗传改变,切除中央的遗传-表观遗传改变后,化生细胞恢复正常

11.5　术前诊断性试验的地位如何?

正确的诊断是手术的前提。手术之前明确诊断是很理想的,但是,有些疑似病例需要在术中方能确定。术前诊断性试验对于理解深部子宫内膜异位症的治疗为何需要结节切除或是肠切除的价值仍然是有争论的。

任何术前检查的准确性取决于其灵敏度和特异度。灵敏度是指被检测出患有该疾病的女性的百分比;特异度是未患此病的女性被正确诊断为阴性的百分比,前者表现为漏诊,后者表现为假阳性。此外,当一种检测用于一种罕见的情况时,特异度应该非常高,以防止过多的假阳性。可以通过下列例子进行解释:在 1 万名患者中,以 1% 的人口或 100 名患有这种疾病的女性为例。一项灵敏度为 99% 的测试发现 100 名女性中的 99 名患有这种疾病。99% 的特异度意味着 9 900 名女性中的 9 801 名被正确地诊断为未患该病。然而,这也意味着 99 名女性被错误地诊断为患有这种疾病。这项检查将诊断 99 例真阳性和 99 例假阳性病例。因此,对于发病率为 1% 的疾病,具有 99% 特异度和 99% 灵敏度的检测将导致真阳性和假阳

性的数量相等。这就是筛查测试需要非常准确的原因,例如乳腺癌,以防止发现太多假阳性。

检测的临床效用是一种临床决策。对于深部子宫内膜异位症,术前诊断性试验有助于决定是否进行手术及进行何种手术。本章不讨论手术前深部子宫内膜异位症影像学临床效用。然而,本书的其他章节有关于手术前影像学检查的灵敏度和特异度的阐述。读者应判断小结节(如<1cm)诊断的灵敏度和特异度,以及检测下限是否足以推翻做或不做手术的临床决定。读者还应该判断影像学诊断肠道浸润深度的准确性,是否可以决定不尝试行结节切除术,直接行肠切除术。

虽然术前影像学检查在与患者讨论疾病的严重程度和可能实施的手术类型上有很大价值,但需谨慎应用检查结果。事实上,灵敏度和特异度低于 99%,而发病率约为 1%,当被用作手术指征,或者直接行肠切除术而不尝试结节切除术的绝对适应证时,漏诊和假阳性的风险均很高。

11.6　手术结果

对手术结果的充分讨论远远超出了本

章的范围,请读者在其他章节查看术后盆腔痛、不孕症、复发率、生活质量、早期及晚期并发症的风险和功能结局等相关内容[44]。不足为奇的是,因为复杂性,总是有选择性地出现结果,并倾向于短期内得到的结果。此外,很难对如此不同的结果进行比较。读者还应该意识到,只看一个结果而忽略其他所有结果可能会被误导,这被描述为"统计数据的谎言"[45-46]。

由于缺乏可靠数据,罕见的事件很难判断,特别是对于深部子宫内膜异位症手术来说。无论并发症严重程度,即使存在 1% 的并发症,也需要 1 000 次手术才能收集到 10

例并发症。因此,任何试验都需要大量数据才能得出有意义的结论,这就是为什么谨慎的报道和荟萃分析是重要的。这样才得出相关结论(图 11.4),即约 1% 的吻合口瘘发生在乙状结肠,在低位直肠的吻合口瘘发生率增加到 10%[47],约 30% 终生存在膀胱、肠道问题,约 40% 存在性问题[47]。遗憾的是,尽管有近 2 000 例深部子宫内膜异位症的肠切除术被报道,但还没有关于这些并发症特别是性问题的可靠数据[48],更别提关于肠段切除术和病灶碟形切除术之间的比较。然而,尽管很少被关注,但常识表明,性问题和性高潮障碍是严重的并发症。

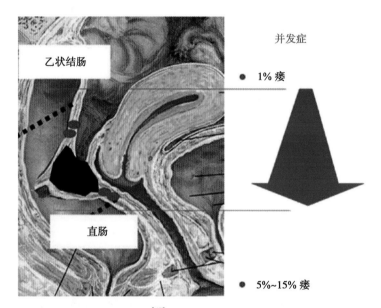

图 11.4　肠切除术后并发症[47](L Ret Davalos,de Cicco,D' Hoore,P Koninckx J Min Invas Surg a review of all cases since 1990 ≥10,000)

结果的多样性、罕见事件的发生、深部子宫内膜异位症手术的内在可变性,以及外科医生技能的内在可变性,这些都导致深部子宫内膜异位症手术应用 30 年后仍存在争议。

11.7　技术选择

切割前分离和止血是很重要的,以及电器械、闭合装置、CO_2 激光器或超声装置等能量设备的选择都是高度个体化的。此外,很

少有外科医生能同时熟练使用所有设备。

深部子宫内膜异位症切除术始于 20 世纪 90 年代初,是使用 CO_2 激光器行浅表子宫内膜异位症切除技术的延伸。通过高功率密度的间歇脉冲,CO_2 激光器通过气化表层进行精确、快速的切割,而组织损伤 < 100 μm。"你看到的就是你所做的",通过术用腹腔镜,使用 CO_2 激光器的优点是外科医生可以自己手持摄像机。然而,使用 CO_2 激光器也有几个缺点:CO_2 激光器需近距离操

作,从而缩窄了手术视野;需要高压力和连续的气流泵入以补充因排烟系统造成的气量不足[49];存在干燥和可能形成粘连的副作用[50];CO_2 激光器不适合进行分离,止血性能差,这就需要一个受过专门训练的助手,能够立即凝血;CO_2 激光器不适合在快速切割的同时进行分离,所以直至需要精细分离前,CO_2 激光器非常适合快速切除深部子宫内膜异位结节;它对从肠肌层的切除有一定优势,但对从黏膜的切除没有优势;其他的缺点是较重的耦合器重量和较差的术用腹腔镜图像质量。

切开前的分离和血管止血最常用的器械是双极钳、冷剪刀和电器械。然而,脂肪的导电性很差,双极电凝术不太适合充盈饱满的脂肪,如肠脂肪或大网膜。对于这些组织,缝合或超声装置更为合适。

以下内容能解释我们的个体化选择的问题。在鲁汶,子宫内膜异位症手术始于 CO_2 激光器切除,切开前辅以双极电凝术和冷剪刀进行分离。这是以 80W 的 CO_2 激光器和双极电凝/冷剪刀联合使用作为基本设置,进行分离。在早期,外科医生拿着内镜、相机和激光器被认为是一种优势,但在随后数十年,严重子宫内膜异位症病例日益增多,受过专门训练的专科医生逐渐取代外科医生。在其他大多数中心,由于肿瘤和盆底手术的需要,解剖性切除手术逐步发展,很少使用 CO_2 激光器。此外,新一代内镜比旧的手术内镜有更好的成像质量。因此,CO_2 激光器很少用于深部子宫内膜异位症手术。然而,它仍然是治疗浅表性子宫内膜异位症的首选工具。

这些年,我们尝试了许多其他的器械。因为组织的凝固,使用双极剪刀难以追踪子宫内膜异位症和健康组织之间的边界。我们对于超声刀和闭合设备的结论是,尽管对切除肠脂肪和网膜有优势,但对于从肠壁或输尿管切除子宫内膜异位症的手术来说,其解剖切除能力不够精确。

11.8　深部肠道子宫内膜异位症切除术

深部肠道子宫内膜异位症切除术遵循四个原则。首先,进行整体切除,而不是分次切除子宫内膜异位症组织。要做到这一点,需确保结节的中心部分是与子宫相连的。通过对中央子宫内膜异位结节的牵引,可固定组织,并利于判断子宫内膜异位症与健康组织之间的边界。

当子宫内膜异位症组织易于移动时,稍后切除会更加困难。因此,第二个原则是在行肠道子宫内膜异位症切除术之前,先切除所有肠道周围的子宫内膜异位病灶(输尿管、坐骨棘、子宫骶韧带)。出于同样的原因,第三个原则是保持肠道与子宫的相连,并从子宫内膜异位病灶上分离肠管。这就保持了异位结节和肠之间组织的张力平面,并通过移动子宫进行操作,从而避免了难度更大的从可移动的肠道上剥离结节的操作。第四,我们考虑到评估浸润深度的准确性和预测价值不足,难以做出肠道子宫内膜异位结节切除的决定。因此,我们采用"边试边看"的原则,并在手术中决定切除是否可行。少数例外是造影剂灌肠诊断的肠梗阻超过50%、直径超过 2cm 的病灶。经验告诉我们,这是(乙状结肠)肠切除术的绝对指征。直到今天,我们没有发现符合上述指征进行手术的患者术后出现直肠梗阻。然而,面对一个直径超过 4~5cm 的非常大的球形结节,需要谨慎处理,手术时间长且过程困难,并且可能由于后期直肠穿孔,需要进行第二次干预。

11.8.1　直肠和低位直肠

根据上述原则,我们在鲁汶进行的 20 多年超过 1 500 例不同大小的深部子宫内膜异位症手术中(图 11.5),仅仅进行了 5~6 个肠切除术。

根据我们的原则,在从肠壁切除子宫内膜异位病灶之前,已处理输尿管、子宫骶韧

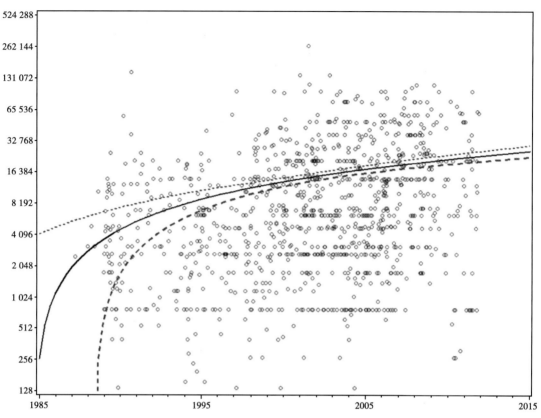

图 11.5   在 1989—2011 年的鲁汶进行保守性手术,切除深部子宫内膜异位结节的体积分布(mm³)。图中显示了 95% 置信区间的二次回归

带和坐骨棘周围的子宫内膜异位病灶。此外,也应清楚识别输尿管和直肠旁间隙。

在开始切除时,子宫内膜异位结节的中央部分应附着于子宫或子宫颈(图 11.6)。这意味着必须首先进行子宫动脉和输尿管的侧方剥离。这个手术应注意在阴道外侧、

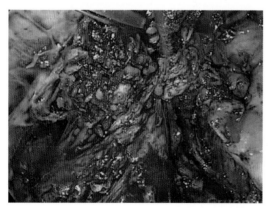

图 11.6   从直肠保守性切除一个 3cm×3cm×3cm 的子宫内膜异位结节。注意直肠连接在子宫颈的中央部分受损的肌层需要缝合

宫颈外侧和子宫骶韧带附着处分离的同时,保护交感神经。在这一步中,重要的是强调子宫颈、结节和肠道之间的中心牵引,这样能更便于分辨切缘。

在此之后,在开始分离结节和直肠前,要分离所有位于结节和肠道外侧的肠道脂肪。这样做的风险很小,因为这些脂肪可以被清楚地识别、凝固和切割。重要的是要尽可能广泛和深入地进行,因为这会增加子宫颈、结节和肠之间中央局部的牵引力。

之后,开始进行结节和肠壁的分离。打开覆盖在肠管上的腹膜是没有风险的,困难始于进入和切割肌层。重要的是逐步剥离,先剥离侧面的脂肪组织,以保持中心牵引,辨别切缘水平。然而 20 年前,我们切除了包括周围纤维化组织的所有深部子宫内膜异位病灶,这些年来我们变得更加保守,在肠管上留下了一些纤维组织。凝固小动脉,保证没有毛细血管出血。通过举宫器和/或直肠探头

将组织界面与剪刀方向对齐后,用锐性剪刀分离组织间隙。只有在完全将肠道和结节分离后,才能将结节从子宫颈和阴道剥离开。要确认阴道后穹窿的病灶是否被切除,因为我们看到的所有复发都发生在阴道残端。

运用这种技术,超过95%的子宫内膜异位结节被切除,而不需要进行肠切除术。约10%的病例会发生小的黏膜损伤,应立即缝合,避免长期的渗漏。虽然黏膜很少受累,但当肠管反复探穿时,就变得很棘手,因此必须行楔形切除。切除结节后,对肌层病变缝合一层即可,全层受累则需缝合两层。目前尚不清楚首选间断缝合,还是连续缝合。重要的是将健康的肌层对合缝合,尚不清楚受损肌层桥接的长度,考虑到肠结节的半月形结构(见图11.1),

5~6cm 的距离似乎是可以接受的。

今天,我们认为对于较大的结节,可以简化上述技术,通过在肠壁上留下一些子宫内膜异位组织,并使用圆形吻合器切除残留的子宫内膜异位前肠壁。由于该技术使用圆形吻合器在切除前能最大限度地缩小结节体积,具有重要作用。尽管在医学上我们应该"永不言败",但今天绝大多数的直肠子宫内膜异位结节可以行保守切除,而无需行肠切除术。当结节很大,并且预期要进行长时间的长距离切除时,就应该考虑更快更小的肠切除术。

11.8.2 乙状结肠

乙状结肠内子宫内膜异位结节(图11.7)通常比腹腔镜检查时的肉眼外观要大

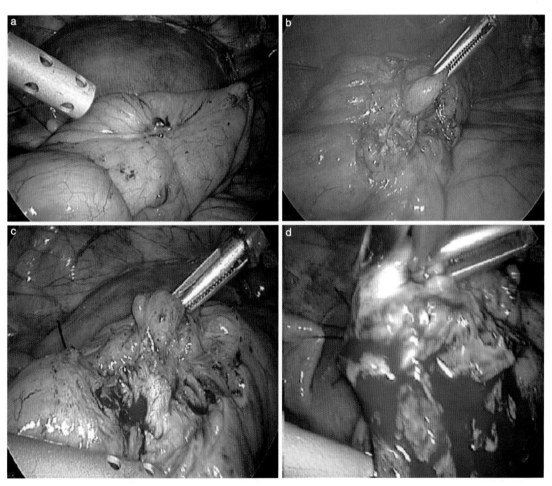

图 11.7 保守切除乙状结肠深部子宫内膜异位病灶是可行的,尽管不再推荐使用这种方法。通过结节来判断病灶范围比术前检查更重要(a)。将 CO_2 激光器照射到肌层(b)。之后进行锐性分离(c 和 d)

得多。在通常情况下,显著的解剖扭曲是严重的深部子宫内膜异位症的唯一迹象,并伴有较硬的实体肿块触诊。

从与侧壁的生理性粘连中剥离后,乙状结肠的移动度变大。再加上几乎垂直于脐下的定位,使乙状结肠结节的切除和常见的肌层缺损的缝合或全层切除,在技术上都很难进行。

在过去的30年里,我们探索了乙状结肠结节切除术的可行性。将乙状结肠与子宫圆韧带缝合,使其向下拉。此外,这在一定程度上稳定了乙状结肠,并改善了手术角度。后来随着快速地发展,对闭塞程度超过50%、造影剂灌肠中超过2cm的病变几乎都行端端吻合的肠切除术。因此,在1996年左右,5%的结节择期行肠切除术,手术指征为"闭塞超过50%,造影剂灌肠超过2cm"。对于其他所有的结节,我们倾向于结节切除术,但仍有5%行肠切除术。应该注意的是,粘连和痉挛可以混淆较短的严重肠狭窄,在过去30年里,遇见5~10例。

据我们所知,没有将使用影像学方法与造影剂灌肠判断肠梗阻程度进行比较的研究。超声、仿真结肠镜和增强MRI的确切预测价值仍有待确定。

11.9　结论和讨论

11.9.1　结论

回顾肠道深部子宫内膜异位症手术的历史演进,再综合考虑新技术(双)圆形或线性吻合器进行的环状切除术,以及A Wattiez发展的快速、"经济"的肠切除术,我们认为(短)节段肠切除术应该放心地扩展应用于乙状结肠结节的切除,而保守性结节切除术应该作为治疗大部分深部直肠子宫内膜异位结节的推荐方法。乙状结肠节段切除术有很低的术后瘘口和长期膀胱、肠道和性功能问题的风险,但另一方面,乙状结肠结节的保守切除是一个费时且技术上困难的手术,包括经常发生的肌层损伤、全层切除和至少5%的肠道切除。因此,虽然乙状结肠子宫内膜异位症切除术应用于小结节的切除是可行的,但应适时转为肠切除术。大多数女性的低位直肠深部子宫内膜异位结节可以行保守切除术。行保守切除术时,必须要分辨输尿管、直肠旁间隙、从子宫颈到阴道游离结节旁侧的连接、保持病灶中央和子宫颈的连接,牵引和活动结节并分离肠管与结节。如果手术目的是缝合肌层或全层缺损,我们建议在肠壁留下纤维边缘,以减少肠瘘和复发的风险。如果手术目的是使用圆形吻合器进行全层肠切除术,甚至可以不完全切除结节。目前尚不清楚用圆形吻合器进行环形切除的保守切除术是否优于缝合术。然而,用圆形吻合器进行病灶碟形切除在技术上具有更容易和更快的优点,且允许从肠内更浅表处和更不彻底地剥离结节。尚不清楚多大的病灶对于保守切除是可行的,考虑到保守切除的困难和所需时间,我们建议当结节非常大,即所有方向径线>4cm或体积>20mL时,应考虑小肠切除。治疗此类罕见疾病选择的方法尚不明确。有两个结节分别位于直肠和乙状结肠的深部子宫内膜异位症女性患者,选择可能并发高风险的持久性功能障碍的长段肠切除术进行治疗,还是选择直肠结节行保守性切除术而后行小的乙状结肠切除术,仍不明确。

不再推荐随意行低位肠切除术。第一,它不再是必要的,大多数结节可以行保守切除,术后并发症的发生与直肠切除术类似[1,48]。第二,直肠切除术与长期的膀胱、肠道和性方面的功能并发症有关。除非有其他证据,否则目前主流观点还是选择保守切除术,避免低位直肠切除术。性高潮障碍也应该被认为是一种严重的并发症。

从技术上层面考虑,CO_2激光器的使用已经成为过去。主要是因为CO_2激光器不太适合从肠肌层和黏膜精确分离子宫内膜异位症深部结节。此外,CO_2激光器的正确使用还需要一个连续的气流,用于防止内镜中激光束的晕开和排烟,还需要一个大的侧边开口套管[51]。使用 CO_2 激光器需要额外的培训,如学习外科医生需自己手持内镜、近距离工作和依靠训练有素的助手进行止血等。最后,手术内镜的成像质量不如直内镜,甚至如今还不存在 4K 手术内镜。

考虑到 CO_2 激光器表面的气化作用对组织存在局部损伤,这与使用间断脉冲的纯切割电流电器械对组织的影响相似,这两种技术都可以加速结节从侧方到肌层的剥离。回顾过去,令人惊讶的是,在 20 世纪 90 年代初,当没有 CO_2 激光器时,我使用了这种类型的电手术来切除子宫内膜深部结节,而在随后的几年里,双极电凝和冷剪刀却被专门用来切除子宫内膜深部结节。在最近观察到巴西同行使用电手术钩后[52],我们认为该技术能加速结节从侧方分离到肌层,就如同以前使用的 CO_2 激光器的方式一样。

11.9.2　讨论

我们的讨论仅限于较大的病灶,这些病灶在切除过程中看起来呈球形和腺体状,在肠切除术后具有典型的半月形回缩的特征(见图 11.1)。我们排除了稍深的典型病灶和较大的纤维化斑块,尽管它们符合"腹膜下超过 5mm"的诊断,但看起来是不同的病理类型。

了解诊断方法的准确性和临床实用性对于在手术前判断是否进行选择性肠切除术是很重要的,当有腹外科医生参与时,就有了组织管理的优势。然而,风险在于肠切除术的频繁使用。大部分的困惑源自对诊断方法的准确性的理解不足。第一,对罕见疾病的灵敏度和特异度要求更高。事实上,对于一种患病率为 1%、特异度为 99%、灵敏度为 99% 的疾病,50% 的假阳性是不可接受的。第二,从统计学上推断的显著差异与诊断性试验之间的混淆,比如虽然男性的平均身高明显高于女性,但并不能用身高来预测性别。第三,诊断性试验的临床用途是一种临床判断,所需的准确性会因病理而异。可以接受的无论是癌症漏诊的风险(灵敏度),

还是因手术和化疗而导致严重后果的癌症误诊的风险(特异度),显然应该比不危及生命的情况少。第四,闭环式结论。结节的大小或周长是肠切除术的指征,而这一结论需要行保守性切除术后才能验证。第五,缺乏对不同大小结节的分层诊断的灵敏度和特异度。

手术要看结果,包括术后并发症、永久性膀胱、肠道和性方面的并发症,以及疼痛、不孕症、生活质量的改善和粘连形成的预防。有这么多变量,则不存在一个足够全面的多变量分析。此外,许多变量(如术后并发症)属于罕见的事件,需要大量的人群来得出有意义的结论。遗憾的是,由于被认为是"不可避免的"和轻微的副作用,对于永久性膀胱、肠道和性问题的研究很少。

此外,对术语的不同解释也加剧了混淆。目前还不清楚,由外延的表观遗传学变化引起的化生,什么时候是可逆的,什么时候是不可逆的。"削切术"听起来是一层一层渐进地切除,但在深部子宫内膜异位症切除过程中并不是这样做的,因此,我们倾向于使用"切除"。

本章没有讨论肠道深部子宫内膜异位症手术的神经保留问题。然而,考虑到传统的直肠切除术后的长期的膀胱、肠道和性问题,在需要进行肠切除术时,强烈建议首选结节切除术,或者在必要时进行尽可能小的肠段切除术。

总之,当讨论肠道深部子宫内膜异位症的治疗时,我们需要对深部子宫内膜异位症有一个清晰的认识和定义,我们需要了解诊断性试验的准确性和不足,以及全面了解并发症和结果。考虑到现有的证据,我们建议对乙状结肠子宫内膜异位症放宽肠切除指征。只要方法正确,几乎所有的直肠深部子宫内膜异位病变都可以通过保守手术,或最终通过病灶碟形切除术进行切除。除了非常大的病变外,低位直肠切除术应该逐渐被废除,如果需要肠切除,应该进行短的或最小的肠段切除。

（邓国义　译,刘红丽　王彦龙　校）

参考文献

1. Donnez O, Roman H. Choosing the right surgical technique for deep endometriosis: shaving, disc excision, or bowel resection? Fertil Steril. 2017;108:931–42.

2. Koninckx PR, Ussia A, Adamyan L, Wattiez A, Gomel V, Martin DC. Pathogenesis of endometriosis: the genetic/epigenetic theory. Fertil Steril. 2019;111:327–39.

3. Koninckx PR, Ussia A, Adamyan L, Wattiez A, Donnez J. Deep endometriosis: definition, diagnosis, and treatment. Fertil Steril. 2012;98:564–71.

4. Di Giovanni A, Casarella L, Coppola M, Iuzzolino D, Rasile M, Malzoni M. Combined transvaginal/transabdominal pelvic ultrasonography accurately predicts the 3 dimensions of deep infiltrating bowel endometriosis measured after surgery: a prospective study in a specialized center. J Minim Invasive Gynecol. 2018;25:1231–40.

5. Exacoustos C, Zupi E, Piccione E. Ultrasound imaging for ovarian and deep infiltrating endometriosis. Semin Reprod Med. 2017;35:5–24.

6. Abrao MS, Andres MP, Barbosa RN, Bassi MA, Kho RM. Optimizing perioperative outcomes with selective bowel resection following algorithm based on pre-operative imaging for bowel endometriosis. J Minim Invasive Gynecol. 2020;27(4):883–91.

7. Muzii L, Miller CE. The singer, not the song. J Minim Invasive Gynecol. 2011;18:666–7.

8. Koninckx PR, Martin DC. Deep endometriosis: a consequence of infiltration or retraction or possibly adenomyosis externa? Fertil Steril. 1992;58:924–8.

9. Cornillie FJ, Oosterlynck D, Lauweryns JM, Koninckx PR. Deeply infiltrating pelvic endometriosis: histology and clinical significance. Fertil Steril. 1990;53:978–83.

10. Koninckx PR, Heyns W, Verhoeven G, Van BH, Lissens WD, De MP, et al. Biochemical characterization of peritoneal fluid in women during the menstrual cycle. J Clin Endocrinol Metab. 1980;51:1239–44.

11. Cullen TS. Adenoma-myoma uteri diffusum benignum. J Hopkins Hosp Bull. 1896;6:133–7.

12. Lockyer C. Adenomyoma in the recto-uterine and recto-vaginal septa. Proc R Soc Med. 1913;6:112–20.

13. Cullen TS. The distribution of adenomyomata containing uterine mucosa. Am J Obstet Gynecol. 1919;80:130–8.

14. Sampson JA. Perforating hemorrhagic (chocolate) cysts of the ovary. Their importance and especially their relation to pelvic adenomas of the endometrial type. Arch Surg. 1921;3:245–323.

15. Cornillie FJ, Koninckx PR. Morphologic aspects of endometriosis. In: Martin D, editor. Appearances of endometriosis. London: Gower Medical Publishing; 1992. p. 1–6.

16. Koninckx PR, Meuleman C, Demeyere S, Lesaffre E, Cornillie FJ. Suggestive evidence that pelvic endometriosis is a progressive disease, whereas deeply infiltrating endometriosis is associated with pelvic pain. Fertil Steril. 1991;55:759–65.

17. Koninckx PR, Martin D. Treatment of deeply infiltrating endometriosis. Curr Opin Obstet Gynecol. 1994;6:231–41.

18. Penninckx F, Aerts R, Kerremans R, Koninckx PR. Laparoscopic cholecystectomy: some advantages or just an artifice of new technology? HPB Surg. 1991;3:291–4.

19. Neven P, vandeursen H, Baert L, Koninckx PR. Ureteric injury at laparoscopic surgery : the endoscopic management. Case review. Gynaecol Endosc. 1993;2:45–6.

20. Koninckx PR, Timmermans B, Meuleman C, Penninckx F. Complications of CO_2-laser endoscopic excision of deep endometriosis. Hum Reprod. 1996;11:2263–8.

21. Koninckx PR, Ussia A, Keckstein J, Wattiez A, Adamyan L. Epidemiology of subtle, typical, cystic, and deep endometriosis: a systematic review. Gynaecol Surg. 2016;13:457–67.

22. Nassif J, Trompoukis P, Barata S, Furtado A, Gabriel B, Wattiez A. Management of deep endometriosis. Reprod Biomed Online. 2011;23:25–33.

23. Kondo W, Ribeiro R, Zomer MT, Hayashi R, Ferreira LR, Martin RL. Double discoid resection in deep intestinal endometriosis. J Minim Invasive Gynecol. 2015;22:S140.

24. Kondo W, Ribeiro R, Zomer MT, Hayashi R, Ferreira L, Martin R. Surgical techniques for the treatment of bowel endometriosis. J Minim Invasive Gynecol. 2015;22:S131.

25. Ribeiro PA, Rodrigues FC, Kehdi IP, Rossini L, Abdalla HS, Donadio N, et al. Laparoscopic resection of intestinal endometriosis: a 5-year experience. J Minim Invasive Gynecol. 2006;13:442–6.

26. Ohara F, Abdala-Ribeiro HS, Rodrigues FC, Aldrighi JM, Ribeiro PA. Outcomes of laparoscopic treatment of rectosigmoid endometriosis: the linear nodulectomy and the segmental resection. J Minim Invasive Gynecol. 2015;22:S95.

27. Koninckx PR. Is mild endometriosis a condition occurring intermittently in all women? Hum Reprod. 1994;9:2202–5.

28. Nisolle M, Paindaveine B, Bourdon A, Casanas F, Donnez J. Peritoneal endometriosis: typical aspect and subtle appearance. Acta Endosc. 1992;22:15–23.

29. Schenken RS. Microscopic endometriosis. Contrib Gynecol Obstet. 1987;16:7–12.

30. Rossini R, Monsellato D, Bertolaccini L, Pesci A, Zamboni G, Ceccaroni M, et al. Lymph nodes involvement in deep infiltrating intestinal endometriosis: does it really mean anything? J Minim Invasive Gynecol. 2016;23:787–92.

31. Roman H, Hennetier C, Darwish B, Badescu A, Csanyi M, Aziz M, et al. Bowel occult microscopic endometriosis in resection margins in deep colorectal endometriosis specimens has no impact on short-term postoperative outcomes. Fertil Steril. 2016;105:423–9.

32. Badescu A, Roman H, Aziz M, Puscasiu L, Molnar C, Huet E, et al. Mapping of bowel occult microscopic endometriosis implants surrounding deep endome-

triosis nodules infiltrating the bowel. Fertil Steril. 2016;105:430–4.

33. Koninckx P. Recurrence rate of deep endometriosis. In: Lemay A, Maheux R, editors. Understanding and managing endometriosis: advances in research and practice. New York: Parthenon; 1999. p. 251–9.

34. Koninckx PR, Kennedy SH, Barlow DH. Pathogenesis of endometriosis: the role of peritoneal fluid. Gynecol Obstet Investig. 1999;47(Suppl 1):23–33.

35. Koninckx PR, Donnez J, Brosens I. Microscopic endometriosis: impact on our understanding of the disease and its surgery. Fertil Steril. 2016;105: 305–6.

36. Wu Y, Basir Z, Kajdacsy-Balla A, Strawn E, Macias V, Montgomery K, et al. Resolution of clonal origins for endometriotic lesions using laser capture microdissection and the human androgen receptor (HUMARA) assay. Fertil Steril. 2003;79(Suppl 1):710–7.

37. Mayr D, Amann G, Siefert C, Diebold J, Anderegg B. Does endometriosis really have premalignant potential? A clonal analysis of laser-microdissected tissue. FASEB J. 2003;17:693–5.

38. Koninckx PR, Ussia A, Adamyan L, Wattiez A, Gomel V, Martin DC. Heterogeneity of endometriosis lesions requires new approaches to research, diagnosis and treatment. Facts Views Vis Obgyn. 2019;11(1):57–61.

39. Guo SW. Cancer driver mutations in endometriosis: variations on the major theme of fibrogenesis. Reprod Med Biol. 2018;17(4):369–97.

40. Guo SW. Fibrogenesis resulting from cyclic bleeding: the Holy Grail of the natural history of ectopic endometrium. Hum Reprod. 2018;33:353.

41. Eelen G, de Zeeuw P, Treps L, Harjes U, Wong BW, Carmeliet P. Endothelial cell metabolism. Physiol Rev. 2018;98:3–58.

42. Scutiero G, Iannone P, Bernardi G, Bonaccorsi G, Spadaro S, Volta CA, et al. Oxidative stress and endometriosis: a systematic review of the literature. Oxidative Med Cell Longev. 2017;2017:7265238.

43. Giroux V, Rustgi AK. Metaplasia: tissue injury adaptation and a precursor to the dysplasia-cancer sequence. Nat Rev Cancer. 2017;17:594–604.

44. Roman H, Milles M, Vassilieff M, Resch B, Tuech JJ, Huet E, et al. Long-term functional outcomes following colorectal resection versus shaving for rectal endometriosis. Am J Obstet Gynecol. 2016;215:762.

45. Connor J. How to lie with statistics. Lenexa, KS: Unlimited Press Works LLC; 2015.

46. Huff D. How to lie with statistics. New York: WW Norton & Company; 1982.

47. Ret Davalos ML, De Cicco C, D'Hoore A, De DB, Koninckx PR. Outcome after rectum or sigmoid resection: a review for gynecologists. J Minim Invasive Gynecol. 2007;14:33–8.

48. De Cicco C, Corona R, Schonman R, Mailova K, Ussia A, Koninckx PR. Bowel resection for deep endometriosis: a systematic review. BJOG. 2011;118:285–91.

49. Koninckx PR, Vandermeersch E. The persufflator: an insufflation device for laparoscopy and especially for CO_2-laser-endoscopic surgery. Hum Reprod. 1991;6:1288–90.

50. Koninckx PR, Gomel V, Ussia A, Adamyan L. Role of the peritoneal cavity in the prevention of postoperative adhesions, pain, and fatigue. Fertil Steril. 2016;106:998–1010.

51. Koninckx P, Vandermeersch E. Gas insufflation system for use in endoscopy and a surgical endoscope therefor. Google Patents; 1992.

52. Fernandes LF, Bassi MA, Abrao MS. Surgical principles for disc resection of deep bowel endometriosis. J Minim Invasive Gynecol. 2020;27(2):262.

第十二章　腹腔镜节段性肠切除术

Marcello Ceccaroni, Roberto Clarizia, Giovanni Roviglione

12.1　定义

节段性肠切除术被定义为切除部分肠管(多为乙状直肠),然后行端端吻合,行或不行回肠造口术或保护性结肠造口术。最常用的手术技术包括微创手术(腹腔镜、机器人辅助腹腔镜)和小型经腹或经阴道手术。

12.2　历史背景

1732 年,George Arnaud de Ronsil 第一次实施了右半结肠切除术,这个患者存在嵌顿的阴囊疝伴散在的回肠、盲肠和升结肠坏疽。两名法国人,Lisfranc(1826 年)和 Maurin(1831 年),以及大约同一时期的英国人 Herbert Mayo,都报道了成功切除直肠癌的情况[1]。

出生于 1860 年的法国外科医生 Henri Hartmann 做过 3 万多例手术,并在外科和妇科领域发表了大量文章。

尽管于 1923 年首次完成的 Hartmann 手术是为癌症而实施的,但它后来几乎完全用于直肠乙状结肠和乙状结肠的急性憩室病。

Hartmann 对两名盆段肠梗阻的结肠癌患者进行了分两阶段的手术。第一阶段行乙状结肠造口术,第二阶段切除了含肿瘤的肠管,留下乙状结肠造口,并关闭直肠的上端。但这时候 Hartmann 从未想过重建肠道的连续性。

经过多年,Hartmann 技术得到了进一步的发展,并经历了技术上的改进,在大多数

结直肠癌病例中形成了结肠吻合术的单步法,而回肠造口术或结肠造口术仅在保护有高危并发症的患者中使用。第一例腹腔镜肠切除术是由 Jacobs 于 1991 年在迈阿密[2]进行的,Fowler[3] 在堪萨斯也完成了手术。

Nezhat, Redwine 和 Sharpe 在 1991—1992年首次报道了腹腔镜节段性肠切除术治疗肠型子宫内膜异位症[4-6]。从那时起,该技术已传播到世界上所有处理子宫内膜异位症的主要中心,并在近年来不断发展和完善,以减少并发症和提高患者生活质量。

直肠乙状结肠的子宫内膜异位症占肠道子宫内膜异位症的大多数,据报道最常见的部位是直肠和乙状结肠交界处(约 52.0% ~ 65.7%)、其次是乙状结肠(约 17.4% ~ 19.4%)、回肠(约 4.1% ~ 16.9%)、盲肠(约 4.7% ~ 6.2%)和阑尾(约 5.0% ~ 6.4%),甚至可能同一个患者同时出现多处病灶,必须行多个肠节段性切除术[7-8]。

12.3　手术解剖标志

解剖学知识如路线图一样,允许医生在一个极其复杂和令人费解的疾病(如子宫内膜异位症)中,在安全的无血管间隙行根治性盆腔外科手术,特别是当内脏及宫旁浸润存在时(图 12.1)。

根据简单的胚胎学规律,可以解开由浸润性疾病引起盆腔解剖迷路造成的明显盆腔扭曲。

Toldt 的黄金法则,也被称为聚结定律[9],解释说胚胎发育的器官可以通过在覆

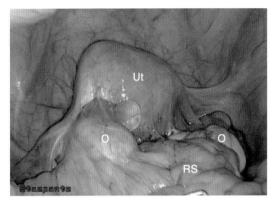

图 12.1 腹腔镜下"冰冻骨盆"的观察。严重 DIE 的初始手术区域,宫旁粘连、直肠壁浸润伴 70% 狭窄。Ut,子宫;RS,直肠乙状结肠;O,卵巢

盖内脏的筋膜鞘之间形成无血管平面来与另一个器官分离。

腹膜后盆腔间隙是手术解剖后获得的解剖区域结构和筋膜的分离,这些结构和筋膜自然处于相邻关系[10-13]。

盆腔间隙的解剖通常是以钝性分离方式进行的,分离无血管结构,并进行到以肛提肌为标志的骨盆尾端界限(图 12.2)。

我们将看到在治疗子宫内膜异位症的节段性肠切除术中需要打开的盆腔间隙。

12.3.1 直肠旁间隙

直肠旁间隙(pararectal spaces,PRSs)是很多手术的关键点。在根治性子宫切除术中[10-14],PRSs 是进入骨盆后室的关键点,这是腹膜后入路分离输尿管的关键;在侵犯宫旁韧带的深部浸润性子宫内膜异位症的根治性子宫切除术中,是子宫旁侧和后方分离的关键点;在盆腔淋巴结切除术中对输尿管的处理至关重要。此外,PRSs 的解剖是直肠乙状结肠的侧背面游离的前期准备,以更好地游离直肠阴道韧带、直肠外侧柱,并解剖和分离腹下神经(用于保留神经的步骤)。

PRSs 分为内侧 PRS(medial pararectal space,MPRS,Okabayashi's)和外侧 PRS(lateral pararectal space,LPRS,Latzko's)。输尿管及输尿管系膜是其划分的解剖标志[10-14]。

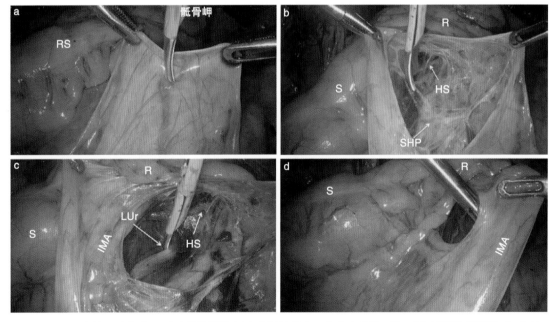

图 12.2 腹腔镜下游离直肠后壁前的骶前间隙头侧的分离。(a)腹腔镜下切开右侧骶骨岬腹膜,初步松动直肠乙状结肠;(b)腹腔镜下分离右侧骶骨岬腹膜,暴露直肠后,可见 Heald 所谓的"holy 平面";(c)腹腔镜下分离右侧骶骨岬腹膜后,打开所谓的"结肠系膜窗口(mesocolic window)",暴露左侧输尿管;(d)腹腔镜下开窗法分离乙状结肠系膜,骨化肠系膜下动脉。S,乙状结肠;RS,直肠乙状结肠;HS,Heald 所谓的"holy 平面";SHP,上腹下丛;R,直肠;LUr,左侧输尿管;IMA,肠系膜下动脉

MPRS 通过分离输尿管、子宫骶韧带和直肠系膜之间的腹膜后间隙,逐渐暴露腹下神经(通常在距离输尿管尾端下 1.5~2cm,穿插于输尿管系膜)、直肠阴道韧带和直肠柱。

LPRS 是在输尿管系膜、腹下血管、腹下筋膜和盆腔内脏神经(pelvic splanchnic nerves,PSNs)之间形成的。

PRSs 的解剖范围:

内侧:直肠深筋膜、直肠柱;输尿管和输尿管系膜,为暴露 LPRS。

外侧:盆壁筋膜(parietal pelvic fascia,PPF)、下腹下丛(pelvic plexus,PP)与 PSNs、腹下动脉(hypogastric artery,HA)、梨状肌;输尿管和输尿管系膜,为暴露 MPRS。

背侧:骶前筋膜、骶骨。

腹侧:宫旁组织(如子宫主韧带)。

尾侧:骶骨凹,在中线分离骶骨前的"Waldeyer 间隙"或称为"直肠后间隙(retro-rectal space,RRS)"和 Heald 所谓的"holy 平面"之后暴露[15](图 12.2)。

12.3.2　直肠后间隙("Waldeyer 间隙")

RRS 是一个骶骨背侧的无血管间隙,由骶前筋膜覆盖,腹侧为后直肠壁,被包裹在其直肠脏层鞘内,称为深筋膜。RRS 的分离实际上就是分离这两个筋膜之间松散的小间隙(图 12.2 和图 12.3),被称为直肠后脂肪组织,由 Waldeyer[16] 定义。该 RRS 是从头到脚、从中外侧方向,沿着骶骨凹处直到尾骨仔细地钝性分离得到的。这种分离的头侧起点位于骶骨岬和交感神经腹下神经丛的水平,对应于 Heald 所谓的"holy 平面"[15] 的开口水平,这是在肠切除术中的直肠乙状结肠游离过程中发展而来的。

RRS 的解剖范围:

背侧:骶前筋膜覆盖的骶骨(PPF 的腹

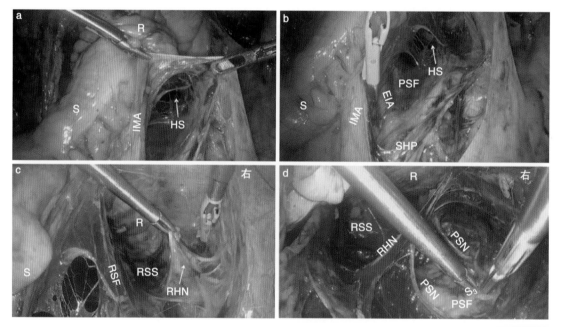

图 12.3　腹腔镜下游离直肠后壁前的骶前间隙尾侧的分离。(a)腹腔镜下在右骶骨岬处分离腹膜后,可见 Heald 所谓的"holy 平面";(b)腹腔镜在右骶骨岬处分离腹膜,识别出上腹下丛;(c)腹腔镜下背侧分离直肠乙状结肠,可见右腹下神经;(d)腹腔镜下分离右骶前区,解除对骶神经根(S₃)的压迫,暴露右盆腔内脏神经。HS,Heald 所谓的"holy 平面"。R,直肠;S,乙状结肠;IMA,肠系膜下动脉;EIA,髂外动脉;PSF,骶前筋膜;SHP,上腹下丛;RSS,"Waldeyer 间隙";RSF,"Waldeyer 筋膜"/直肠骶筋膜;RHN,右腹下神经;PSN,盆腔内脏神经;S₃,第三骶神经根

侧观），紧贴骨膜，骨膜上覆盖骶正中动静脉及其相对应的动静脉吻合支。

前腹侧：直肠后壁，包裹于深筋膜内（盆筋膜即 VPF 的一部分）。

后旁侧：髂总血管处腹下神经，输尿管系膜，输尿管。

起始部头侧：腹膜。

尾侧：直肠骶骨前的"Waldeyer 筋膜"[16]，从骶前筋膜（PPF 的一部分）反折到深筋膜（VPF 的一部分），它代表直肠的后方支撑，在排便过程中保持骶尾部角度；最尾端的界限是肛尾缝，Havenga 等人称为直肠骶筋膜[17]，它是由骶前筋膜和盆筋膜壁层纤维融合至尾部达 S4 而成（骶尾部关节合并而成）。

直肠骶筋膜先前已由 Crapp 和 Cuthbertson[18] 以及 Sato[19] 描述，其作用可能是将直肠锚定到骶曲，防止直肠脱垂。然而，如果行超低位直肠切除，可能需要切掉它。

12.3.3　子宫旁后间隙

在去除直肠粘连于子宫并浸润直肠的浸润性病灶时，明确子宫（和阴道）粘连于直肠的组织是其解剖、切除或保留的基础。在大多数情况下，直肠浸润来自后方的宫旁浸润，从子宫颈后的结节向尾背侧扩散而来。

宫旁组织（希腊词源，παρα-μετρος：子宫侧区域）是位于盆筋膜壁层和脏层之间（它被覆盖），并延伸到外侧盆壁的一层结缔组织。它包含来自盆腔内脏的传入和从盆腔内脏传出的淋巴血管和神经连接，在解剖学上可分为前部、外侧和后部。许多深部浸润性子宫内膜异位症需要行根治性手术，切除的不仅是广泛的宫旁组织，也涉及外侧和前部宫旁组织。下面我们快速描述在因子宫内膜异位症行节段性肠切除术时，最常见的宫旁组织（子宫旁后间隙[20]）划分（图12.4）。

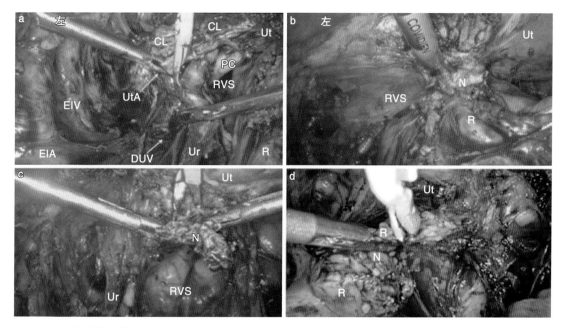

图 12.4　腹腔镜下清除后外侧间隔 DIE 的手术步骤。（a）腹腔镜下左侧输尿管松解术，是在清除宫旁浸润的 DIE 过程中，切除左侧宫旁组织时进行的；（b）腹腔镜下切除子宫颈后或直肠结节，在分离暴露直肠阴道隔后进行；（c）腹腔镜下切除子宫颈后结节，在分离暴露直肠阴道隔后，使结节与直肠完全分离；（d）腹腔镜下横断直肠系膜，根据所谓的"经典技术"进行节段性肠切除术以根治 DIE。EIV，髂外静脉；EIA，髂外动脉；UtA，子宫动脉；DUV，子宫深静脉；Ur，输尿管；R，直肠；Ut，子宫；RVS，直肠阴道隔；CL，主韧带；PC，子宫颈旁；N，DIE 结节

子宫旁后间隙由三个关键的解剖结构组成：

1. 子宫骶韧带，从子宫颈峡部水平的后腹膜起始向背侧延伸到骶骨最前方。

2. 直肠阴道韧带，位于盆底水平，在腹膜后从直肠的最腹侧和尾侧向腹前侧方向延伸至阴道后壁的最背侧和尾侧。

3. 直肠的外侧韧带（也称为"直肠翼"或直肠柱-LLR），起源于直肠的外侧部分（此处直肠系膜与深筋膜连接），直至盆壁的尾端的外侧部分（从 S₂~S₄ 的最外侧部分到覆盖闭孔肌和梨状肌的盆筋膜壁层）。

盆腔内脏、直肠乙状结肠和肛管的副交感神经支配由 PSNs 提供，PSNs 是从 S₂~S₄ 骶神经根前支向上发出而成，然后穿透覆盖梨状肌（又称骶骨腹下筋膜）的 PPF，汇入 HN 的正交感纤维，然后穿过宫旁组织。

12.3.4　直肠阴道间隙

为了对子宫内膜异位症或妇科恶性肿瘤引起的阴道或直肠浸润进行根治性手术，直肠阴道隔的形成是关键。直肠的前外侧通过两排纵向的纤维血管组织连接到阴道，即所谓的直肠柱，它起源于子宫旁后间隙，与子宫骶韧带和直肠阴道韧带伴行（见图 12.4）。直肠阴道间隙位于这些平行结构中，被增厚的盆内筋膜脏层所覆盖。这种筋膜的前层构成直肠阴道隔（Denonvilliers 筋膜），它更多地附着在阴道而不是直肠。后层是直肠筋膜，可以从直肠分离和切开，但如果在这个平面分离，与在真正的直肠阴道间隙分离相比，更容易发生直肠损伤。当从直肠阴道间隙向后背侧打开时，直肠阴道间隙有一个菲薄顶端，脂肪组织附着，在这个平面，能轻松地将阴道后壁自直肠前壁三分之一处分离开来。

12.3.5　乙状结肠

代表降结肠的远端，开始于左侧髂窝，侧方为髂总血管，结束于第三骶椎[10-11,14]水平。

它呈 S 形，位于腹膜内，具有完全可变的移动性和长度（通常在 40cm 左右），并被许多肠脂垂覆盖。乙状结肠的远端解剖位置一般称为直肠乙状结肠交界处。乙状结肠系膜完全包围肠管，不直接在背侧与盆壁连接，也正是由于这一点，它能够保持一定的移动性。在这个水平上，Toldt 筋膜（在腹腔相当于直肠盆内脏层筋膜，这里称为深筋膜）不存在。乙状结肠系膜包含肠系膜下血管、肠系膜下神经丛、腹下上神经丛及其他神经和淋巴结构。结直肠手术的一个基本手术步骤是打开"结肠系膜"或"乙状结肠系膜"窗口，这是肠系膜下动脉和骶岬之间形成的虚拟空间，允许从右侧向中外侧方向识别左侧输尿管。这是一个关键的步骤，能适当地骨化肠系膜下血管及和使输尿管偏于一侧，避免在行结直肠横切术前，横断血管时损伤输尿管。

乙状结肠与直肠之间的解剖通道的特征有：①乙状结肠系膜末端；②肠脂垂和结肠袋消失；③结肠带合并，并在直肠形成一完整纵向肌层；④直肠-乙状结肠结合面的水平（功能瓣膜）狭窄；⑤直肠上动脉的分支起始水平。乙状结肠的血管主干为 2~4 条动脉，第一条动脉的直径较大，起源于左结肠动脉（30% 的病例）或肠系膜下动脉。若起源于肠系膜下动脉，经骶岬后立即进入骨盆，成为直肠上动脉（或上痔），它与直肠中动脉即腹下动脉的终末支吻合。

12.3.6　直肠

直肠是乙状结肠的延续，位于第三骶椎（S₃）处，并延伸到肛管的头端，即所谓的"肛管直肠环"。它的长度约为 10~15cm，由前后曲线（骶曲）和提肛肌形成，遵循骶骨的轮廓。直肠被包裹在一层腹内筋膜（即深筋膜）内，腹内筋膜继续延续成骨盆内筋膜，并覆盖提肛肌。直肠分为头侧部或者称为盆腔直肠部（腹膜和腹膜下）和更尾端的会阴部,连接于肛管。直肠的近端三分之一(头侧部分)位于腹膜内,腹膜继续延续覆盖直肠旁间隙组织,腹膜前反折位于距肛门边缘约5~7cm处。仅三分之一的直肠被腹膜覆盖,且仅直肠中部的前方部分被腹膜覆盖,与直肠子宫陷凹的腹膜延续,而尾端的三分之二完全位于腹膜外。在盆底的水平,在阴道的中部三分之一处,直肠尾端(远端三分之二)以上部分以90°向后背侧弯曲,形成会阴曲。随后,它穿透盆膈,并继续向尾端走行与肛门连接。直肠在会阴部与肛管如同外科手术般融合相连,从肛管直肠环延伸到肛缘。它被肛提肌和肛门括约肌所包围,并被肛门尾骨韧带向后固定在尾骨上。直肠系膜含有淋巴管、直肠血管分支和神经。它覆盖了大约四分之三的腹膜下直肠,在肛门的肛提肌处变薄。位于腹膜和盆膈之间的腹膜后间隙将直肠与盆腔侧壁和肛门的肛提肌分离。

直肠中动脉(伴有大量的解剖学变异)起源于髂内动脉,以及脐动脉、臀下动脉和外侧骶动脉,或作为阴部内动脉的分支。通过对30名[21]的尸体标本研究,仅有56.7%的受试者存在直肠中动脉,36.7%的病例为两侧对称分布,20%的病例为仅单侧分布。它的直径可变化,向尾端延伸,中间向直肠的外侧靠近,十分接近直肠侧韧带(或直肠翼)。它向两个方向发出分支:向后分支营养中部直肠,与直肠上动脉吻合;另一向前分支,直径较大,通过直肠阴道隔的外侧部分到达阴道。

12.3.7　回盲部

盲肠是一个大的管状结构,是大肠的第一个区域,与回肠(小肠的最后部分)以回盲瓣(又称Bauhin瓣)分隔。回盲瓣是控制食物进入盲肠的速度,防止食物返回小肠的一种括约肌。

盲肠的血管来自肠系膜上动脉,通过回肠动脉,它发出回肠分支、结肠分支和阑尾分支。

回盲部的括约肌也为阻止细菌向小肠迁移提供了机械屏障。回盲部括约肌的丢失会导致小肠细菌过度生长,这种情况称为短肠综合征(small-bowel syndrome,SBS),与腹泻、脂肪和维生素(B$_{12}$)吸收不良有关,这两种情况都是由胆盐分解引起的,伴有体液丢失、腹部绞痛和肝脏损伤[22-23]。

12.4　腹腔镜肠切除术治疗深部浸润子宫内膜异位症

子宫内膜异位结节浸润肠壁(累及肠道肌肉和/或黏膜)厚度超过30mm,在加剧的狭窄性症状出现及在有多个结节的情况下,节段性肠切除术是最安全的方法之一,以彻底消除疾病[4-6,24-28]。

这种"经典技术"已使用多年,现仍然为一种手术方式,在缓解盆腔痛方面令人满意,且术中和围手术期的安全性也在可接受范围内。Redwine等[4-5]已将其步骤标准化。使用单极剪刀在正常腹膜外侧平行于受累的子宫骶韧带方向做切口。子宫骶韧带随后被直接破坏。在子宫颈后方与肠管粘连上方做一横切口,然后在筋膜内向下向直肠阴道隔方向分离切开,并横断子宫骶韧带,此时,所有结节性纤维化病灶开始从子宫颈后方剥离,但仍然附着在肠壁上。

如果子宫内膜异位症累及阴道壁,腹腔镜下直肠阴道隔的分离最好从右侧或左侧着手,避开中线的浸润区域,也可避免医源性直肠损伤的风险。一旦暴露了直肠阴道隔侧面,借助阴道顶端支撑的指示,就可以沿着子宫颈后部进行分离直至暴露直肠阴道隔。然后,正常的直肠阴道隔继续向远端延伸,存在于正常的肠壁各面的结节肿块就可以被看到。所有的病变都保留在游离的直肠前壁上,然后进行节段性切除治疗。

Redwine报告说,在一些接受治疗的患者中进行骶前神经切除术,作为一种可能防止盆腔痛复发的措施。

在过去的几年里,因为诊断更精确,越来越多的女性接受手术,由经典的切除术带来的术后内脏神经功能障碍的风险,被认为是该技术难以承受的负担。

12.5 腹腔镜下保留神经的深部浸润性子宫内膜异位症的肠切除术:手术步骤

遵循根治性肿瘤手术的良好模式,"保留神经"节段性肠切除技术近年来得到了发展,目前已被国际科学界标准化,被认为为"Negrar 法"[29]。

保留神经的目标是识别和保留内脏神经纤维,确定手术界标,从而降低盆腔神经系统医源性损伤的风险。这项操作应在专科中心进行,保证手术有足够的根治性,尽管仍有较低的术后膀胱、直肠和性功能障碍的发生率,但显著改善了患者的生活质量[30-35]。

该操作被标准化为以下步骤[29-30](图12.5 和图 12.6):

第 0 步:粘连松解术,卵巢手术,切除腹膜子宫内膜异位症。

手术开始于评估所有腹部腹膜表面和松解粘连,粘连可能是以前的手术或疾病扩展造成的。接下来,使用剥脱法游离卵巢和去除卵巢子宫内膜异位病灶。卵巢暂时悬吊在腹壁上,能更容易进入直肠子宫陷凹,更好地暴露盆腔术野。直肠阴道隔切除术是在经腹膜后入路双侧输尿管分离后施行并同时完成被子宫内膜异位组织浸润的子宫骶韧带的鉴别和切除。在子宫内膜异位症患者中,腹膜后的输尿管走行,总是因疾病引起的纤维化收缩而被拉向中间。输尿

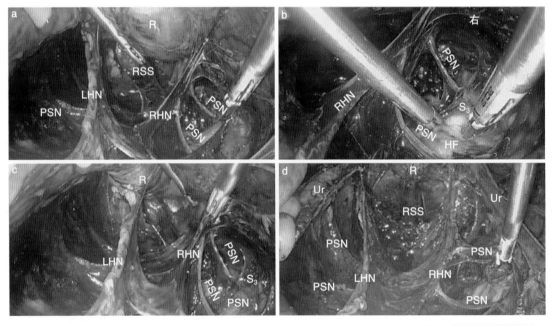

图 12.5 根据"Negrar 法",在保留神经根除 DIE 的过程中,腹腔镜下神经识别和保留。(a)腹腔镜下分离直肠后间隙,同时识别和保存髂内神经和盆腔内脏神经;(b)腹腔镜下分离右侧腹下区域,解除骶神经根的压迫,暴露右侧盆腔内脏神经;(c)腹腔镜下分离直肠后间隙,解除骶神经根(S_3)的压迫,暴露腹下神经和右侧盆腔内脏神经;(d)腹腔镜下在直肠横断前暴露腹下神经和盆腔内脏神经。R,直肠;RHN,右腹下神经;LHN,左腹下神经;PSN,盆腔内脏神经;RHN,右腹下神经;S_3,第三骶神经根;HF,腹下筋膜;RSS,"Waldeyer 间隙"

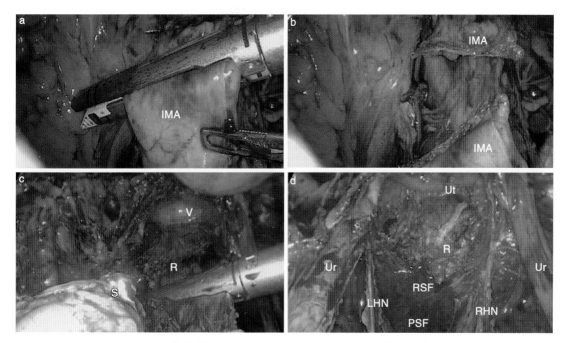

图 12.6　根据"Negrar 法",在保留神经根除 DIE 过程中,腹腔镜下切除直肠和直肠系膜。(a)腹腔镜下用 45mm 线形吻合器(Endopath)横断肠系膜下动脉;(b)腹腔镜下横断肠系膜下动脉后所见;(c)腹腔镜下用 60mm 线形吻合器(EndoGIA)进行 DIE 的节段性肠切除;(d)直肠横断后的直肠后区域,腹下神经已经暴露。IMA,肠系膜下动脉。R,直肠;V,阴道后壁;S,乙状结肠;RHN,右腹下神经;LHN,左腹下神经;RSF,直肠骶筋膜;PSF,骶前筋膜;R,直肠;Ur,输尿管;Ut,子宫

管分离包括从受累的腹膜中游离输尿管,沿着其走行分离而不能损伤输尿管壁。

第 1 步:暴露骶前间隙和腹膜后血管间隙,识别和保留肠系膜下丛、上腹下丛和腹下神经的盆腔交感神经纤维。

肠系膜下丛(inferior mesenteric plexus, IMP)是一种交感神经纤维网络,它从肠系膜下动脉的主动脉起源到骶岬与肠系膜下动脉伴行,汇入上腹下丛(superior hypogastric plexus,SHP),在骶岬水平的骶前间隙形成由交感神经纤维组成的三角形网络。这两个神经丛被腹膜小叶覆盖,并被盆筋膜脏层包裹。SHP 发出左右腹下神经(hypogastric nerves,HN),沿直肠系膜外侧分支长约 8cm,在盆筋膜脏层内,沿输尿管走行向其背侧和尾侧方向分布。

对 SHP 和 HN 神经纤维的识别需在打开"Waldeyer 间隙"之后,然后打开骶岬的腹膜,在"Waldeyer 筋膜"[16] 水平分离所谓的直肠后脂肪层直至尾骨,然后神经在尾端被

推向直肠、子宫-骶部和直肠阴道韧带,从而能安全进行保留神经的剥离术。

为了更精确地识别腹下神经和输尿管,并完全游离直肠乙状结肠,一个关键的步骤是识别直肠旁腹膜后 Okabayashi 间隙和 Latzko 间隙,以及 Heald 直肠后间隙[10-15]:

——内侧直肠旁(Okabayashi 间隙)以输尿管和输尿管系膜为外界限,直肠和直肠系膜为内侧界限;在此间隙内可完成输尿管松解,沿腹下神经的骨盆内走行,识别出盆腔内脏神经和下腹下丛,该间隙与 Heald 直肠后间隙的内侧相连接。

——外侧直肠旁(Latzko 间隙)的外侧界限是髂内动脉,内界限是输尿管和输尿管系膜;在此间隙内可将输尿管向宫旁隧道方向自腹下动脉的血管分支完全剥离(在某些情况下,子宫旁侧的切除可能需要切除血管)。

——直肠后或"Waldeyer 间隙",它的腹侧(前界限)为直肠系膜,后背侧为骶骨;它的分离是完全无血管的,如果切开直肠骶筋

膜（尾骨中缝），可以分离至尾骨表面。在此间隙内可识别和保留肠系膜下神经丛、上腹下神经丛和双侧腹下神经。此外，还可完全剥离并切除直肠。

一旦这些解剖间隙被完全剥离，即可切除被子宫内膜异位症浸润的直肠阴道韧带。

第2步：解剖宫旁组织平面，分离输尿管、下腹神经和下腹下丛或盆丛。

在这一阶段，识别和分离后方宫旁组织（子宫骶韧带、直肠阴道韧带和直肠外侧韧带）和外侧的宫旁组织（主韧带、子宫颈旁）是基础。在此过程之后，分离输尿管到宫旁隧道及与子宫动脉相互交叉处，随后识别腹下神经和下腹下丛。

第3步：子宫旁后部组织的切除，识别子宫深静脉，保留盆腔内脏神经和下腹下丛的上中段。

盆腔内脏（直肠乙状结肠、肛管）接受来自骶神经根（$S_2 \sim S_4$）的盆腔内脏副交感神经的支配。这些副交感神经纤维在穿透覆盖PPF的骶神经根后，加入正交感神经成分（下腹神经），形成下腹下丛或盆丛。为了保护女性的直肠、膀胱和性功能，保留神经手术旨在通过利用精确的解剖标志来保留这些神经纤维。在这个原则下，子宫深静脉代表了解剖外科标志，它区分了宫旁血管部分（血管部、腹侧和头侧）和宫旁神经部分（神经部、背侧和尾侧）。必要时可通过后侧和外侧子宫旁切除术完成这一步，使神经束完全暴露在侧面。

第4步：暴露直肠阴道隔并保留下腹下丛的尾端部分。

这一手术阶段的特点是完全暴露直肠阴道隔，沿着朝向内侧方向做线形切口。内侧沿着子宫骶韧带分离，外侧沿着肠系膜分离，然后向后背侧子宫颈方向，即相对应的直肠前壁的前腹侧方向进行分离。通过这种手术，可以在中间暴露并分离出直肠阴道隔和/或直肠结节的子宫内膜异位结节。在阴道壁浸润的情况下，用相同的方法切除部分阴道壁，并通过腹腔镜或经阴道缝合阴道切缘。

第5步：保留阴道旁的下腹下丛尾部。

盆腔神经丛穿过膀胱输尿管韧带的后部，然后向侧方及尾端在输尿管进入膀胱之前与之伴行。为了进行保留神经手术，需要部分或完全打开输尿管隧道，或称为Morrow间隙（输尿管内侧和腹侧），如此能将膀胱输尿管韧带的内侧血管与伴神经走行的外侧部分分离。如果前部宫旁组织（膀胱输尿管韧带）受累，输尿管到膀胱段的完全游离和暴露Yabuki[10]所谓的第四空间的是必要的。这是通过贯通内侧直肠旁间隙和外侧膀胱旁间隙获得的，从而能沿着子宫颈旁将阴道旁部分做彻底的切除。

第6步：直肠切除和结直肠吻合。

这是手术的最后一个阶段，此时受累的肠道已经被游离，无论是使用双极，还是超声或联合其他能量装置。考虑到剩余肠管的血供，可以用45mm腹腔镜机械吻合器夹闭和离断肠系膜下动脉的乙状结肠分支。这样做的依据是Knight-Griffen法，保证无张力的端端吻合。将肠壁的健康远端部分与周围的直肠系膜分离，以暴露机械吻合器必须定位的浆膜位置。线形腹腔镜吻合器定位在切除的远端边缘（结节远端1~2cm），并以能最大限度暴露边缘和便于人体操作的角度倾斜（图12.7~图12.9）。

可通过耻骨联合上的超低中线切口（长度约为4cm）取出受累的肠段，或通过阴道取出（如果已行浸润的后穹窿切除术）。距离子宫内膜异位结节1~2cm处的切除近端边缘被认为是安全的。标本移除后，在切除的小肠远端用缝线固定圆形内镜吻合器的头部，最后，这个腔被送回腹腔，关闭腹壁（包括腹膜和筋膜层）以恢复有效的气腹。将29mm或31mm端对端的圆形吻合器横向插入，在腹腔镜直视下，连接到先前定位的吻合器头部。根据Knight-Griffen法，最终完成结直肠端端吻合，通过肠镜评估和液气试

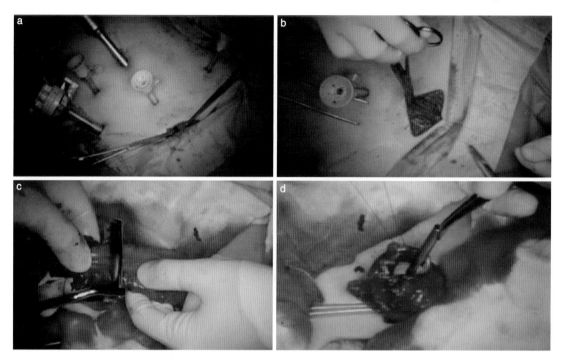

图 12.7　体外近端肠切除术和闭合术。(a) Trocar 位置和耻骨上迷你横切口;(b) 在远端被横断后从耻骨上经腹行小的横切口取出直肠乙状结肠;(c) 直肠乙状结肠的近端横切面;(d) 乙状结肠内放置圆形内镜吻合器的抵针座插入后,荷包缝合关闭近端

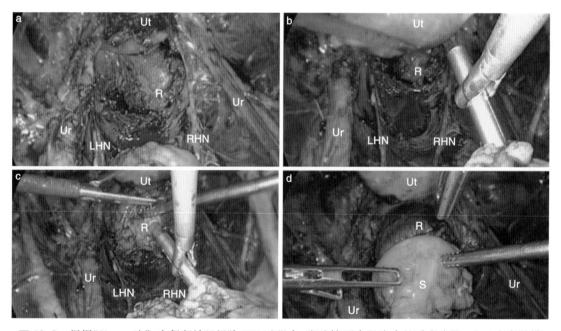

图 12.8　根据"Negrar 法",在保留神经根除 DIE 过程中,腹腔镜下直肠吻合的手术步骤。(a) 在直肠横断术后显露腹下神经;(b) 腹腔镜下 Knight-Griffen 术式的初始阶段,经肛门置入圆形吻合器进行直肠乙状结肠的端端吻合术;(c) 腹腔镜下 Knight-Griffen 术式中直肠乙状结肠的端端吻合术,圆形吻合器的抵针座的连接;(d) 腹腔镜下 Knight-Griffen 术式的终末阶段,闭合圆形吻合器完成直肠乙状结肠的端端吻合术。RHN,右腹下神经;LHN,左腹下神经;R,直肠残端;Ur,输尿管;Ut,子宫;S,乙状结肠

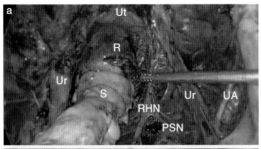

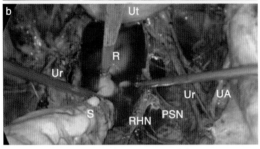

图 12.9　根据"Negrar 法",腹腔镜下保留神经、根除 DIE 的直肠和宫旁组织切除。(a) Knight-Griffen 法直肠乙状结肠端端吻合术后的视野。(b) Knight-Griffen 法直肠乙状结肠端端吻合术后,检查直肠完整性的充气试验。PSN,盆腔脏器神经;RHN,右腹下神经;R,直肠残端;S,乙状结肠;Ur,输尿管;Ut,子宫;UA,脐动脉

验(见上文)检查吻合口的完整性。如果对试验的抵抗力差(渗漏),或肠切除术的位置很低(根据研究,距肛门边缘 4~6cm),或在进一步的阴道、输尿管和膀胱缝合的情况下,应考虑行保护性回肠造口或临时结肠造口,在这些病例中,通过双对比钡灌肠或直肠镜检查评估缝合的完整性后,在节段性肠切除后约 40~60 天,施行再通手术。

12.6　回盲部切除

在我们超过 2 500 例深部浸润性子宫内膜异位症的肠切除术的病例系列中,报道了 8% 的回盲部子宫内膜异位症[7]。

相反,如果只从回盲部子宫内膜异位症的总数来看,80% 也患有乙状结肠子宫内膜异位症。

在评估回盲瓣受侵及随后引起短肠综合征的风险存在后,才考虑行切除术,因此

必须根据严重的术前症状或存在小肠闭塞风险来指导该手术。

可以全部通过腹腔镜或设置一个辅助小切口经腹手术[8]进行。可见浸润区(通常为骨盆右壁结节,向尾侧延伸至右附件区和宫旁组织,向头侧延伸至回盲部),盲肠和右侧结肠的游离是使用联合能量装置。在剖腹探查术中有一种"Kocher"方法,根据这一方法,可以从盆腔侧壁解除右侧肠管的旋转。结肠血管被游离、夹闭和离断,将受累肠段分离并切除,然后通过腹腔镜或开腹手术行侧侧或端侧回盲吻合术。在右侧髂区或耻骨上行小切口经腹手术,取出肠管。采用 DST 系列技术的圆形吻合器(25mm)进行机械吻合。当只有回肠受累时,行体外回肠切除及端端人工吻合,后续行简单黏膜间断缝合即可(图 12.10)。

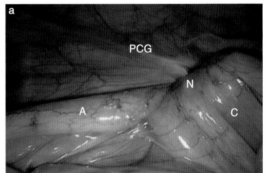

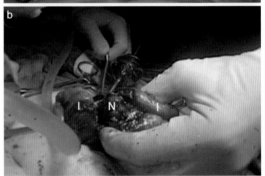

图 12.10　回盲部子宫内膜异位症的手术治疗。(a)腹腔镜下见 DIE 侵犯阑尾和盲肠;(b)经腹探查见 DIE 浸润回肠。A,阑尾;C,盲肠;N,DIE 结节;PCG,结肠旁沟;I,回肠

12.7 阑尾切除术和盲肠切除术

所有盲肠阑尾的肉眼改变,如增大、扩张、弯曲或变色,或存在可疑的子宫内膜异位种植等,都要进行阑尾切除术,单独切除或同时行回盲肠切除术。如果是单独的阑尾切除术,在游离盲肠和阑尾后,固定和切断阑尾系膜,游离阑尾动脉,电凝并切断。通过右下象限 Trocar 引入三个套圈固定在阑尾与盲肠的连接处,两道结扎在距离阑尾根部 2mm 处,最后一道结扎在距离前道结扎处的上方 7mm,然后在第二道和第三道结扎处之间电凝并切断。如果盲肠根部受累,则采用线形腹腔镜吻合器(Endo-GIA),通过切缘远端(距离结节 1~2cm),调整角度并以最大程度暴露切缘,闭合、激活并横断。

12.8 结论

标准化的节段性肠切除术、微创手术的联合应用及保留神经手术,使符合适应证的患者神经功能障碍的发生率降低了 5% ~ 6%,生活质量得到进一步改善[29-35]。

这种先进的根治性手术应只在专科中心进行,妇科医生和结直肠外科医生均应在盆腔神经解剖、保留神经技术和肿瘤根治术方面具有丰富经验[36-47]。

(康份红 译,刘红丽 王彦龙 校)

参考文献

1. Cotlar AM. Historical landmarks in operations on the colon—surgeons courageous. Curr Surg. 2002;59(1):91–5.
2. Jacobs M, Verdeja JC, Goldstein HS. Minimally invasive colon resection (laparoscopic colectomy). Surg Laparosc Endosc. 1991;1:144–50.
3. Fowler DL, White SA. Laparoscopy-assisted sigmoid resection. Surg Laparosc Endosc. 1991;1:183–8.
4. Redwine DB, Koning M, Sharpe DR. Laparoscopically assisted transvaginal segmental resection of the rectosigmoid colon for endometriosis. Fertil Steril. 1996;65(1):193–7.
5. Redwine DB, Sharpe DR. Laparoscopic segmental resection of the sigmoid colon for endometriosis. J Laparoendosc Surg. 1991;1(4):217–20.
6. Sharpe DR, Redwine DB. Laparoscopic segmental resection of the sigmoid and rectosigmoid colon for endometriosis. Surg Laparosc Endosc. 1992;2(2):120–4.
7. Scioscia M, Bruni F, Ceccaroni M, Steinkasserer M, Stepniewska A, Minelli L. Distribution of endometriotic lesions in endometriosis stage IV supports the menstrual reflux theory and requires specific preoperative assessment and therapy. Acta Obstet Gynecol Scand. 2011;90(2):136–9. https://doi.org/10.1111/j.1600-0412.2010.01008.x. Epub 2010 Dec 2.
8. Ruffo G, Stepniewska A, Crippa S, Serboli G, Zardini C, Steinkasserer M, Ceccaroni M, Minelli L, Falconi M. Laparoscopic ileocecal resection for bowel endometriosis. Surg Endosc. 2011;25(4):1257–62.
9. Toldt C. Anatomischer Atlas für Studierende und Ärzte. Berlin: Urban & Schwarzenberg; 1919.
10. Yabuki Y, Asamoto A, Hoshiba T, et al. Radical hysterectomy: an anatomic evaluation of parametrial dissection. Gynecol Oncol. 2000;77:155–63.
11. Kamina P. Anatomie Clinique. Paris: Maloine; 2009.
12. Ceccaroni M, Fanfani F, Ercoli A, Scambia G. Innervazione viscerale e somatica della pelvi femminile. Testo-Atlante di anatomia chirurgica. Rome: CIC editions; 2006.
13. Ercoli A, Delmas V, Fanfani F, Gadonneix P, Ceccaroni M, Fagotti A, Mancuso S, Scambia G. Terminologia Anatomica versus unofficial descriptions and nomenclature of the fasciae and ligaments of the female pelvis: a dissection-based comparative study. Am J Obstet Gynecol. 2005;193(4):1565–73.
14. Einarsson JI, Wattiez A. Minimally invasive gynecologic surgery: evidence-based laparoscopic, hysteroscopic and robotic surgeries. London: Jp Medical Pub; 2016.
15. Heald RJ. The 'Holy Plane' of rectal surgery. J R Soc Med. 1988;81(9):503–8.
16. Waldeyer W. Das Becken. Bonn: Cohen; 1899.
17. Havenga K, DeRuiter MC, Enker WE, Welvaart K. Anatomical basis of autonomic nerve-preserving total mesorectal excision for rectal cancer. Br J Surg. 1996;83(3):384–8.
18. Crapp AR, Cuthbertson AM. William Waldeyer and the rectosacral fascia. Surg Gynecol Obstet. 1974;138(2):252–6.
19. Sato K, Sato T. The vascular and neuronal composition of the lateral ligament of the rectum and the rectosacral fascia. Surg Radiol Anat. 1991;13(1):17–22.
20. Ceccaroni M, Clarizia R, Roviglione G, Ruffo G. Neuro-anatomy of the posterior parametrium and surgical considerations for a nerve-sparing approach in radical pelvic surgery. Surg Endosc. 2013;27(11):4386–94. https://doi.org/10.1007/s00464-013-3043-z. Epub 2013 Jun 20.
21. DiDio LJ, Diaz-Franco C, Schemainda R, Bezerra AJ. Morphology of the middle rectal arteries. A study of 30 cadaveric dissections. Surg Radiol Anat. 1986;8(4):229–36.

22. Goulet OJ, Revillon Y, Jan D, et al. Neonatal short bowel syndrome. J Pediatr. 1991;119:18–23.

23. Lichtman SN, Sartor RB, Keku J, Schwab JH. Hepatic inflammation in rats with experimental small intestinal bacterial overgrowth. Gastroenterology. 1990;98(2):414–23.

24. Abrão MS, Petraglia F, Falcone T, Keckstein J, Osuga Y, Chapron C. Deep endometriosis infiltrating the recto-sigmoid: critical factors to consider before management. Hum Reprod Update. 2015;21(3):329–39. https://doi.org/10.1093/humupd/dmv003. Epub 2015 Jan 24. Review.

25. Minelli L, Fanfani F, Fagotti A, Ruffo G, Ceccaroni M, Mereu L, Landi S, Pomini P, Scambia G. Laparoscopic colorectal resection for bowel endometriosis: feasibility, complications, and clinical outcome. Arch Surg. 2009;144(3):234–9; discussion 239.

26. Vercellini P, Frattaruolo MP, Rosati R, Dridi D, Roberto A, Mosconi P, De Giorgi O, Cribiù FM, Somigliana E. Medical treatment or surgery for colorectal endometriosis? Results of a shared decision-making approach. Hum Reprod. 2018;33(2):202–11. https://doi.org/10.1093/humrep/dex364.

27. Vercellini P, Buggio L, Somigliana E. Role of medical therapy in the management of deep rectovaginal endometriosis. Fertil Steril. 2017;108(6):913–30. https://doi.org/10.1016/j.fertnstert.2017.08.038. Review.

28. Vercellini P, Giudice LC, Evers JL, Abrao MS. Reducing low-value care in endometriosis between limited evidence and unresolved issues: a proposal. Hum Reprod. 2015;30(9):1996–2004.

29. Ceccaroni M, Clarizia R, Bruni F, D'Urso E, Gagliardi ML, Roviglione G, Minelli L, Ruffo G. Nerve-sparing laparoscopic eradication of deep endometriosis with segmental rectal and parametrial resection: the Negrar method. A single-center, prospective, clinical trial. Surg Endosc. 2012;26(7):2029–45. https://doi.org/10.1007/s00464-012-2153-3. Epub 2012 Jan 26.

30. Ceccaroni M, Clarizia R, Tebache L. Role and technique of nerve-sparing surgery in deep endometriosis. J Endometr Pelvic Pain Disord. 2016;8(4):141–51.

31. Ceccaroni M, Fanfani F, Ercoli A et al. Nerve-sparing radical hysterectomy: an anatomical evaluation of middle rectal artery and deep uterine vein as surgical landmarks during parametrial dissection. Proceedings of the International Symposium on Radical Hysterectomy, dedicated to Hidekazu Okabayashi, Kyoto, 2007; p 12, 155.

32. Ceccaroni M, Fanfani F, Ercoli A et al. Anatomosurgical principles and feasibility for a true Type III laparoscopic nerve-sparing Radical Hysterectomy. Proceedings of the International Symposium on Radical Hysterectomy, dedicated to Hidekazu Okabayashi, Kyoto; 2007. p 89.

33. Ceccaroni M, Pontrelli G, Scioscia M, et al. Nerve-sparing laparoscopic radical excision of deep endometriosis with rectal and parametrial resection. J Minim Invasive Gynecol. 2010;17(1):14–5.

34. Ceccaroni M, Clarizia R, Roviglione G. Nerve-sparing surgery for deep infiltrating endometriosis: laparoscopic eradication of deep infiltrating endometriosis with rectal and parametrial resection according to the negrar. Method Minim Invasive Gynecol. 2020;27(2):263–4. https://doi.org/10.1016/j.jmig.2019.09.002. Epub 2019 Sep 10.

35. Landi S, Ceccaroni M, Perutelli A, et al. Laparoscopic nerve-sparing complete excision of deep endometriosis: is it feasible? Hum Reprod. 2006;21:774–81.

36. Ford J, English J, Miles WA, Giannopoulos T. Pain, quality of life and complications following the radical resection of rectovaginal endometriosis. BJOG. 2004;111(4):353–6.

37. Pereira RM, Zanatta A, Serafini PC, Redwine D. The feasibility of laparoscopic bowel resection performed by a gynaecologist to treat endometriosis. Curr Opin Obstet Gynecol. 2010;22(4):344–53. https://doi.org/10.1097/GCO.0b013e32833beae0. Review.

38. Remorgida V, Ferrero S, Fulcheri E, Ragni N, Martin DC. Bowel endometriosis: presentation, diagnosis, and treatment. Obstet Gynecol Surv. 2007;62(7):461–70. Review.

39. Remorgida V, Ragni N, Ferrero S, Anserini P, Torelli P, Fulcheri E. How complete is full thickness disc resection of bowel endometriotic lesions? A prospective surgical and histological study. Hum Reprod. 2005;20(8):2317–20. Epub 2005 May 5.

40. Minelli L, Fanfani F, Fagotti A, et al. Laparoscopic colorectal resection for bowel endometriosis: feasibility, complications, and clinical outcome. Arch Surg. 2009;144(3):234–9; discussion 239.

41. De Cicco C, Corona R, Schonman R, Mailova K, Ussia A, Koninckx P. Bowel resection for deep endometriosis: a systematic review. BJOG. 2011;118(3):285–91.

42. Ruffo G, Scopelliti F, Scioscia M, Ceccaroni M, Mainardi P, Minelli L. Laparoscopic colorectal resection for deep infiltrating endometriosis: analysis of 436 cases. Surg Endosc. 2010;24(1):63–7.

43. Dubernard G, Piketty M, Rouzier R, Houry S, Bazot M, Darai E. Quality of life after laparoscopic colorectal resection for endometriosis. Hum Reprod. 2006;21(5):1243–7.

44. Bassi MA, Podgaec S, Dias JA Jr, D'Amico Filho N, Petta CA, Abrao MS. Quality of life after segmental resection of the rectosigmoid by laparoscopy in patients with deep infiltrating endometriosis with bowel involvement. J Minim Invasive Gynecol. 2011;18(6):730–3.

45. Mangler M, Herbstleb J, Mechsner S, Bartley J, Schneider A, Köhler C. Long-term follow-up and recurrence rate after mesorectum-sparing bowel resection among women with rectovaginal endometriosis. Int J Gynaecol Obstet. 2014;125(3):266–9.

46. Abrão MS, Borrelli GM, Clarizia R, Kho RM, Ceccaroni M. Strategies for management of colorectal endometriosis. Semin Reprod Med. 2017;35(1):65–71. https://doi.org/10.1055/s-0036-1597307.

47. Roman H, Bubenheim M, Huet E, Bridoux V, Zacharopoulou C, Daraï E, Collinet P, Tuech JJ. Conservative surgery versus colorectal resection in deep endometriosis infiltrating the rectum: a randomized trial. Hum Reprod. 2018;33(1):47–57. https://doi.org/10.1093/humrep/dex336.

第十三章　肠道子宫内膜异位症的机器人手术治疗

Simone Ferrero，Fabio Barra，Emad Mikhail，Stefano Tamburro

13.1　引言

标准腹腔镜（standard laparoscopy，SL）通常用于保守治疗失败的子宫内膜异位症患者的相关疼痛[1]。事实上，与经腹手术相比，SL具有术后疼痛少、镇痛药需求量低、住院时间短、恢复正常活动时间早等优势[2]。而且，在必须实施结直肠子宫内膜异位症手术的情况下，SL与经腹手术相比，已被证实能够增加自然受孕和成功妊娠的概率[3]。然而，SL有几个内在的技术限制，如人体工程设计的缺陷、灵活度的降低以及摄像平台的不稳定，因为摄像平台完全需要依托于助手的协助。此外，盆腔子宫内膜异位症的操作术野相对狭窄。而机器人辅助腹腔镜（robotic-assisted laparoscopy，RAL）可以克服SL的很多局限性[4]。

13.2　机器人辅助治疗深部子宫内膜异位症：非对照研究

在过去十年里，几项回顾性研究发现RAL治疗深部浸润性子宫内膜异位症（deep infiltrating endometriosis，DIE）具有可行性和安全性。2006年首次发表一例采用RAL下经尿道进行部分膀胱切除术的膀胱DIE病例（4cm）[5]。随后，2008年发表的另一份病例报告证实了RAL部分膀胱切除术治疗子宫内膜异位症的可行性[6]。术中使用了4个Trocar：1个直径12mm脐部切口用于放置机器人摄像头，2个8mm侧面切口用于放置机器人的左臂、右臂，1个10mm的Trocar用于协助手术。手术时间为297min，术中失血量约为100mL。2011年，Nezhat等人报道了一篇5例RAL治疗肠道、膀胱和输尿管子宫内膜异位症的研究[7]。所有患者预后良好，提示RAL治疗DIE是可行和安全的。一项美国的回顾性研究分析了80例ASRM评分为Ⅳ期的子宫内膜异位症患者接受RAL治疗的围手术期结局[8]。其中23例（28.9%）患者曾做过子宫内膜异位症手术，67例（84%）行子宫切除术（同时行双侧输卵管卵巢切除术），29例（36.3%）患者行输尿管松解术，没有一例患者行肠道手术（病灶碟形切除术或节段性肠切除术）。平均（±SD）手术时间为（115±46）min，平均估计失血量为（88±67）mL，没有患者需要输血，平均住院日为（1.0±0.37）天。前15例中有4例中转经腹手术，此后未再出现中转经腹手术。围手术期并发症有4例（5%）：1例输尿管横断（经腹腔镜输尿管吻合术），1例因阴道残端脓肿行麻醉下引流术，1例无需进行手术治疗的阴道残端血肿，1例患者因麻醉后继发恶心呕吐，于术后第2天重新入院。79例（98.8%）患者在2个月的随访中无疼痛，只有1例行全子宫切除和双侧输卵管卵巢切除术的患者出现消化不良，再次手术行阴道残端和子宫骶韧带切除术。然而，这项研究主要的局限性是缺乏对疼痛和子宫内膜异位症复发的长期随访。另一项美国的回顾性研究考察了 43 例经组织学证实的 ASRM 评分为Ⅲ期和Ⅳ期的子宫内膜异位症患者行 RAL 下子宫切除术和单侧或双侧卵巢切除术,验证该手术的安全性和可行性[9],该研究排除了接受保留子宫的保守治疗子宫内膜异位症患者。中位总手术时间为 190min(97~368min),中位实际手术时间为 145min(67~325min),其中 1 例因为多发子宫肌瘤中转经腹手术,1 例患者需要经阴道辅助才能完成子宫切除术,95 例患者在术后第一天出院。术后有 2 例并发症:1 例是术后回肠脓肿,1 例是阴道残端脓肿。一项国际多中心回顾性研究调查了 RAL 在 DIE 治疗中的应用[10]。该研究只纳入Ⅳ期子宫内膜异位症患者,同时行子宫切除术的患者也被纳入研究范围。患者根据外科医生的选择和机器人的可用性接受 RAL 治疗,有 164 名患者被纳入研究,其中 33 例曾接受过手术治疗(29.8% 有卵巢子宫内膜异位症手术史)。机器人操作手臂的数量因术者和手术类型而不同,大多数病例使用三个机器人手臂,78.5% 的患者的机器人固定于左侧。平均(±SD)手术时间为(180±77.2)min;控制台的时间为(137.6±80.6)min。88 例患者需要进行直肠手术,有 1 例中转为经腹直肠节段性切除术。在直肠病灶切除过程中有两处直肠损伤:一处被缝合,另一处行无需造口的直肠节段性切除术。直肠手术患者的中位失血量为 127.5mL(5~2 300mL),1 例患者需要输血。在接受膀胱手术的患者(n=23)中,有两种并发症:一种是膀胱部分切除术后膀胱阴道血肿,另一种是手术后长时间间歇性自主导尿术(6 个月)。在接受输尿管和子宫骶韧带手术的患者(n=115)中,有 2 例输尿管瘘,其中 1 例发生在直肠表面病灶削切和输尿管松解术后。另 1 例发生在部分膀胱切除和输尿管膀胱再植术后,并且这个患者因伤口裂开需行第二次输尿管膀胱再植术。28 例患者行子宫切除术后无重要并发症,再手术率为 1.8%(n=3),手术包括脓肿引流、两次输尿管膀胱再植和一例输尿管瘘管。平均(±SD)随访时间为(10.2±8.5)个月,有 86.7% 的患者完全康复,12.3% 的患者存在持续性术后疼痛,3.5% 有术后尿路症状,5.3% 有术后胃肠道症状,28.2% 的患者术后有生育要求。基于这些结果,作者得出结论,RAL 似乎在Ⅳ期子宫内膜异位症的外科治疗中占有一席之地。一项纳入 35 例患者的病例系列研究评估了 RAL 治疗 DIE 的可行性[11],没有中转开放性手术或经腹腔镜切除术,其中包括直肠表面病灶削切 25 例(71.43%),结直肠吻合术 4 例(11.43%),病灶切除及肠壁部分切除术 3 例(8.57%)。11 例患者行子宫切除术,3 例患者行膀胱部分切除术治疗直径>3cm 的膀胱结节性病灶,2 例患者需要行输尿管切除后膀胱植入术。一个重要的并发症——巨大的输尿管瘘,可能是由热损伤引起的,可以通过经腹切除输尿管并重新植入来治疗。在 1 年的随访中,没有子宫内膜异位症复发;疼痛症状、肠道表现和生活质量有明显改善。最近 Giannini 等人回顾性地报道了一篇关于输尿管 DIE 的病例系列研究[12],31 例患者被纳入研究,平均手术时间为(184.8±81)min(70~330min),估计失血量为(207±142)mL(35~430mL),无患者需要术中输血。在 28 例(90.3%)患者中,外科医生倾向于使用三只机械臂,只有 3 例(9.7%)使用了第四只手臂,所有患者中成功地完成了输尿管松解及子宫内膜异位病灶的完全切除。5 名患者(16%)出现术中或术后并发症,其中 4 例涉及泌尿系统并发症。

13.3 机器人辅助腹腔镜与标准腹腔镜治疗深部子宫内膜异位症的对比

几项研究比较了 RAL 和 SL 在治疗 DIE 中的作用。一项基于前瞻性收集数据库的回顾性队列研究,比较了 ASRM 评分为Ⅲ期或Ⅳ期子宫内膜异位症的患者接受 RAL 与 SL 治疗的围手术期结果[13]，所有的手术都由经验丰富的外科医生完成。手术医生根据肥胖程度、疾病的预期复杂性、先前和计划的手术步骤以及机器人平台的可用性来决定每个手术的路径。这项研究包括 118 例患者，其中 32 例接受 RAL 治疗。RAL 手术组的患者体重指数（body mass index，BMI）明显高于 SL 手术组的患者（27.36kg/m² vs.24.53kg/m²），RAL 手术组的中位手术时间（250min）明显高于 SL 手术组（174min），在肥胖患者中手术时间有差异（RAL 手术组 283min vs. SL 手术组 174min），但在正常体重或超重患者中无差异。两个研究组在子宫切除率、估计失血量、住院时间、术中或术后并发症发生率方面无显著性差异，无中转经腹手术病例。一项回顾性对照研究比较了相匹配的 40 例 RAL 与 38 例 SL 使用 CO_2 激光治疗的差异[14]，子宫内膜异位症分期在两个研究组之间分布均匀，两组失血量均少，无显著性差异（RAL 组 60mL，范围为 0~350mL；SL 组 65mL，范围为 0~500mL），无术中或者术后并发症，无中转经腹手术。RAL 组的手术时间（平均为 191min，范围为 135~295min）明显长于 SL 组（平均为 159min；范围为 85~320min），作者认为 SL 和 RAL 具有相似的治疗结果，然而，RAL 组手术和麻醉时间更长。一项回顾性研究比较了使用 RAL 进行子宫切除术（180 例）和在 SL 下 CO_2 激光器（100 例）治疗可疑子宫内膜异位症患者的可行性[15]。所有的手术都是由同一个外科医生完成的，机器人辅助治疗队列中 47.7% 的患者和 SL 下 CO_2 激光治疗队列中 46.0% 的患者均为Ⅲ期或者Ⅳ期子宫内膜异位症患者；活检率在两组中相似（88.9% vs.95%），但活检证实为子宫内膜异位症的检出率在 RAL 组中明显增高（80.0% vs.56.8%）；两组手术时间相当 [RAL 组（77.4±41.6）min vs. SL 组（72.3±28.5）min]；两研究组评估失血量均很低，并

且相似 [RAL 组（29.2±43.2）mL vs. SL 组（24.9±24.3）mL]。RAL 组中有 2 例患者出现并发症，1 例术中膀胱被切开，1 例术后感染葡萄球菌。两组均无中转经腹手术，两组中大多数患者在第一次随访时术后疼痛有所改善，与手术入路并无关系。一项纳入 420 名女性的回顾性队列研究，比较 RAL 与 SL 治疗晚期深部子宫内膜异位症[16]。患者在手术当天根据机器人腹腔镜室是否可用来决定进行 RAL 或 SL，而Ⅰ期或Ⅱ期子宫内膜异位症，或需要同时行膀胱、输尿管、肠切除术（包括病灶切除），或同时行子宫切除术、肌瘤切除术、胸腔镜检查的患者，需排除入组。所有的手术都是由同一个外科医生完成的，SL 组 273 例，RAL 组 147 例。两个研究组的评估失血量相似（SL 组 25mL vs. RAL 组 40mL），平均手术时间 SL 组（135min）明显短于 RAL 组（196min）。所有 147 例 RAL 组患者在医院过夜，于术后第一天出院；而大多数患者 SL 组（76.9%）手术当天出院，两组均无重大并发症。

一项大型回顾性研究调查影响Ⅲ期或Ⅳ期子宫内膜异位症患者的围手术期结局及手术时间、住院时间和并发症的影响因素[17]。这项研究纳入 493 名患者：331 名患者接受了 RAL 手术，162 名患者接受了 SL 手术。两组患者间无可比性，因 RAL 组操作更复杂彻底、纳入病例数更多。在 RAL 组中，行子宫切除术、改良根治性子宫切除术、盆腔腹膜切除术和腹膜植入物切除术的病例显著增多。但是，在平衡了年龄、失血量和每个患者手术次数等方面后，RAL 组操作时间比 SL 组缩短 16.2%。

一项美国多中心随机试验（LAROSE）研究在治疗子宫内膜异位症方面，RAL 是否优于 SL[18]。73 例患者随机分为两个手术组（SL 组 38 例，RAL 组 35 例）；随访时间为术后 6 周和 6 个月。两个研究组的平均手术时间（研究的主要结果）相似 [RAL 组（106.6±48.4）min vs. SL 组（101.6±63.2）min]。两

种手术入路在手术时间、术中失血量或术中并发症方面差异无统计学意义，子宫内膜异位症的病理诊断率亦无差异。术中或术后并发症、中转经腹手术率或双手操作手术模式等均无差异。2 例 RAL 组的患者因疼痛需要重新住院治疗：1 例是与肾盂肾炎相关的疼痛，1 例是术后肠梗阻导致的疼痛。3 例 SL 组的患者需要重新住院：2 例为肠梗阻和盆腔脓肿继发疼痛，1 例为术后尿路感染。术后其他并发症包括伤口感染/肠炎（3 例）、尿潴留（1 例）和阴道出血（1 例）。两个研究组的生活质量都得到了改善。然而，对于大多数结果，因为发生率低、样本数量不足，导致无法检测组间的潜在差异[19]。

13.4   单孔机器人治疗子宫内膜异位症

单孔机器人手术（robotic single-site surgery，RSSAL）不仅在术后美观方面优于多孔手术，可能在术后疼痛方面也如此（因为只有一个伤口）。Gargiulo 等人描述了 RSSAL 在双侧卵巢子宫内膜异位症治疗中的应用[20]。右侧卵巢子宫内膜异位症是通过剥离切除的，左侧卵巢子宫内膜异位症部分通过剥离，残余部分用 CO_2 激光消融。手术持续了 127min，没有并发症，患者在手术当天出院回家。一份病例报告证明了单孔机器人在一名 36 岁女性中切除晚期子宫内膜异位症的可行性[21]。利用荧光技术促进子宫内膜异位症的鉴别和去除，特别是患者进行输尿管松解、粘连松解、腹膜剥离和直肠结节切除时，手术不仅能完全解决疼痛，而且还带来显著的美容效果。最近，韩国的一项回顾性研究比较了 RSSAL 与传统单孔腹腔镜手术（single-port laparoscopic surgery，SPSL）治疗早期子宫内膜异位症的围手术期结果[22]，所有患者行卵巢囊肿剥除术和粘连松解术，无中转多孔腹腔镜或机器人手术。RSSAL 组的总手术时间（37.6 ~ 107.8min）

与 SPSL 组（46.4 ~ 76.9min）相比明显延长。SPSL 组平均失血量（44.9 ~ 57.1mL）比 RSSAL 组（135.6 ~ 143.9mL）低，但 SPSL 组的子宫内膜异位病灶平均大小（2.14 ~ 4.37cm）明显小于 RSSAL 手术组（2.53 ~ 5.23cm）。RSSAL 组 DIE 的发生率为 76.5%，SPSL 组为 63.5%。两个研究组的住院时间相近。单孔腹腔镜手术缝合受限，相比之下，RSSAL 具有灵活并可旋转的仪器，能够在卵巢囊肿剥除术中精准缝合卵巢组织。然而，事实上，无论 RSSAL，还是 SPSL，与多孔手术相比，都有操作范围受限的局限性。在最近的一项前瞻性观察研究中，20 例患者接受了 RSSAL 治疗[23]，没有出血、输血、过敏反应，或其他任何形式的术中并发症的报道，没有中转经腹手术，子宫内膜异位症相关疼痛有显著改善。

13.5   机器人辅助治疗肠道子宫内膜异位症

2008 年 Chammas 等人描述了一例 23 岁的患者，他有一个 4cm 的膀胱结节和直肠子宫内膜异位症[24]。使用 RAL 进行部分膀胱切除术和直肠结节切除术，使用了 4 个 Trocar，其中 2 个 10mm，2 个 12mm，用 3-0 可吸收薇乔线（Vycril）缝合两层直肠。手术总时间为 197min，术中失血量约为 100mL，无并发症。2010 年 Averbach 等人报道一例 35 岁女性，有不孕、直肠出血和排便疼痛症状，通过 RAL 切除直肠乙状结肠的深部子宫内膜异位病灶[25]。使用 5 个 Trocar，其中 2 个 8mm 的 Trocar 用于左右机器人臂；2 个 12mm 的 Trocar，一个放置在右髂窝处，另一个放置在右侧季肋区，12mm 的脐部切口扩大到 4cm 左右进行肠切除术。手术持续 5h（90min 用于建立机器人系统），手术顺利，无术后并发症，患者术后第五天出院。2011 年 Nezhat 等人描述了两例 RAL 治疗肠道子宫内膜异位症[7]。第一例 41 岁患者行节段性直肠乙状结肠切除术、子宫切除术和双侧卵巢、输卵管切除术，手术过程顺利，患者在术后第三天出院。第二例行 RAL 下直肠结节切除术，使用抓取钳和剪刀切除病变组织。采用 2-0 可吸收薇乔线（Vycril）多次间断缝合修复肠缺损。在这些病例报道之后，一些回顾性研究报道了 RAL 治疗肠道子宫内膜异位症患者的手术效果。Lim 等人进行 RAL（$n=8$）和经腹手术（$n=10$）的病例队列研究[26]，做低位前壁切除和基础的乙状结肠直肠吻合，同时行输尿管松解、子宫切除和双侧卵巢输卵管切除。所有子宫内膜异位症患者均为Ⅳ期，都接受过手术和激素治疗，明确希望再行手术治疗。其中 8 例患者接受 RAL 治疗，均在腹腔内完成了整个手术，包括吻合术，不需要辅助小切口，RAL 下完成荷包缝合，将圆形抵针座放置在近端乙状结肠，并进行结直肠吻合。两个研究组的总手术时间无显著性差异［RAL 组（238.5±57.8）min vs. 经腹手术组（237.4±117.7）min］，总体输血率为 22.2%（4/18），两个研究组之间失血量没有显著差异［RAL 组（425±462.1）mL vs. 经腹手术组（630±432.2）mL］，此外，两个研究组住院时间相近［RAL 组（5.5±2.4）天 vs. 经腹手术组（6.2±1.6）天］。最后，经腹手术组（两次输血和两次直肠阴道瘘）和 RAL 组（两次并发症）并发症发生率的差异没有统计学意义，值得注意的是，RAL 组无直肠阴道瘘。因此，作者认为 RAL 是一种可行和安全的手术。随后，一项意大利的回顾性研究报道了 22 例接受 RAL 治疗结直肠子宫内膜异位症患者的数据[27]。腹腔镜在脐孔或右侧脐旁通道中进入，使用两个机器人 Trocar（8mm）和两个辅助 Trocar（5mm 和 12mm），手术采用保留神经的方法。当使用"肠表面病灶削切术"清除肠道结节时，用 3/0 单股可吸收线间断、横向缝合，以避免管腔狭窄，重建直肠壁的肌层部分。在节段性切除的情况下，吻合术与经典腹腔镜手术一样，采用 4cm 的耻骨上切口，

将肠管远端断端从体内取出，在体外切除肠管近端并形成适用于抵针座的荷包，然后使用直肠圆形吻合器（29mm）端端吻合。12 例患者行节段性切除术（最大结节的中位直径 35mm），10 例患者行肠表面病灶削切术（最大结节的中位直径 30mm）。在直肠表面病灶削切的患者中，无直肠穿孔的意外发生，无患者行回肠造口或结肠造口，无中转经腹手术，无术中并发症，无患者术中或术后输血。一例接受肠段切除术的患者因术后 14 天小肠阻塞而重新入院，经过治疗，在 3 天内得到缓解，无其他术后主要并发症（如短暂性或持续性尿潴留、晚期穿孔、吻合口瘘或渗漏，或直肠阴道瘘），患者术后症状改善有统计学意义。Neme 等人通过 10 例女性行 RAL 结直肠切除治疗子宫内膜异位症证实 RAL 治疗的可行性[28]。机器人的平均手术时间为 157min（90～190min），安装机器人平均时间为 12min（8～19min），术中失血量微不足道，无患者需要输血，无术中或术后并发症，均无回肠造口或结肠造口，所有患者住院时间为 3 天，随访 12 个月，所有患者的疼痛和肠道症状都消失。Vitobello 等人采用联合机器人和腹腔镜技术治疗 7 例有症状的直肠乙状结肠子宫内膜异位症患者和 ASRM 评分Ⅳ期的子宫内膜异位症患者[29]。对接机器人时，在脐部放置 12mm 用于摄像的 Trocar，一个 10mm 的辅助 Trocar 放置在脐左侧 8cm 处，并向脐上方向倾斜 15°。左右机器人工作端口用 8mm 的 Trocar，放置在脐两侧 8cm 处。机器人操作在肠管处理和切除之前是暂停的，采用腹腔镜处理降结肠直至结肠脾曲，切断肠系膜下动脉（如果需要的话），做一个 4cm 的迷你切口切除肠管，评估直肠乙状结肠子宫内膜异位症病变并切断肠管（图 13.1）。手术完成后，用圆形吻合器进行末端吻合。没有患者需要保护性造口，术中平均失血量为 250mL（50～550mL），无患者需要输血，平均手术时间为 210min（180～320min），平均住院时间为 5 天（4～6 天）。

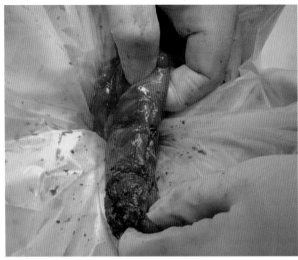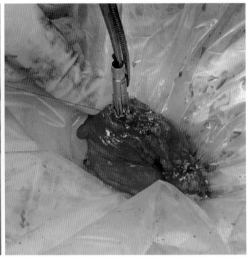

图 13.1　RAL 节段性肠切除术。4cm 的迷你切口评估直肠乙状结肠子宫内膜异位症病变并切断肠管

术后并发症有一例,因降结肠动脉分支出血再次行 SL 手术,术后 3 个月、6 个月和 12 个月进行随访,所有子宫内膜异位症相关症状均有明显改善。意大利的一项基于前瞻性收集数据库的回顾性研究证实了 RAL 治疗 DIE 的可行性[30],该研究纳入了 43 例患者。所有的手术均由同一位外科医生完成,19 例女性接受了直肠乙状结肠切除术,切除的肠标本的平均长度为 11cm,未行临时回肠造口或结肠造口,23 例患者行直肠阴道隔 DIE 切除术,并伴或不伴有直肠表面病灶削切,无直肠意外穿孔。此外,还有 5 例女性行膀胱切除治疗深部子宫内膜异位症。无术中并发症,无中转经腹手术。术后并发症有两例:1 例患者术后第 1 天肠系膜下血管出血,需要腹腔镜止血和输血;1 例在术后第 10 天发生吻合口瘘,需要临时行结肠造口术。另一项意大利的回顾性研究调查了经 RAL 行结直肠切除术治疗 DIE 患者的可行性、局限性和短期结果[31]。该研究包括 46 例患者进行 SL 治疗(有一例中转经腹手术)和 19 例进行 RAL 治疗。结直肠切除的标准是病损直径>2cm、多个病变累及肠壁和/或环向受累超过 50%。所有的手术都是由同一名结直肠外科医生进行的,这些手术采用神经保护技术。在 RAL 治疗的患者中,肠吻合术在

SL 中进行,而不使用机器人。采用 4cm 的耻骨上切口,将肠管远端断端从体内取出,在体外切除肠管近端并形成适用于抵针座的荷包,然后使用直肠圆形吻合器(29mm)端端吻合。经 RAL 治疗的患者没有进行中转腹腔镜治疗,无术中并发症,平均手术时间为 370min(250~720min),估计失血量为 150mL(50~350mL)。总并发症发生率为 10%(2 例直肠阴道瘘,仅 1 例需临时回肠造口)。在 SL 组中,平均手术时间为 180min(80~220min),失血量为 320mL(100~650mL),两组住院时间相似。术后 1~6 个月随访肠道及泌尿功能显示盆腔神经无严重损害,患者生活质量良好。一项回顾性多中心研究分析了 RAL 在治疗 DIE 中的作用[32],纳入了 88 例直肠结节患者。平均(±SD)手术时间为(188.2±75.7)min,平均(±SD)术中失血量为(127.5±293.3)mL。有 1 例中转经腹手术,2 例直肠缝合损伤,1 例输血(红细胞悬液),平均住院时间为(4.2±2.7)天。一项意大利的前瞻性队列研究评估了 RAL 切除直肠阴道间隙 DIE 的可行性和结果[33]。患者行单独直肠表面病灶削切或联合其他手术来切除直肠阴道隔膜的子宫内膜异位结节,所有手术均由同一名外科医生进行。从皮肤切开到缝合的中位手术

时间为 174min(75~300min),安装机器中位时间为 20min(5~25min),术中中位失血量为 0mL(0~100mL)。一例患者存在直肠腔开放损伤,一例中转 SL 手术。平均住院时间为三晚。中位随访 22 个月(6~50 个月),有三例直肠阴道间隔的子宫内膜异位症复发(经阴道检查和超声诊断)。一组病例系列研究纳入 10 名结直肠受累的 DIE 患者,调查了 RAL 治疗的短期和中期的手术和功能效果[34],采用神经保护技术。中位手术时间 280min(180~420min),中位术中失血量(100~400mL)可忽略不计,无患者术中输血,无中转经腹手术,没有患者行回肠造口分流术。术后平均住院时间为 6 天(4~7 天),1 例报道患者存在伤口感染,所有的患者都不需要二次干预治疗,所有患者术后症状改善均有统计学意义。用于评估女性的性功能指数,如欲望、唤醒、润滑、性高潮和总体性满意度,在手术后 1 个月都明显降低;但都在随后的时间有逐渐改善,在手术后 12 个月,这些分数与术前测量的分数相比,性交困难的情况明显改善。采用女性下尿路症状国际咨询问卷对下尿路症状及生活质量的影响进行评价。女性在术后 1 个月和 6 个月内膀胱充盈和尿失禁的程度明显加重。相反,术后 1 个月排尿困难症状恶化,但术后 6 个月开始逐渐好转。手术 1 年后,所有指标均逐渐改善,膀胱充盈、排尿困难症状和尿失禁评分与术前评分无显著性差异。关于泌尿症状对生活质量的影响,女性在手术后 1 个月和 6 个月都严重恶化。然而,泌尿症状的逐渐改善与整体生活质量的改善有关,因此在手术后 1 年,与术前相比没有观察到统计学上的显著性差异。

一组案例系列研究了 RAL 在保留神经的直肠结节切除术中的作用,纳入 33 例病例,均为子宫颈后方与直肠之间的未侵犯直肠黏膜的病例,但排除直肠黏膜狭窄直径>50%的病例[35]。用单极剪刀或经阴道使用抽吸钩或通过光学套管放入袋中进行切除,用 0-0 可吸收薇乔线(Vicryl)与直肠轴相同的方向予以间断缝合一层或两层,以加固直

肠壁,并有助于确保止血。31 例患者接受了经 RAL 下结节切除术,有两名患者因为术中额外发现的影像学未检测到的子宫内膜异位结节而被排除在研究之外;一例有直径>32mm 的结节,因结节切除术后直肠壁血管离断较广泛,采用节段性肠切除术。没有患者中转经腹手术,患者接受了各种相关的手术,包括输尿管松解术和阴道全层切除术。术中无并发症,尤其是结节切除术中无意外直肠穿孔,无患者行临时回肠造口或结肠造口,术中或术后均不需要输血。在福尔马林固定后的标本上进行测量,切除的结节长轴的平均长度为(26.6±9.4)mm。有三例并发症:一例是手术后第二天子宫动脉部分破裂导致的腹膜出血,需要再次行 SL 下手术止血;一例是脐周血肿;一例是麻痹性肠梗阻(两者均通过药物治疗解决)。平均随访(27.6±16.7)个月。有两例肠道子宫内膜异位症复发,均发生在术后至少 12 个月后,一名患者出现了新发的膀胱结节,其余患者的症状均持续改善,无术后膀胱或直肠功能紊乱。本研究最重要的发现是 RAL 对孤立的直肠结节行结节切除术是可行的。最近的一项美国的回顾性研究描述了使用 RAL 治疗结直肠受累的 DIE[36]。所有的手术都是由同一个结直肠外科医生与妇科手术团队一起进行的。根据手术室的设置和妇科医生的偏好,机器人放置在患者的右侧或左侧。虽然从右或左对接不影响盆腔手术和乙状结肠的手术操作,但如果黄白交界线(Toldt 线)处需要广泛手术操作时,则需要从左对接机器人。当结节不超过管腔周长的 30%时,采用直肠表面病灶削切术,用 2-0 V-Loc 缝线缝合两层修复缺损。57 例患者接受了 RAL 下 DIE 切除术,15 例患者有直肠乙状结肠结节需要低位的前壁切除,术中无并发症,无中转经腹手术。在 15 例患者中出现 5 例术后并发症(1 例浅表伤口感染,4 例盆腔脓肿,1 例肠瘘,1 例直肠阴道瘘),其中 3 例需要经皮引流,1 例需要再行手术。在 15 例患者中,有 2 例在术后失去临床随访。

所有随访的患者术后均继续口服避孕药,术后即刻缓解痛经和疼痛。

在直肠低位 DIE 的情况下,根据病变的大小可行低位直肠前壁切除术。新的机器人技术(Xi 代)简化了对接安装过程,即使对于复杂的脾曲结肠的多象限操作,使用单孔也是可行的[37-40],这可能有利于减少手术时间。另一方面,建议荧光技术可用于术中肠灌注评估,特别是结直肠手术中的吻合术[41],使用荧光技术的好处是能减少术后渗漏的发生率。这些额外的机器人技术的好处在肠切除和吻合方面具有更明显的效果。值得一提的是,没有足够的数据证实荧光技术在输尿管鉴定中的作用,从而预防 DIE 手术中医源性输尿管损伤。据报道,机器人手术平台可能有助于新的手术操作者通过一个较短的学习曲线周期来掌握更复杂的结直肠手术操作[40];然而,没有研究关于机器人 DIE 肠道手术的学习曲线周期,也没有研究关于熟练的标准腹腔镜下肠道子宫内膜异位症操作是否对缩短机器人手术学习曲线周期有必要。

13.6 结论

在过去的 15 年中,有几项研究表明,RAL 与 SL 在治疗结直肠癌和直肠癌方面相比,具有相同的手术和术后结果[42-44]。本章所描述的研究证明了 RAL 不仅在治疗 DIE 方面,而且在治疗直肠乙状结肠子宫内膜异位症方面也是可行的和安全的。值得注意的是,RAL 已在所有治疗肠道子宫内膜异位症的手术[直肠表面病灶削切术[10-11,27,30,33](图 13.2 和图 13.3)、结节切除术[7,11,35,45]和节段性肠切除术[7,27,29-31,34]]中应用。然而,这些研究大多是回顾性的,他们报道了手术结果,有时还报道了术后短期随访,但遗憾的是,没有调查术后的长期随访结果。

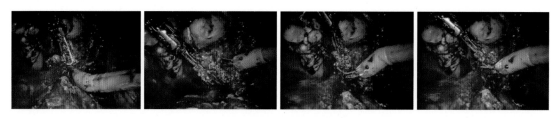

图 13.2 RAL 下行直肠表面病灶削切术

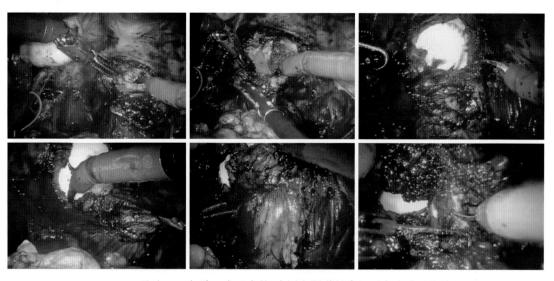

图 13.3 通过 RAL 切除一个巨大的、有浸润阴道的直肠子宫内膜异位结节

机器人手术在治疗直肠乙状结肠子宫内膜异位症方面具有几个潜在的优势。骨盆视野可以高倍数放大,这提供了更好的组织平面与三维成像视野;成像系统有更好的稳定性和放大性;机器人操作仪器的灵活性更显著,因为它们提供7个角度,而传统的腹腔镜手术中只有3个角度,这使外科医生能够更好地分辨骨化组织[7,15,26,29-30,33-34]。机器人的最后一个优点是,它允许外科医生坐着完成复杂的手术,减少疲劳[11]。如果最初的手术时间较长,可以随着手术经验增加而缩短[10]。虽然对接程序延长手术开启时间,但机器人手术的优势可以减少后续手术时间[10]。相反,机器人系统有一些不足,如缺乏触觉,机器人推车与患者和大尺寸对接口(8mm)进行对接和分离需要时间。若不重新多安装一个或多个机器人手臂,则在邻近位置(如脾曲)操作受限。一旦机器人手臂被连接固定,就无法移动手术台,也无法同时在不同象限中进行操作[9,29]。坐在控制台的外科医生在术中检查阴道是很困难的[11]。

文献中的几项研究表明机器人手术增加了子宫内膜异位症患者的手术时间,即使手术是由经验丰富的外科医生进行的[14,16]。显然,对接和卸载会增加总的操作时间。在大的子宫内膜异位病灶的治疗中,Trocar放置和标本切除均会增加手术时间[16]。此外,当子宫内膜异位症病变位于上腹部(如肝和膈周围)或阑尾时,改变器械位置的灵活性有限。最后,在手术操作困难的情况下,需要摄像机移动到不同的端口时,SL比机器人系统容易操作得多。一项研究报道了RAL和SL之间有相近的手术时间[15],只有一项研究报道,RAL的手术时间比SL短[17]。在RAL治疗DIE的过程中,观察到并发症的发生率和严重程度与SL相似[10]。同样,在RAL治疗直肠乙状结肠子宫内膜异位症的过程中,观察到并发症的发生率与经腹手术相似[26]。

一项包括17项研究的系统综述,研究了RAL在子宫内膜异位症治疗中的作用[46]。作者观察到,大多数研究报道,患者RAL治疗的手术时间比SL更长。没有研究报道RAL和SL之间的失血量有显著性差异。RAL组主要并发症的发生率为1.5%,SL组为0.3%;RAL组的中转经腹手术率为0.3%,SL组为0.5%。因此,作者认为无论是在总体或亚组的严重子宫内膜异位症、腹膜子宫内膜异位症,还是肥胖女性人群中,RAL治疗子宫内膜异位症相比于SL未显示出更多益处。然而,现有证据质量低,缺乏长期疼痛缓解和妊娠率的数据。

(赖海清 译,刘红丽 王彦龙 校)

参考文献

1. Duffy JM, Arambage K, Correa FJ, Olive D, Farquhar C, Garry R, Barlow DH, Jacobson TZ. Laparoscopic surgery for endometriosis. Cochrane Database Syst Rev. 2014;4:CD011031.

2. Chapron C, Fauconnier A, Goffinet F, Breart G, Dubuisson JB. Laparoscopic surgery is not inherently dangerous for patients presenting with benign gynae-cologic pathology. Results of a meta-analysis. Hum Reprod. 2002;17:1334–42.

3. Roman H. Endometriosis surgery and preservation of fertility, what surgeons should know. J Visc Surg. 2018;155(Suppl 1):S31–6.

4. Gianardi D, Giannini A. Minimally invasive surgery for deep-infiltrating endometriosis and its impact on fertility: can robotic surgery play a role? J Robot Surg. 2019;13:789–90.

5. Sener A, Chew BH, Duvdevani M, Brock GB, Vilos GA, Pautler SE. Combined transurethral and laparo-scopic partial cystectomy and robot-assisted bladder repair for the treatment of bladder endometrioma. J Minim Invasive Gynecol. 2006;13:245–8.

6. Liu C, Perisic D, Samadi D, Nezhat F. Robotic-assisted laparoscopic partial bladder resection for the treatment of infiltrating endometriosis. J Minim Invasive Gynecol. 2008;15:745–8.

7. Nezhat C, Hajhosseini B, King LP. Robotic-assisted laparoscopic treatment of bowel, bladder, and ureteral endometriosis. JSLS. 2011;15:387–92.

8. Brudie LA, Gaia G, Ahmad S, Finkler NJ, Bigsby GE, Ghurani GB, Kendrick JE, Rakowski JA, Groton JH, Holloway RW. Peri-operative outcomes of patients with stage IV endometriosis undergoing robotic-assisted laparoscopic surgery. J Robot Surg. 2012;6:317–22.

9. Bedaiwy MA, Rahman MY, Chapman M, Frasure H, Mahajan S, von Gruenigen VE, Hurd W, Zanotti K. Robotic-assisted hysterectomy for the manage-

ment of severe endometriosis: a retrospective review of short-term surgical outcomes. JSLS. 2013;17:95–9.

10. Collinet P, Leguevaque P, Neme RM, Cela V, Barton-Smith P, Hebert T, Hanssens S, Nishi H, Nisolle M. Robot-assisted laparoscopy for deep infiltrating endometriosis: international multicentric retrospective study. Surg Endosc. 2014;28:2474–9.

11. Abo C, Roman H, Bridoux V, Huet E, Tuech JJ, Resch B, Stochino E, Marpeau L, Darwish B. Management of deep infiltrating endometriosis by laparoscopic route with robotic assistance: 3-year experience. J Gynecol Obstet Hum Reprod. 2017;46:9–18.

12. Giannini A, Pisaneschi S, Malacarne E, Cela V, Melfi F, Perutelli A, Simoncini T. Robotic approach to ureteral endometriosis: surgical features and perioperative outcomes. Front Surg. 2018;5:51.

13. Nezhat FR, Sirota I. Perioperative outcomes of robotic assisted laparoscopic surgery versus conventional laparoscopy surgery for advanced-stage endometriosis. JSLS. 2014;18(4):e2014.00094.

14. Nezhat C, Lewis M, Kotikela S, Veeraswamy A, Saadat L, Hajhosseini B, Nezhat C. Robotic versus standard laparoscopy for the treatment of endometriosis. Fertil Steril. 2010;94:2758–60.

15. Dulemba JF, Pelzel C, Hubert HB. Retrospective analysis of robot-assisted versus standard laparoscopy in the treatment of pelvic pain indicative of endometriosis. J Robot Surg. 2013;7:163–9.

16. Nezhat CR, Stevens A, Balassiano E, Soliemannjad R. Robotic-assisted laparoscopy vs conventional laparoscopy for the treatment of advanced stage endometriosis. J Minim Invasive Gynecol. 2015;22:40–4.

17. Magrina JF, Espada M, Kho RM, Cetta R, Chang YH, Magtibay PM. Surgical excision of advanced endometriosis: perioperative outcomes and impacting factors. J Minim Invasive Gynecol. 2015;22:944–50.

18. Soto E, Luu TH, Liu X, Magrina JF, Wasson MN, Einarsson JI, Cohen SL, Falcone T. Laparoscopy vs. Robotic Surgery for Endometriosis (LAROSE): a multicenter, randomized, controlled trial. Fertil Steril. 2017;107:996–1002.

19. Lawrie TA, Liu H, Lu D, Dowswell T, Song H, Wang L, Shi G. Robot-assisted surgery in gynaecology. Cochrane Database Syst Rev. 2019;4:CD011422.

20. Gargiulo AR, Feltmate C, Srouji SS. Robotic single-site excision of ovarian endometrioma. Fertil Res Pract. 2015;1:19.

21. Guan X, Nguyen MT, Walsh TM, Kelly B. Robotic single-site endometriosis resection using firefly technology. J Minim Invasive Gynecol. 2016;23:10–1.

22. Moon HS, Shim JE, Lee SR, Jeong K. The comparison of robotic single-site surgery to single-port laparoendoscopic surgery for the treatment of advanced-stage endometriosis. J Laparoendosc Adv Surg Tech A. 2018;28:1483–8.

23. Jayakumaran J, Pavlovic Z, Fuhrich D, Wiercinski K, Buffington C, Caceres A. Robotic single-site endometriosis resection using near-infrared fluorescence imaging with indocyanine green: a prospective case series and review of literature. J Robot Surg. 2019;14(1):145–54.

24. Chammas MF Jr, Kim FJ, Barbarino A, Hubert N, Feuillu B, Coissard A, Hubert J. Asymptomatic rectal and bladder endometriosis: a case for robotic-assisted surgery. Can J Urol. 2008;15:4097–100.

25. Averbach M, Popoutchi P, Marques OW Jr, Abdalla RZ, Podgaec S, Abrao MS. Robotic rectosigmoidectomy – pioneer case report in Brazil. Current scene in colorectal robotic surgery. Arq Gastroenterol. 2010;47:116–8.

26. Lim PC, Kang E, Park do H. Robot-assisted total intracorporeal low anterior resection with primary anastomosis and radical dissection for treatment of stage IV endometriosis with bowel involvement: morbidity and its outcome. J Robot Surg. 2011;5:273–8.

27. Ercoli A, D'Asta M, Fagotti A, Fanfani F, Romano F, Baldazzi G, Salerno MG, Scambia G. Robotic treatment of colorectal endometriosis: technique, feasibility and short-term results. Hum Reprod. 2012;27:722–6.

28. Neme RM, Schraibman V, Okazaki S, Maccapani G, Chen WJ, Domit CD, Kaufmann OG, Advincula AP. Deep infiltrating colorectal endometriosis treated with robotic-assisted rectosigmoidectomy. JSLS. 2013;17:227–34.

29. Vitobello D, Fattizzi N, Santoro G, Rosati R, Baldazzi G, Bulletti C, Palmara V. Robotic surgery and standard laparoscopy: a surgical hybrid technique for use in colorectal endometriosis. J Obstet Gynaecol Res. 2013;39:217–22.

30. Siesto G, Ieda N, Rosati R, Vitobello D. Robotic surgery for deep endometriosis: a paradigm shift. Int J Med Robot. 2014;10:140–6.

31. Cassini D, Cerullo G, Miccini M, Manoochehri F, Ercoli A, Baldazzi G. Robotic hybrid technique in rectal surgery for deep pelvic endometriosis. Surg Innov. 2014;21:52–8.

32. Hanssens S, Nisolle M, Leguevaque P, Neme RM, Cela V, Barton-Smith P, Hebert T, Collinet P. Robotic-assisted laparoscopy for deep infiltrating endometriosis: the Register of the Society of European Robotic Gynaecological Surgery. Gynecol Obstet Fertil. 2014;42:744–8.

33. Pellegrino A, Damiani GR, Trio C, Faccioli P, Croce P, Tagliabue F, Dainese E. Robotic shaving technique in 25 patients affected by deep infiltrating endometriosis of the rectovaginal space. J Minim Invasive Gynecol. 2015;22:1287–92.

34. Morelli L, Perutelli A, Palmeri M, Guadagni S, Mariniello MD, Di Franco G, Cela V, Brundu B, Salerno MG, Di Candio G, Mosca F. Robot-assisted surgery for the radical treatment of deep infiltrating endometriosis with colorectal involvement: short- and mid-term surgical and functional outcomes. Int J Color Dis. 2016;31:643–52.

35. Ercoli A, Bassi E, Ferrari S, Surico D, Fagotti A, Fanfani F, De Cicco F, Surico N, Scambia G. Robotic-assisted conservative excision of retrocervical-rectal deep infiltrating endometriosis: a case series. J Minim Invasive Gynecol. 2017;24:863–8.

36. Graham A, Chen S, Skancke M, Moawad G, Obias V. A review of deep infiltrative colorectal endometriosis treated robotically at a single institution. Int J Med Robot. 2019;15:e2001.

37. Ozben V, Cengiz TB, Atasoy D, Bayraktar O, Aghayeva A, Erguner I, Baca B, Hamzaoglu I, Karahasanoglu T. Is da Vinci Xi better than da Vinci Si in robotic rectal cancer surgery? Comparison of the 2 generations of da Vinci systems. Surg Laparosc Endosc Percutan Tech. 2016;26:417–23.

38. Tamhankar AS, Jatal S, Saklani A. Total robotic radical rectal resection with da Vinci Xi system: single docking, single phase technique. Int J Med Robot. 2016;12:642–7.

39. Ngu JC, Sim S, Yusof S, Ng CY, Wong AS. Insight into the da Vinci(R) Xi – technical notes for single-docking left-sided colorectal procedures. Int J Med Robot. 2017;13 https://doi.org/10.1002/rcs.1798.

40. Ngu JC, Tsang CB, Koh DC. The da Vinci Xi: a review of its capabilities, versatility, and potential role in robotic colorectal surgery. Robot Surg. 2017;4:77–85.

41. Koerner C, Rosen SA. How robotics is changing and will change the field of colorectal surgery. World J Gastrointest Surg. 2019;11:381–7.

42. D'Annibale A, Morpurgo E, Fiscon V, Trevisan P, Sovernigo G, Orsini C, Guidolin D. Robotic and laparoscopic surgery for treatment of colorectal diseases. Dis Colon Rectum. 2004;47:2162–8.

43. Pigazzi A, Ellenhorn JD, Ballantyne GH, Paz IB. Robotic-assisted laparoscopic low anterior resection with total mesorectal excision for rectal cancer. Surg Endosc. 2006;20:1521–5.

44. Baik SH, Ko YT, Kang CM, Lee WJ, Kim NK, Sohn SK, Chi HS, Cho CH. Robotic tumor-specific mesorectal excision of rectal cancer: short-term outcome of a pilot randomized trial. Surg Endosc. 2008;22:1601–8.

45. Araujo SE, Seid VE, Marques RM, Gomes MT. Advantages of the robotic approach to deep infiltrating rectal endometriosis: because less is more. J Robot Surg. 2016;10:165–9.

46. Berlanda N, Frattaruolo MP, Aimi G, Farella M, Barbara G, Buggio L, Vercellini P. 'Money for nothing'. The role of robotic-assisted laparoscopy for the treatment of endometriosis. Reprod Biomed Online. 2017;35:435–44.

第十四章 肠道子宫内膜异位症的术后短期并发症

Simone Ferrero，Fabio Barra，Roberto Clarizia，
Marcello Ceccaroni

14.1 引言

肠道子宫内膜异位症可以通过各种手段治疗。肠道内异症手术的应用及定义尚未统一，从清除肠道固有肌层内结节到全层切除肠道前壁后予以缝合。病灶碟形切除术是指切除包括黏膜层的完整肠壁切除，然后通过缝合或使用吻合器关闭肠缺损。最后，节段性肠切除是指结肠切除。手术方式的选择主要是根据肠道子宫内膜异位病灶的特点，如浸润性结节的最大直径、同一肠段是否存在多个病灶、肠壁内子宫内膜异位症浸润深度和肠腔狭窄程度。此外，外科医生的经验对手术方式选择起着至关重要的作用，有些外科医生更倾向于行肠切除术，而另一些则更喜欢行保守手术。乙状结肠子宫内膜异位症可能同时合并阴道和子宫骶韧带的病变，同时切除这些病灶可能增加结直肠手术后相关并发症的风险。这些潜在的并发症是年轻女性拒绝此类手术的原因。

14.2 短期并发症

肠道子宫内膜异位症手术患者可能会经历各种短期并发症，如直肠阴道瘘、吻合口瘘、盆腔脓肿和术后出血。

14.2.1 直肠阴道瘘

直肠阴道瘘是直肠乙状结肠子宫内膜异位症手术后最常见并发症之一（表14.1）。瘘管是两个上皮化表皮形成的异常通道，直肠阴道瘘在直肠和阴道之间形成的瘘管，直肠阴道瘘可能位置低（在直肠下三分之一和阴道的下半部之间）或高（在直肠的中三分之一和阴道后穹窿之间）。它们也可以根据直径分类：小瘘，直径<0.5cm；中瘘，直径0.5~2.5cm；大瘘，直径>2.5cm[1]。直肠阴道瘘通常在手术后5~16天内诊断[2]，患者可出现阴道恶臭分泌物、发热和下腹痛。发生直肠阴道瘘的一个主要危险因素是术中同时切除阴道和直肠乙状结肠病灶，或子宫切除术后阴道断端缝合靠近结直肠吻合口。除非直肠阴道瘘的直径很小，否则自发性闭合较为罕见，因此，这种瘘管都需要外科手术进行修复。手术矫正可以经肛门、经会阴、经阴道或经腹等路径进行，并且可能需要不止一次手术。手术路径和成功率取决于瘘管位置、周围组织的性质和以往手术修复史。直肠阴道瘘的发生显著延长住院时间，也增加医疗费用。

一项包括3 079例结直肠切除术患者的系统文献综述报道，有2.8%的患者发生直肠阴道瘘（表14.1），其发生率在经腹手术为2.8%（n=210），腹腔镜手术为2.2%（n=2 651），机器人手术为7.4%（n=54）[3]。一项回顾性研究发现深部浸润性子宫内膜异位症是患者发生直肠阴道瘘的危险因素[4]，本研究共纳入104例患者，其中4.8%的患者术后5~16天发生直肠阴道瘘。直肠阴道瘘

表 14.1　直肠乙状结肠子宫内膜异位症手术的直肠阴道瘘的患病率

作者	研究类型	n	手术方法	患病率
经腹手术				
Dousset 等人[19]	前瞻性研究	100	结直肠切除术	4(4.0%)
Lim 等人[51]	回顾性研究	10	结直肠切除术	2(20.0%)
腹腔镜手术				
Darai 等人[2]	前瞻性研究	40	结直肠切除术	3(7.5%)
Minelli 等人[7]	前瞻性研究	357	结直肠切除术	14(3.9%)
Ruffo 等人[18]	前瞻性研究	436	结直肠切除术	14(3.2%)
Belghiti 等人[42]	前瞻性研究	198	结直肠切除术	9(4.5%)
Akladios 等人[8]	回顾性研究	41	结直肠切除术(n=6)或病灶切除术(n=35)	1(2.4%)
Malzoni 等人[9]	回顾性研究	248	结直肠切除术	6(2.4%)
Roman 等人[10]	回顾性研究	1 135	病灶削切术、病灶碟形切除术或结直肠切除术	31(2.7%)
Bala 等人[3]	系统综述	3 079	结直肠切除术	74(2.4%)
郑等人[4]	回顾性研究	104	病灶削切术、病灶碟形切除术或结直肠切除术	5(4.8%)
Boudy 等人[49]	回顾性研究	27	子宫切除术+结直肠切除术(n=15)或病灶碟形切除术(n=12)+膀胱前腹膜穿插术	1(怀疑；3.7%)
机器人辅助腹腔镜				
Lim 等人[51]	前瞻性研究	8	结直肠切除术	0(0%)
Ercoli 等人[52]	回顾性研究	12	病灶削切术或结直肠切除术	0(0%)
Neme 等人[53]	回顾性研究	10	结直肠切除术	0(0%)
Morelli 等人[54]	回顾性研究	10	结直肠切除术	0(0%)
Ercoli 等人[55]	前瞻性研究	33	病灶碟形切除术	0(0%)
Graham 等人[56]	回顾性研究	15	结直肠切除术	1(6.7%)

的危险因素是子宫内膜异位症病变位于直肠子宫陷凹、结节的直径较大及医生使用的手术方法(病灶碟形切除术和肠管切除术的风险高于直肠乙状结肠病灶削切术)。

14.2.2　肠吻合口瘘

肠吻合口瘘是结直肠术后最严重的并发症,它的发病率、死亡率和住院时间大幅增加[5]。一项文献综述(3 079 例)显示,接

受结直肠切除术的 2.1% 的患者发生吻合口瘘(表 14.2)[3]。吻合口瘘患者通常有以下临床特征:由漏出液引起的腹膜炎,盆腔脓肿,粪便样分泌物,腹腔引流中有脓液或气体存在,直肠排脓和直肠阴道瘘[6]。当怀疑吻合口瘘时,应采用以下一种或多种技术确诊:结肠钡灌肠,CT 扫描,乙状结肠镜检查。渗漏口可能只是一个局限小瘘口,周围组织瘢痕化;也可能延伸到整个吻合口,导

致完全裂开；可能发生在使用机械吻合术后，也可能是手动吻合术后（图 14.1）。早期发现渗漏是及时处理的至关重要因素，如果

粪便局限于盆腔、患者一般状态尚未发展成脓毒血症休克状态时，或许可行腹腔镜治疗。

表 14.2　直肠乙状结肠子宫内膜异位症手术的吻合口瘘的患病率

作者	研究类型	n	手术方法	患病率
Minelli 等人[7]	前瞻性研究	357	结直肠切除术	4（1.1%）
Ruffo 等人[18]	前瞻性研究	436	结直肠切除术	5（1.1%）
Dousset 等人[19]	前瞻性研究	100	结直肠切除术	2（2.0%）
Belghiti 等人[42]	前瞻性研究	198	结直肠切除术	6（3.0%）
Akladios 等人[8]	回顾性研究	41	结直肠切除术（n=6）或病灶碟形切除术（n=35）	1（2.4%）
Malzoni 等人[9]	回顾性研究	248	结直肠切除术	4（1.6%）
Roman 等人[10]	回顾性研究	1 135	病灶削切术、病灶碟形切除术或结直肠切除术	9（0.8%）
Bala 等人[3]	系统综述	3 079	结直肠切除术	67（2.1%）

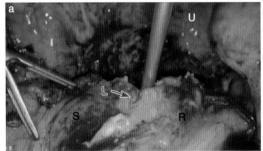
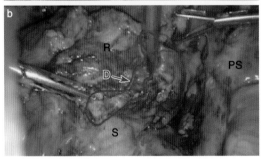

图 14.1　结直肠吻合口瘘（a）和完全裂开（b）。S，乙状结肠；R，直肠；U，子宫；L，瘘口；D，裂口；PS，盆腔侧壁

　　一些术中因素可能增加吻合口瘘的风险：术中吻合口瘘检查阳性，吻合环解剖不完整，外科医生认为吻合不理想，直肠远端医源性撕裂，超低位（距肛门边缘≤5cm）吻合术是吻合口瘘公认的一个危险因素。

　　肠吻合口瘘需要肠道改道（回肠造口或

结肠造口）。少数情况下，渗漏的吻合口可以简单缝合（如果是渗漏小的话），但多数情况，需要切除吻合口后再进行吻合（结合保护性回肠造口）或终末结肠造口，并计划在接下来的几个月内进行再次吻合。

14.2.3　盆腔脓肿

　　尽管子宫内膜异位症结直肠手术后，预防性应用抗生素和手术结束时盆腔冲洗是常规处理步骤，然而，结直肠子宫内膜异位症患者行节段性肠切除术后盆腔脓肿发生率仍为 0.8%～3.4%（表 14.3）[2-3,7-10]。盆腔脓肿通常再次进行腹腔镜治疗，清理盆腹腔脓肿和放置引流管。虽不常用，但若可行，也可在 CT 或超声引导下行经皮引流[6]。

14.2.4　吻合口狭窄

　　吻合口狭窄是结直肠手术常见并发症，无论是良性疾病还是恶性疾病治疗后均可能发生[11-14]。一项对采用前瞻性方法收集的数据库的回顾性分析，评估了 1 643 例病例，均采用"Negrar 法"（即不结扎肠系膜下动脉的起源和脾曲）[15]进行直肠乙状结肠切除术治疗子宫内膜异位症，分析疾病发生率、

表 14.3 直肠乙状结肠子宫内膜异位症手术的盆腔脓肿患病率

作者	研究类型	n	手术方法	患病率
Darai 等人[2]	前瞻性研究	40	结直肠切除术	1（2.5%）
Minelli 等人[7]	前瞻性研究	357	结直肠切除术	3（0.8%）
Akladios 等人[8]	回顾性研究	41	结直肠切除术（n=6）或病灶切除术（n=35）	1（2.4%）
Malzoni 等人[9]	回顾性研究	248	结直肠切除术	2（0.8%）
Roman 等人[10]	回顾性研究	1 135	病灶削切术、病灶碟形切除术或结直肠切除术	39（3.4%）
Balla 等人[3]	系统综述	3 079	结直肠切除术	16（0.5%）
Boudy 等人[49]	回顾性研究	27	子宫切除术+结直肠切除术（n=15）或病灶碟形切除术（n=12）+膀胱前腹膜穿插术	3（11.1%）

危险因素和治疗方案。吻合口狭窄的定义是 12mm 口径的直肠镜无法通过。症状性狭窄的定义是存在经内镜证实的狭窄，并伴有至少以下两种症状：便秘、需要按压通便、里急后重、大便变细，104 例（6.3%）患者有症状性狭窄。造口术和盆腔手术史是吻合口狭窄的唯一危险因素。吻合口狭窄可用内镜扩张术进行治疗，90 例（86.5%）患者接受了三次内镜扩张术（图 14.2），术后随访 12 个月没有发现狭窄复发。

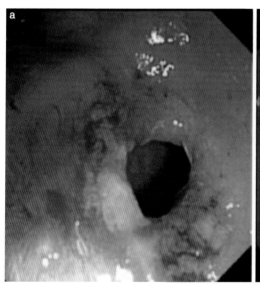
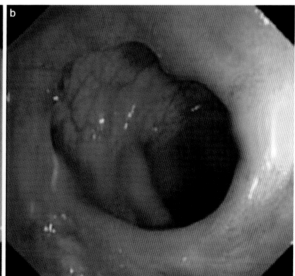

图 14.2 吻合口狭窄，内镜扩张术前（a）和内镜扩张术后（b）

14.2.5 吻合/缝合位置出血

病灶碟形切除术中吻合/缝合位置出血的发生率为 0.1% ~ 1%[16-17]，原因是吻合器在切除的"半月形"肠管前壁表面附近的健康黏膜上形成的"咬伤"。然而，在使用圆形吻合器进行节段性肠切除术中，也可能发生出血。可通过内镜下放置夹子和局部微量注射儿茶酚胺进行治疗（图 14.3）。

14.2.6 其他并发症

肠道子宫内膜异位症手术中可能发生其他并发症。在接受直肠乙状结肠子宫内膜异位症[7-8,10,18]治疗的患者中，0.5% ~

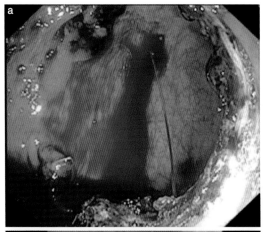

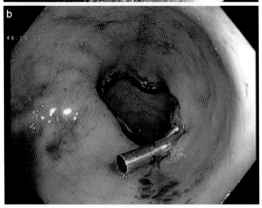

图 14.3　病灶碟形切除术后出血（a）和在吻合口出血点上放置内镜夹（b）

3.7% 的患者发生输尿管损伤[7-8,10,18]，多达 20% 的患者可能发生需要治疗的尿潴留[3,7-8,18-19]。1.1%～2.4% 的患者可能发生需二次手术的术后出血[3,7-8,18-19]。

14.3　影响短期并发症风险的外科因素

在进行结直肠节段性切除术的患者中，一些术中因素（如缺血和吻合口张力增加）可能会增加发生吻合口瘘的风险。

14.3.1　吻合口灌注

肠段的两个边缘应该有足够的血供以保证安全吻合。充足的氧供对肠吻合口愈合至关重要。由于术中严重失血、肺炎、肺水肿或急性呼吸窘迫综合征等并发症，可

引起术后的急性全身缺氧，从而需要继发性肠切除术。一项使用雄性 Sparague-Daw-ley 幼鼠来研究的缺氧对吻合口愈合的影响的研究表明，全身缺氧能够直接转化为局部组织缺氧，使得吻合口愈合受损[20]。一项包括 55 例直肠乙状结肠癌患者的前瞻性研究，与这些实验结果一致，表明直肠残端血流减少与吻合口瘘的发生风险增加有关[21]。

14.3.2　吻合口张力

高张力吻合口可能增加发生吻合口瘘的风险。在进行高张力吻合术的情况下，一些外科医生会进行肠道游离，甚至游离延伸至脾曲[22-24]，这种结肠游离可能需要结扎肠系膜下动脉或其分支。一般来说，肠道子宫内膜异位症患者不需要进行广泛切除，然而，在多灶性疾病或有肠切除史[25] 的患者中，需要重视吻合口的张力。

14.3.3　使用引流

结直肠手术后的引流在治疗子宫内膜异位症方面有争议[25]。引流的普遍目的是防止盆腔内血液和液体的积聚，此外，它能够早期发现腹腔内粪样或脓性物质的渗漏。然而，一项随机研究表明引流并不利于吻合口并发症的早期诊断[26]。此外，两项随机对照研究表明，预防性盆腔引流术增加了选择性直肠或肛门吻合术后盆腔脓肿和瘘管发生的风险[27-28]。

14.3.4　吻合口瘘测试

在外科手术中，必须进行吻合口瘘测试，腹腔内充满液体，吻合口近端的肠段被阻塞，向直肠乙状结肠加压注射空气或液体（通常是亚甲蓝）来测试吻合口是否存在渗漏，未充分吻合情况下可见空气或对比液泄漏。当术中诊断出渗漏时，外科医生可仅进行吻合缺损处的缝合（图 14.4）、重新吻合或进行保护性造口。一项基于结直肠数据库

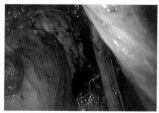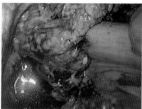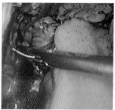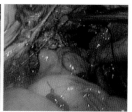

图 14.4　腹腔镜直肠乙状结肠切除术后吻合口瘘。将亚甲蓝加压注入直肠乙状结肠,术中诊断为吻合口瘘,并缝合吻合口缺损

的前瞻性研究探讨了左侧结直肠吻合术中吻合口瘘测试的价值。在没有保护性造口的情况下[29],进行了 998 次结直肠吻合术,术中发现 7.9% 的吻合口发生漏气。当外科医生仅缝合吻合口瘘测试为阳性的吻合缺损时,术后吻合口瘘的发生率为 12.2%。相反,当重新进行吻合或进行保护性造口时,没有发生吻合口瘘。

14.4　预防短期并发症的外科手术策略

目前已经提出了一些手术方法来降低结直肠子宫内膜异位症患者术后短期并发症的发生。

14.4.1　保护性造口术

将回肠或结肠放置体外进行造口,在一段时间内被认为是结直肠缝合后愈合所必需(图 14.5)。在造口术后大约 1 周至 3 个

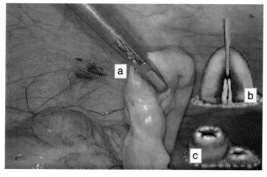

图 14.5　回肠造口术。(a)选择距离回盲瓣约 30~60cm 的回肠祥;(b)从所选回肠位置皮肤切开上提至体外;(c)切开该段回肠

月后,结直肠外科医生进行第二次手术,缝合肠管关闭造口及缝合关闭腹壁切口。保护性分流造口的目的是减少到达吻合区的肠内容物的数量,并使患者更早进食。造口可在手术中有选择地进行(原发性造口),也可由于术后并发症,如直肠阴道瘘,在第二次手术中进行(继发性造口)。继发性造口将远端吻合口的粪便分流出去,最大限度地减少了吻合口瘘继发腹膜脓毒症的可能。一些研究支持造口在低位直肠(肛门边缘以上 5~7cm)患者中的价值[30-32],然而,将这些数据类比到治疗直肠乙状结肠子宫内膜异位症的女性中是值得怀疑的。直肠乙状结肠子宫内膜异位症患者比直肠癌患者更年轻,其体重指数通常较低或正常[33],更有可能同时进行阴道大部分切除术。此外,造口可能在复位后持续对生活质量造成负面影响(特别是在身体形象和自我认同上)[34]。此外,与子宫内膜异位症相比,因直肠癌切除直肠的患者有更高的渗漏率(如在有糖尿病和动脉粥样硬化等多种危险因素的患者中,渗漏率为 2.8%~15%),特别是在放疗后[35-41]。最后,妇科患者多数年轻不容易接受进行二次手术。在一项关于腹腔镜下部分直肠切除术的研究中[2],提示发生直肠阴道瘘的风险增加,故建议在所有需要进行部分结肠切除术或多病灶肠切除术的患者中进行预防性造口。随后,一项法国的前瞻性队列研究评估了保护性造口在子宫内膜异位症结直肠切除术后发生肠道并发症中的作用[42]。在需要部分结肠切除或多病灶肠切除的患者中,建议行保护性造口术。

若可行,在需要同时切除结直肠和子宫的患者中可进行网膜成形术。这项研究包括 198 名患者,32% 的阴道子宫内膜异位症患者需要行部分结肠切除术,53 例(43%)需要行保护性造口术(32 例行结肠造口术,21 例行回肠造口术),84 例行低位结肠吻合术,11 例行中位结肠吻合术。消化道并发症 15 例(7.5%):直肠阴道瘘 9 例(4.5%),吻合口瘘 6 例(3%)。本研究证实有两个因素(部分结肠切除术和低位结肠吻合术)与直肠阴道瘘的发生有关。9 例直肠阴道瘘中有 8 例(89%)发生在结肠切除术患者中,全部发生在低位直肠吻合术患者中。原发性造口减少了部分结肠切除和低位结肠切除术患者发生直肠阴道瘘的概率,从 27% 下降到 15%,但差异无统计学意义,这也许是因为样本量小。行原发性造口术的患者无吻合口瘘发生,6 例(3%)患者发生吻合口瘘伴有发热和感染,行原发性造口术的患者未有发生,未发现与发生吻合口瘘相关因素。在 70 例行全子宫切除术并结直肠切除术的患者中,26 例(37%)接受低位结直肠吻合术,31 例(44%)接受了网膜成形术,在这 31 例患者中有 9 例(29%)行低位结肠吻合术。在行全子宫切除术并结直肠切除术的患者中,行和未行网膜成形术的患者发生直肠阴道瘘的概率相似(分别为 6% 和 5%);在 26 例行低位结肠吻合术的患者中,行和未行网膜成形术的患者发生直肠阴道瘘的概率分别为 22% 和 12%($P = 0.06$)。作者认为,在未行结肠切除术的结肠吻合或低位吻合术的患者中,原发性造口不是必要的。相反,患者需要切除部分结肠并低位结肠吻合术时,原发性造口可能降低但不能消除发生直肠阴道瘘的风险[12]。一项回顾性研究评估未进行原发性造口的腹腔镜下直肠乙状结肠子宫内膜异位症切除术的安全性[8],41 名患者被纳入研究,其中 6 例(15%)行节段性切

除术,21 例(51%)行高位直肠病灶碟形切除术(距肛门边缘>10cm),14 例(34%)行低位直肠病灶碟形切除术(距肛门边缘<10cm)。1 例在距肛缘 6cm 处行吻合术而未行保护性造口术的患者,在术后第 4 天被诊断为吻合口瘘(2.4%)。4 例超低位吻合术患者(离肛门边缘<5cm)行原发性回肠造口术,其中一位患者发生术后狭窄,需要早期关闭回肠造口,并在手术后 7 天恢复肠管的连续性。行保护性造口术有一定风险,如疝、造口回缩、脱水、脱垂、造口处皮肤刺激和坏死。一项回顾性研究评估了治疗结直肠子宫内膜异位症时,临时行分流造口术(原发性或继发性)相关并发症的风险[43],该研究包括 163 例行分流造口术的女性。158 例(96.9%)患者采用原发性造口术,5 例(3.1%)患者因前次手术后肠瘘采用继发性造口术;28 例(17.2%)患者采用回肠造口术,135 例(82.8%)患者采用结肠造口术;2 例(1.2%)患者采用直肠病灶削切术,62 例(38%)患者采用病灶碟形切除术,87 例(53.4%)患者采用结直肠切除术,12 例(7.4%)多灶性结直肠子宫内膜异位症患者采用直肠病灶碟形切除术联合乙状结肠节段切除术。23.3% 的患者发生了造口相关并发症。Clavien-Dindo 分级中 I 级并发症是指由于皮下感染、裂开或延迟愈合、造口瘢痕需要进行特殊的术后护理;大多数的 Clavien-Dindo II 级并发症是造口闭合后的伤口或发生尿路感染;8.6% 的患者发生 Clavien-Dindo III 级并发症,主要为渗漏、腹膜出血、腹壁疝、皮下脓肿和肠梗阻综合征。此外,研究表明,与未发生造口术并发症女性相比,发生造口相关并发症的患者年龄明显更大、AFSr 评分更高,且更有可能行节段性肠切除术进行治疗。最近,Ferreira 等人描述了"备用回肠造口术"在子宫内膜异位症节段性肠切除术中的应用[44]。这项技术以前是由普通外科医生操作,以防

止行低位直肠切除患者出现并发症[45]。一旦结直肠吻合完成，距离吻合口的第三圈回肠襻被确定后，将相关肠管附近的肠系膜切开，一条弹性胶带环绕回肠襻，通过右髂窝的一小孔从腹部取出，然后将其固定在纱布垫上，以避免回缩进腹腔内。如果术后预后良好，胶带就可被简单地剪掉，肠襻即被还纳回腹腔。如果发生吻合口瘘，备用回肠造口术即转为回肠吻合术，扩大足够宽的腹壁切口，抽提出已被孤立的肠襻。

14.4.2　网膜成形术

网膜成形术是指将保留带血管蒂的网膜移位至缝合后的阴道和肠壁上(图14.6)。一些外科医生认为，这种手术降低了发生直肠阴道瘘和吻合口瘘的风险[19]。从理论上讲，这项技术可能带来两个好处：术后第一天强化吻合线(作为一种有活性生物学活塞作用，能封闭镜下的小渗漏)，增加吻合位置的再生血管和新生血管。在一项纳入100名女性患者的前瞻性研究中，将经腹结直肠切除术、网膜成形术和盆腔引流术系统性结合[19]。所有患者均行全直肠系膜切除术，包括肠系膜下动脉结扎。96%的患者行原发

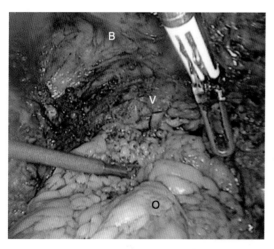

图14.6　将J形网膜瓣放置在阴道断端和结肠吻合口之间。V，阴道缝合处；B，膀胱；O，网膜瓣

性回肠造口术，其中2%的患者发生吻合口瘘，4%的患者发生直肠阴道瘘。一项纳入三项研究的荟萃分析，研究了网膜成形术在结直肠吻合中的应用[46]。结果表明，经网膜成形术治疗和未经网膜成形术治疗的患者发生吻合口瘘的概率差异无统计学意义(5.0% vs. 8.4%)，此外，分离足够的网膜较困难，网膜成形术有时可能是一个具有挑战性的手术。而且，网膜成形术也有缺点，可能导致直肠子宫陷凹粘连。

14.4.3　直肠系膜皮瓣穿插术

直肠系膜是围绕在直肠周围的脂肪性淋巴血管结构，被直肠周围筋膜包裹。直肠系膜起始于直肠乙状结肠交界处，与乙状结肠系膜的结缔组织混合，并延伸到直肠末端的肛提肌处。它包裹直肠，表面受直肠系膜筋膜的限制。直肠系膜含有直肠周围脂肪、直肠上动脉和分支、直肠上静脉和吻合支、淋巴结和血管，直肠系膜可从直肠分离并保存。Hanacek等人描述了三例同时行腹腔镜阴道和直肠乙状结肠子宫内膜异位症手术患者使用直肠系膜皮瓣穿插术的案例[47]。从左侧直肠系膜构建肠系膜皮瓣，直肠系膜从直肠远端切除线位置处修剪并游离，这种带血管的皮瓣被旋转并插入直肠和阴道的缝线之间。然后用2/0多股缝线间断缝合固定皮瓣，固定在距离阴道断端缝合处下方约2cm处。三例患者无肠道并发症或直肠阴道瘘的发生。然而，关于使用直肠系膜皮瓣穿插术的数据有限，关于其在预防肠道子宫内膜异位症患者短期并发症方面的作用，尚不能得出明确的结论。

14.4.4　膀胱前腹膜穿插术

膀胱前腹膜可用于同时行子宫切除术和结直肠切除术治疗子宫内膜异位症时的阴道缝合处的保护[48]。这个术式通常在阴道后壁上行2~3针的可吸收缝线缝合，如有

必要,可将前腹膜从膀胱前壁剥离,以利于其游离。这项技术可将阴道缝合位置与肠吻合口完全分离,在理论上降低了直肠阴道瘘的发生率。最近的一项回顾性研究调查了行子宫全切术同时治疗直肠乙状结肠子宫内膜异位症的患者,应用膀胱前腹膜穿插术而不行造口术发生直肠阴道瘘的风险[49]。这项前瞻性研究纳入 27 名患者,游离膀胱前腹膜,然后通过可吸收线缝合到阴道后壁,覆盖阴道缝合位置,这样,膀胱前腹膜就被插入阴道和肠道之间。56% 的患者接受了节段性肠切除术,44% 的患者接受了病灶碟形切除术。在本研究中,唯一一例怀疑直肠阴道瘘患者是行直肠病灶削切术同时行节段性结直肠切除术的病例,术后并发盆腔脓肿而后继发阴道裂开,再次手术,术中未见瘘管。

14.5　结论

深部子宫内膜异位症结直肠手术患者并发症发生率略低于其他肠道手术[6,50]。子宫内膜异位症肠道手术不同于癌症的肠道手术(前者无需对直肠系膜和结肠肠系膜动脉进行根治性手术且患者年轻健康),在没有其他术中危险因素的情况下,即使是低位直肠切除(<5cm),若发生并发症,行保护性造口术的指征也可能会被质疑。无论如何,一些证据表明,在超低位(距肛门边缘<5cm)吻合术的患者中,可考虑行原发性造口术[8,25]。此外,原发性造口术可用于需要部分结肠切除术的患者,这可能会降低发生直肠阴道瘘的风险[42]。切除阴道病灶时,过度使用电凝可导致阴道壁坏死,可能增加发生直肠阴道瘘和脓肿的风险[6]。一些手术方法可以降低同时行子宫切除术患者的并发症(直肠阴道瘘和吻合口瘘),如网膜成形术、直肠系膜皮瓣穿插术和膀胱前腹膜穿插术。然而,这些技术是否有用仍需进一步证实。当出现并发症时,尽管可能无特异临床表现,但及时诊断至关重要。若诊断延迟,可导致发病率增加、住院时间延长以及发生潜在死亡的可能。

(黄陆荣 译,刘红丽　王彦龙 校)

参考文献

1. Champagne BJ, McGee MF. Rectovaginal fistula. Surg Clin North Am. 2010;90(1):69–82; Table of Contents.
2. Darai E, Thomassin I, Barranger E, Detchev R, Cortez A, Houry S, et al. Feasibility and clinical outcome of laparoscopic colorectal resection for endometriosis. Am J Obstet Gynecol. 2005;192(2):394–400.
3. Balla A, Quaresima S, Subiela JD, Shalaby M, Petrella G, Sileri P. Outcomes after rectosigmoid resection for endometriosis: a systematic literature review. Int J Color Dis. 2018;33(7):835–47.
4. Zheng Y, Zhang N, Lu W, Zhang L, Gu S, Zhang Y, et al. Rectovaginal fistula following surgery for deep infiltrating endometriosis: does lesion size matter? J Int Med Res. 2018;46(2):852–64.
5. Trencheva K, Morrissey KP, Wells M, Mancuso CA, Lee SW, Sonoda T, et al. Identifying important predictors for anastomotic leak after colon and rectal resection: prospective study on 616 patients. Ann Surg. 2013;257(1):108–13.
6. Bouaziz J, Soriano D. Complications of colorectal resection for endometriosis. Minerva Ginecol. 2017;69(5):477–87.
7. Minelli L, Fanfani F, Fagotti A, Ruffo G, Ceccaroni M, Mereu L, et al. Laparoscopic colorectal resection for bowel endometriosis: feasibility, complications, and clinical outcome. Arch Surg. 2009;144(3):234–9; discussion 9.
8. Akladios C, Messori P, Faller E, Puga M, Afors K, Leroy J, et al. Is ileostomy always necessary following rectal resection for deep infiltrating endometriosis? J Minim Invasive Gynecol. 2015;22(1):103–9.
9. Malzoni M, Di Giovanni A, Exacoustos C, Lannino G, Capece R, Perone C, et al. Feasibility and safety of laparoscopic-assisted bowel segmental resection for deep infiltrating endometriosis: a retrospective cohort study with description of technique. J Minim Invasive Gynecol. 2016;23(4):512–25.
10. Roman H, Group F. A national snapshot of the surgical management of deep infiltrating endometriosis of the rectum and colon in France in 2015: a multicenter series of 1135 cases. J Gynecol Obstet Hum Reprod. 2017;46(2):159–65.
11. Polese L, Vecchiato M, Frigo AC, Sarzo G, Cadrobbi R, Rizzato R, et al. Risk factors for colorectal anastomotic stenoses and their impact on quality of life: what are the lessons to learn? Color Dis. 2012;14(3):e124–8.
12. Ambrosetti P, Francis K, De Peyer R, Frossard JL. Colorectal anastomotic stenosis after elective

laparoscopic sigmoidectomy for diverticular disease: a prospective evaluation of 68 patients. Dis Colon Rectum. 2008;51(9):1345–9.

13. Bannura GC, Cumsille MA, Barrera AE, Contreras JP, Melo CL, Soto DC. Predictive factors of stenosis after stapled colorectal anastomosis: prospective analysis of 179 consecutive patients. World J Surg. 2004;28(9):921–5.

14. Lee SY, Kim CH, Kim YJ, Kim HR. Anastomotic stricture after ultralow anterior resection or intersphincteric resection for very low-lying rectal cancer. Surg Endosc. 2018;32(2):660–6.

15. Bertocchi E, Barugola G, Benini M, Bocus P, Rossini R, Ceccaroni M, et al. Colorectal anastomotic stenosis: lessons learned after 1643 colorectal resections for deep infiltrating endometriosis. J Minim Invasive Gynecol. 2019;26(1):100–4.

16. Meuleman C, Tomassetti C, D'Hooghe TM. Clinical outcome after laparoscopic radical excision of endometriosis and laparoscopic segmental bowel resection. Curr Opin Obstet Gynecol. 2012;24(4):245–52.

17. Meuleman C, Tomassetti C, Wolthuis A, Van Cleynenbreugel B, Laenen A, Penninckx F, et al. Clinical outcome after radical excision of moderate-severe endometriosis with or without bowel resection and reanastomosis: a prospective cohort study. Ann Surg. 2014;259(3):522–31.

18. Ruffo G, Scopelliti F, Scioscia M, Ceccaroni M, Mainardi P, Minelli L. Laparoscopic colorectal resection for deep infiltrating endometriosis: analysis of 436 cases. Surg Endosc. 2010;24(1):63–7.

19. Dousset B, Leconte M, Borghese B, Millischer AE, Roseau G, Arkwright S, et al. Complete surgery for low rectal endometriosis: long-term results of a 100-case prospective study. Ann Surg. 2010;251(5):887–95.

20. Attard JA, Raval MJ, Martin GR, Kolb J, Afrouzian M, Buie WD, et al. The effects of systemic hypoxia on colon anastomotic healing: an animal model. Dis Colon Rectum. 2005;48(7):1460–70.

21. Vignali A, Gianotti L, Braga M, Radaelli G, Malvezzi L, Di Carlo V. Altered microperfusion at the rectal stump is predictive for rectal anastomotic leak. Dis Colon Rectum. 2000;43(1):76–82.

22. Thum-umnuaysuk S, Boonyapibal A, Geng YY, Pattana-Arun J. Lengthening of the colon for low rectal anastomosis in a cadaveric study: how much can we gain? Tech Coloproctol. 2013;17(4):377–81.

23. Gouvas N, Gogos-Pappas G, Tsimogiannis K, Agalianos C, Tsimoyiannis E, Dervenis C, et al. Impact of splenic flexure mobilization on short-term outcomes after laparoscopic left colectomy for colorectal cancer. Surg Laparosc Endosc Percutan Tech. 2014;24(5):470–4.

24. Kye BH, Kim HJ, Kim HS, Kim JG, Cho HM. How much colonic redundancy could be obtained by splenic flexure mobilization in laparoscopic anterior or low anterior resection? Int J Med Sci. 2014;11(9):857–62.

25. Oliveira MA, Pereira TR, Gilbert A, Tulandi T, de Oliveira HC, De Wilde RL. Bowel complications in endometriosis surgery. Best Pract Res Clin Obstet Gynaecol. 2016;35:51–62.

26. Johnson CD, Lamont PM, Orr N, Lennox M. Is a drain necessary after colonic anastomosis? J R Soc Med. 1989;82(11):661–4.

27. Merad F, Hay JM, Fingerhut A, Yahchouchi E, Laborde Y, Pelissier E, et al. Is prophylactic pelvic drainage useful after elective rectal or anal anastomosis? A multicenter controlled randomized trial. French Associations for Surgical Research. Surgery. 1999;125(5):529–35.

28. Merad F, Yahchouchi E, Hay JM, Fingerhut A, Laborde Y, Langlois-Zantain O. Prophylactic abdominal drainage after elective colonic resection and suprapromontory anastomosis: a multicenter study controlled by randomization. French Associations for Surgical Research. Arch Surg. 1998;133(3):309–14.

29. Ricciardi R, Roberts PL, Marcello PW, Hall JF, Read TE, Schoetz DJ. Anastomotic leak testing after colorectal resection: what are the data? Arch Surg. 2009;144(5):407–11. discussion 11–2.

30. Matthiessen P, Hallbook O, Rutegard J, Simert G, Sjodahl R. Defunctioning stoma reduces symptomatic anastomotic leakage after low anterior resection of the rectum for cancer: a randomized multicenter trial. Ann Surg. 2007;246(2):207–14.

31. Shiomi A, Ito M, Maeda K, Kinugasa Y, Ota M, Yamaue H, et al. Effects of a diverting stoma on symptomatic anastomotic leakage after low anterior resection for rectal cancer: a propensity score matching analysis of 1,014 consecutive patients. J Am Coll Surg. 2015;220(2):186–94.

32. Gu WL, Wu SW. Meta-analysis of defunctioning stoma in low anterior resection with total mesorectal excision for rectal cancer: evidence based on thirteen studies. World J Surg Oncol. 2015;13:9.

33. Ferrero S, Anserini P, Remorgida V, Ragni N. Body mass index in endometriosis. Eur J Obstet Gynecol Reprod Biol. 2005;121(1):94–8.

34. Siassi M, Hohenberger W, Losel F, Weiss M. Quality of life and patient's expectations after closure of a temporary stoma. Int J Color Dis. 2008;23(12):1207–12.

35. Pakkastie TE, Luukkonen PE, Jarvinen HJ. Anastomotic leakage after anterior resection of the rectum. Eur J Surg. 1994;160(5):293–7. discussion 9–300.

36. Grabham JA, Moran BJ, Lane RH. Defunctioning colostomy for low anterior resection: a selective approach. Br J Surg. 1995;82(10):1331–2.

37. Morino M, Parini U, Giraudo G, Salval M, Brachet Contul R, Garrone C. Laparoscopic total mesorectal excision: a consecutive series of 100 patients. Ann Surg. 2003;237(3):335–42.

38. Nesbakken A, Nygaard K, Lunde OC, Blucher J, Gjertsen O, Dullerud R. Anastomotic leak following mesorectal excision for rectal cancer: true incidence and diagnostic challenges. Color Dis. 2005;7(6):576–81.

39. Eckmann C, Kujath P, Schiedeck TH, Shekarriz H, Bruch HP. Anastomotic leakage following low anterior resection: results of a standardized diagnostic and therapeutic approach. Int J Color Dis. 2004;19(2):128–33.

40. Leroy J, Jamali F, Forbes L, Smith M, Rubino F, Mutter D, et al. Laparoscopic total mesorectal exci-

sion (TME) for rectal cancer surgery: long-term outcomes. Surg Endosc. 2004;18(2):281–9.

41. Sartori CA, Dal Pozzo A, Franzato B, Balduino M, Sartori A, Baiocchi GL. Laparoscopic total mesorectal excision for rectal cancer: experience of a single center with a series of 174 patients. Surg Endosc. 2011;25(2):508–14.

42. Belghiti J, Ballester M, Zilberman S, Thomin A, Zacharopoulou C, Bazot M, et al. Role of protective defunctioning stoma in colorectal resection for endometriosis. J Minim Invasive Gynecol. 2014;21(3):472–9.

43. Bonin E, Bridoux V, Chati R, Kermiche S, Coget J, Tuech JJ, et al. Diverting stoma-related complications following colorectal endometriosis surgery: a 163-patient cohort. Eur J Obstet Gynecol Reprod Biol. 2019;232:46–53.

44. Ferreira H, Smith AV, Vilaca J. Ghost ileostomy in anterior resection for bowel endometriosis: technical description. J Minim Invasive Gynecol. 2019;2019:S1553-4650(19)31180-X.

45. Miccini M, Amore Bonapasta S, Gregori M, Barillari P, Tocchi A. Ghost ileostomy: real and potential advantages. Am J Surg. 2010;200(4):e55–7.

46. Wiggins T, Markar SR, Arya S, Hanna GB. Anastomotic reinforcement with omentoplasty following gastrointestinal anastomosis: a systematic review and meta-analysis. Surg Oncol. 2015;24(3):181–6.

47. Hanacek J, Havluj L, Drahonovsky J, Urbankova I, Krepelka P, Feyereisl J. Interposition of the mesorectal flap as prevention of rectovaginal fistula in patients with endometriosis. Int Urogynecol J. 2019;30(12):2195–8.

48. Vesale E, Boudy AS, Zilberman S, Bendifallah S, Ileko A, Darai E. Rectovaginal fistula prevention after enbloc colorectal resection and hysterectomy for deep endometriosis. Gynecol Obstet Fertil Senol. 2019;47(4):378–80.

49. Boudy AS, Vesale E, Arfi A, Owen C, Jayot A, Zilberman S, et al. Prevesical peritoneum interposition to prevent risk of rectovaginal fistula after en bloc colorectal resection with hysterectomy for endometriosis: results of a pilot study. J Gynecol Obstet Hum Reprod. 2020;49(2):101649.

50. Darai E, Ackerman G, Bazot M, Rouzier R, Dubernard G. Laparoscopic segmental colorectal resection for endometriosis: limits and complications. Surg Endosc. 2007;21(9):1572–7.

51. Lim PC, Kang E, Park do H. Robot-assisted total intracorporeal low anterior resection with primary anastomosis and radical dissection for treatment of stage IV endometriosis with bowel involvement: morbidity and its outcome. J Robot Surg. 2011;5(4):273–8.

52. Ercoli A, D'Asta M, Fagotti A, Fanfani F, Romano F, Baldazzi G, et al. Robotic treatment of colorectal endometriosis: technique, feasibility and short-term results. Hum Reprod. 2012;27(3):722–6.

53. Neme RM, Schraibman V, Okazaki S, Maccapani G, Chen WJ, Domit CD, et al. Deep infiltrating colorectal endometriosis treated with robotic-assisted rectosigmoidectomy. JSLS. 2013;17(2):227–34.

54. Morelli L, Perutelli A, Palmeri M, Guadagni S, Mariniello MD, Di Franco G, et al. Robot-assisted surgery for the radical treatment of deep infiltrating endometriosis with colorectal involvement: short- and mid-term surgical and functional outcomes. Int J Color Dis. 2016;31(3):643–52.

55. Ercoli A, Bassi E, Ferrari S, Surico D, Fagotti A, Fanfani F, et al. Robotic-assisted conservative excision of retrocervical-rectal deep infiltrating endometriosis: a case series. J Minim Invasive Gynecol. 2017;24(5):863–8.

56. Graham A, Chen S, Skancke M, Moawad G, Obias V. A review of deep infiltrative colorectal endometriosis treated robotically at a single institution. Int J Med Robot. 2019;15(4):e2001.

第十五章 肠道子宫内膜异位症患者手术后的长期随访

Basma Darwish,Benjamin Merlot,Isabella Chanavaz-Lacheray,
Myriam Noailles,Damien Forestier,Horace Roman

15.1 引言

肠道深部浸润性子宫内膜异位症的治疗可分为根治性手术,即切除部分肠段,然后进行肠吻合;或保守治疗,其中肠道病灶可通过病灶碟形切除术或病灶削切术进行治疗[1-4]。

外科手术通常被认为是有症状的肠道子宫内膜异位症女性的最佳治疗方法。但是,只有少数针对症状性疾病手术效果的随机对照试验,长期结果尚不清楚。

手术的结局与术后并发症[5-6],功能结局和直肠深部浸润性子宫内膜异位症(deep endometriosis infiltrating the rectum,DIER)的复发[7-9]有关。

15.1.1 术后功能结局

15.1.1.1 保守治疗与根治性手术治疗

通过保守治疗方法比如病灶削切术或碟形切除术,进行 DIER 的手术治疗,似乎可以改善消化功能。但是,文献中的可用数据包括未进行随机对照的比较研究,纳入了行结直肠切除术的更严重的深部子宫内膜异位症病例,因此,对保守治疗的技术优越性方面的评估造成了可能的偏差。

在我们的 2 个治疗组群的随机试验(ENDORE 试验)[1]中,纳入了 60 例深部子宫内膜异位症患者,其直肠浸润位置距离肛门 15cm,长度超过 20mm,至少累及深肌层以及 50% 的直肠周径。这项研究旨在比较直肠深部浸润性子宫内膜异位症的保守治疗与根治性手术后的功能恢复情况,比较内容包括以下项目:便秘(2 次排便间隔时间 >连续的 5 天)、频繁排便(每日大便 ≥3 次)、排便疼痛、肛门失禁、术后 24 个月(2 年)排尿困难或膀胱无力需要进行自我导尿等方面[1]。它还评估了视觉模拟评分法(Visual Analog Scale,VAS)、Knowles-Eccersley-Scott 症状评分量表(Knowles-Eccersley-Scott-Symptom Questionnaire,KESS)、胃肠道生活质量指数(Gastrointestinal Quality of Life Index,GIQLI)、Wexner 便秘评分、泌尿症状量表(Urinary Symptom Profile,USP)和生活质量调查表(Short Form 36 Health Survey,SF-36)等作为次要指标。最近,同一团队在鲁昂进行了一项持续 5 年的评估研究,仅纳入 55 名女性患者,也采用了相同的终点指标[10]。

尽管先前的病例研究和比较性观察研究均表明保守性手术后总体功能结局较好,但我们的试验并未显示出在直肠受累这一特定人群中,保守性手术对中度消化功能障碍和泌尿系统结局具有统计学意义上的优越性[1,11]。使用基本的终点指标如 GIQLI、KESS 和 SF-36 对保守治疗组与根治性手术组的功能性症状的改善进行对比,两种手术方法的治疗结局非常接近(表 15.1)。术后 6 个月改善更为显著,在手术后至少 5 年内表现较为稳定,均差异无统计学意义(表 15.2)。

表 15.1　经肠道子宫内膜异位症手术治疗患者的长期随访

参数	保守性手术（n=27）	根治性手术（n=28）	P
直肠病灶复发率	1（3.7%）	0	1
消化和泌尿功能评估			
患者首次治疗结局	12（44.4%）	17（60.7%）	0.29
消化系统症状			
每 5 天少于 1 次大便	4（14.8%）	3（11.1%）	1
排便疼痛	6（22.2%）	8（29.6%）	0.76
排便次数≥3 次/日	5（18.5%）	8（29.6%）	0.53
不自觉排气或大便	2（7.4%）	5（18.5%）	0.42
GIQLI 评分	119（99~130）	116（97~126）	0.67
KESS 评分	10（6~15）	7.5（4~15）	0.65
Wexner 便秘评分	0（0~1）	0（0~2）	0.98
你能推迟排便多久？			0.86
<5min	6（23.1%）	5（19.2%）	
5~10min	6（23.1%）	6（23.1%）	
10~15min	1（3.9%）	3（11.5%）	
>15min	13（50%）	13（50%）	
USP 提示排尿困难	0（0~1）	0（0~0）	0.39
自我导尿	0	0	1
生活质量调查表（SF-36）			
生理机能	95（85~100）	95（85~100）	0.99
生理职能	100（50~100）	100（50~100）	0.82
躯体疼痛	84（58~100）	85（45~90）	0.44
一般健康状况	63（46~83）	63（38~75）	0.18
精力	63（30~75）	55（30~60）	0.18
社会功能	75（50~100）	88（75~100）	0.48
情感职能	100（67~100）	100（67~100）	0.90
精神健康	74（56~80）	68（56~76）	0.63
生理评分	85（61~95）	82（63~91）	0.32
心理评分	72（61~90）	76（58~83）	0.66
你认为你的肠道功能正常吗？			1
不正常	12（44.4%）	13（46.4%）	
正常	15（55.6%）	15（53.6%）	
术后盆腔痛的评估			
术后 6 个月有月经的女性	9（33%）	15（45%）	0.77
痛经例数	4/9（44%）	8/15（53%）	1.00
痛经 VAS 评分	3（2~4）	4（3~6）	0.86
术后痛经首次复发的月数	12（5~18）	10（4~18）	1.00
术后 6 个月有性行为的女性患者	24（89%）	32（97%）	0.32
性交痛的例数	8/24（33%）	9/32（28%）	0.77
性交痛的 VAS 评分	4（3~6）	4（3~7）	1.00
术后 6 个月患者有经间期盆腔痛	6（22%）	10（3%）	0.57
经间期盆腔痛 VAS 评分	4（3~5）	4（3~6）	0.83

注：结果用中位数（Q1-Q3）和 n（%）表示。

Published in Hum Reprod 2019;34(12):2362-2371. doi:https://doi.org/10.1093/humrep/dez217. Under Open Access License.

表 15.2　5 年随访期间胃肠道和 QOL 评分的演变

指标	基线			1 年			2 年			3 年			4 年			5 年			趋势		
	CS (n=27)	RS (n=28)	P	CS (n=27)	RS (n=28)	P	CS (n=27)	RS (n=28)	P	CS (n=27)	RS (n=28)	P	CS (n=27)	RS (n=28)	P	CS (n=27)	RS (n=28)	P	P^*	P^{**}	P^{***}
GICQLI 评分	89(82~105)	94(87~108)	0.40	116(105~127)	119(102~127)	0.59	111(97~135)	121(99~128)	0.72	113(98~125)	118(96~126)	0.71	109(93~131)	112(96~122)	0.90	119(99~130)	116(97~126)	0.67	<0.001	<0.001	0.36
KESS 评分	14(9~18)	10(7~18)	0.26	9(5~15)	9(6~18)	0.47	10(5~15)	9(5~17)	0.97	10(6~14)	9(6~18)	0.88	90.5(6~17)	9(6~16)	0.96	10(6~15)	7.5(4~15)	0.65	0.006	0.64	0.18
Wexner 便秘评分	0(0~3)	0(0~4)	0.46	0(0~1)	0(0~0.5)	0.59	0(0~1)	0(0~2)	0.55	0(0~1)	0(0~1)	0.83	0(0~1)	0(0~1)	0.38	0(0~1)	0(0~2)	0.98	0.26	0.022	0.39
USP	0(0~2.5)	0(0~1.5)	0.25	0(0~1)	0(0~0)	0.26	0(0~1)	0(0~0)	0.12	0(0~1)	0(0~0)	0.19	0(0~1)	0(0~0)	0.05	0(0~1)	0(0~0)	0.34	0.39	0.09	0.73
SF-36	52(44~67)	49(41~62)	0.60	84(63~91)	74(64~87)	0.34	87(70~92)	80(63~84)	0.24	73(56~88)	71(60~84)	0.75	75(57~88)	72(57~83)	0.41	72(61~90)	79(61~86)	0.60	<0.001	<0.001	0.97
生理机能	80(55~90)	85(63~95)	0.55	95(85~100)	90(83~100)	0.53	95(90~100)	95(83~100)	0.89	95(90~100)	100(83~100)	0.90	95(85~100)	95(80~100)	0.53	95(85~100)	95(85~100)	0.99	0.01	0.034	0.94
生理职能	38(0~75)	50(13~75)	0.72	100(50~100)	100(63~100)	0.79	100(75~100)	100(88~100)	0.62	100(50~100)	100(50~100)	0.67	100(50~100)	75(50~100)	0.53	100(50~100)	100(50~100)	0.82	0.001	0.003	0.96
躯体疼痛	41(32~51)	51(32~62)	0.31	79(62~100)	74(51~92)	0.36	84(62~100)	74(61~92)	0.23	73(45~100)	76(56~90)	0.96	83(68~100)	78(45~90)	0.44	84(58~100)	85(45~90)	0.44	<0.001	0.001	0.86
一般健康状况	65(47~80)	60(42~70)	0.28	77(62~87)	72(52~85)	0.22	75(57~90)	67(50~82)	0.33	65(46~79)	63(40~73)	0.64	63(46~83)	58(46~75)	0.26	63(46~83)	63(38~75)	0.18	0.007	0.14	0.85
精力	38(30~60)	35(20~45)	0.09	63(45~75)	55(35~70)	0.29	60(40~75)	50(43~63)	0.38	45(30~70)	55(30~68)	0.76	48(30~80)	50(25~65)	0.41	63(30~75)	55(30~60)	0.18	0.004	<0.001	0.47

续表

	基线			1年			2年			3年			4年			5年			趋势		
	CS (n=27)	RS (n=28)	P	CS (n=27)	RS (n=28)	P	CS (n=27)	RS (n=28)	P	CS (n=27)	RS (n=28)	P	CS (n=27)	RS (n=28)	P	CS (n=27)	RS (n=28)	P	P^*	P^{**}	P^{***}
社会功能	56(50~75)	56(50~63)	0.33	100(75~100)	88(63~100)	0.12	100(75~100)	75(63~100)	0.21	88(63~100)	75(50~94)	0.33	88(75~100)	75(50~100)	0.08	75(50~100)	88(75~100)	0.48	0.015	<0.001	0.17
情感职能	67(0~100)	33(0~67)	0.61	100(67~100)	100(83~100)	0.93	100(67~100)	100(67~100)	0.67	100(33~100)	100(50~100)	0.83	100(33~100)	100(67~100)	0.76	100(67~100)	100(67~100)	0.90	0.14	<0.001	0.82
精神健康	46(36~60)	48(34~60)	0.77	80(60~88)	64(52~76)	0.10	76(60~88)	64(56~76)	0.18	68(48~80)	64(48~78)	0.99	68(44~84)	68(56~76)	0.48	74(56~80)	68(56~76)	0.63	<0.001	<0.001	0.48
生理评分	60(49~65)	58(41~71)	0.88	86(57~94)	80(62~94)	0.73	90(75~96)	85(73~91)	0.34	84(53~93)	81(58~88)	0.58	79(62~94)	71(61~89)	0.33	85(61~95)	82(63~91)	0.32	<0.001	0.006	0.99
心理评分	48(34~68)	48(30~58)	0.29	85(60~91)	73(59~86)	0.22	81(68~90)	75(58~80)	0.29	68(42~86)	68(50~81)	0.86	73(51~91)	72(54~79)	0.42	72(61~90)	76(58~83)	0.66	0.003	<0.001	0.55
你能推迟排便多久?			0.07			0.57			0.87			0.14			0.77			0.86	0.51	0.79	0.25
<5min	6(22.2%)	1(3.6%)		2(7.7%)	4(14.3%)		5(19%)	6(18%)		2(7.7%)	7(25.9%)		4(15.4%)	5(20%)		6(23.1%)	5(19.2%)				
5~10min	6(22.2%)	8(28.6%)		8(30.8%)	8(28.6%)		4(15%)	8(24%)		8(30.8%)	6(22.2%)		5(19.2%)	4(16%)		6(23.1%)	6(23.1%)				
10~15min	4(14.8%)	1(3.6%)		0(0%)	2(7.1%)		3(11%)	4(12%)		1(3.9%)	4(14.8%)		1(3.9%)	3(12%)		1(3.9%)	3(11.5%)				
>15min	11(41%)	18(64%)		16(61.5%)	14(50%)		15(56%)	15(45%)		15(58%)	10(37%)		16(61.5%)	13(52%)		13(50%)	13(50%)				

续表

	基线			1年			2年			3年			4年			5年			趋势		
	CS (n=27)	RS (n=28)	P	CS (n=27)	RS (n=28)	P	CS (n=27)	RS (n=28)	P	CS (n=27)	RS (n=28)	P	CS (n=27)	RS (n=28)	P	CS (n=27)	RS (n=28)	P	P^*	P^{**}	P^{***}
你认为你的肠道功能正常吗?			—	—		—			0.78			0.78			0.26			1.0	<0.001	<0.001	0.39
不正常	27 (100%)	28 (100%)		—	—		10 (37%)	12 (42.9%)		12 (44%)	14 (50%)		12 (40%)	18 (64%)		12 (44.4%)	13 (46.4%)				
正常	0 (0%)	0		—	—		17 (63%)	16 (57.1%)		15 (56%)	14 (50%)		15 (60%)	10 (49%)		15 (55.6%)	15 (53.6%)				

注:结果用中位数(Q1-Q3)和 n(%)表示。CS,保守性手术。RS,根治性手术。* 保守性手术组相关得分趋势 P 值,包括基线值。** 根治性手术组相关得分趋势 P 值,包括基线值。*** 保守性手术和根治性手术组相关得分趋势比较 P 值,包括基线值。

但是,使用标准化问卷对整体消化功能进行详尽的评估表明,无论采用何种手术方法,即使彻底清除浸润直肠的大的深部子宫内膜异位病灶,也不能保证手术1年后仍能缓解消化道不适[12-13]。在EN-DORE试验中也证实了这样的说法,平均半数经节段性肠切除术治疗的患者有明显的术后肠道功能异常。相反,"相比于根治性手术,保守性手术后肠道功能更好"这一推测也未被证实。该推测是基于手术后肠道功能恢复的少数回顾性病例系列报道得出的,而且这些回顾性研究可能比较了行结直肠切除术的较重病例和行削切术的较小肠道结节的病例,这种不均衡的研究可能表明经保守性手术进行治疗的患者术后结局更好。通过削切或碟形切除直肠深部子宫内膜异位病灶确实保留了直肠系膜、血管和神经,也只涉及直肠前壁而不改变直肠的总长度。然而,与结直肠切除术相比,这对术后直肠功能没有确切改善。可以考虑几种解释:①深部浸润性子宫内膜异位病灶可能累及子宫骶韧带、阴道、子宫旁组织、下腹下丛和内脏神经,完全切除大面积子宫内膜异位病灶可能会导致术后自主神经功能障碍[14-18]。尽管实施保留神经技术[19],但很明显,下腹下丛和内脏神经可能由于疾病本身或医源性因素被医生切除,从而导致肠道和膀胱功能障碍或阴道干燥等各种问题[17];②最近的研究表明,结直肠子宫内膜异位症患者可能会在术前就已出现直肠或膀胱功能障碍[20],即肛门和尿道括约肌张力过高,这些问题可能是不可逆的,并且不能通过切除病灶而恢复;③目前的数据表明,对于已表现为深部结直肠内膜异位症的患者,因为在宏观结节远处,已经发生隐匿于肠道的镜下子宫内膜异位结节种植,所以不可能完全切除子宫内膜异位病灶[21-22]。14.6%的手术标本切缘发现镜下子宫内膜异位症,术后随访1年未观察到对盆腔或消化道症状的影响[23]。

15.1.1.2　直肠子宫内膜异位症手术后的功能结局

无论采用何种技术,直肠内膜异位症的外科治疗,术后均需使用标准化的胃肠功能改善、泌尿功能改善及生活质量评分等来进行随访,在术后6个月即开始随访。随后,我们从术后6个月观察至术后24个月,并没有发现显著的改善[10]。

ENDORE研究显示,用于评估的主要和次要终点指标评分可在术后立即显著改善,并且在长达24个月内保持稳定(便秘评分除外)。术后6个月内,总体生活质量和胃肠道生活质量(SF-36和GIQLI评分)均得到显著改善,排便的控制能力(Wexner便秘评分)也得到提高,与子宫内膜异位症相关的盆腔痛(Biberoglou&Behrman评分)显著减轻。其他作者在通过开放手术切除深部子宫内膜异位病灶的患者中也报道了相似趋势[24]。

这项试验还表明,严重的便秘会增加术后肠蠕动异常的可能性。术后6~24个月可能产生便秘。此结果可能与术前内脏神经和下腹下丛损伤有关,而子宫内膜异位病灶切除术并不能减轻这些损伤。在进行直肠子宫内膜异位症手术之前,患者应充分知情,而且,这可能有助于对治疗方式的选择。

在先前的回顾性研究中,我们观察在直肠子宫内膜异位症手术中,无论使用何种手术方法,如直肠病灶削切术[25-26]、直肠病灶碟形切除术[27]或结直肠切除术[28],基线的便秘症状均可能不会得到显著改善。这些情况应在术前进行讨论,尤其是对于便秘是手术适应证之一的患者。此症状的机制可能是多因素的。粪便左结肠和直肠的传输缓慢造成的便秘,可能是由于深部子宫内膜异位症或过度根治性手术引起的内脏神经和下腹下丛功能障碍[7,14-15,17-18]。尽管使用了保留神经技术[19],下腹下丛和内脏神经的功能可能无法全部保留,从而导致肠道和膀胱的不适[17]。这与直肠子宫内膜异位症患者术前出现直肠或膀胱功能障碍的原因可能相似[20]，即肛门和尿道括约肌张力过高，这也为不可逆的神经功能障碍提供证据。

15.1.2 术后并发症

DIER 的手术可能具有挑战性，术后并发症分级为 Clavien-Dindo 3 级的患者高达27%[1]。然而，需要强调的是，术后并发症对术后 1 年的预后[29]及术后妊娠率并没有不良影响[11,30]。因此，不能仅顾虑术后并发症，而忽视手术在改善盆腔痛、改善排便紊乱、提高生活质量、增强受孕能力方面的作用[29]。研究显示，与接受病灶削切术的女性相比，结直肠切除术后直肠阴道瘘和渗漏的风险更高[27]。与半环型碟形切除术或削切术相比，结直肠切除术后的肠道狭窄可能更常见，因为它更容易发生在结直肠吻合术后[1,31]，有时与盆腔的炎症状态有关。

15.1.3 复发

在一项关注复发可能性的系统综述和荟萃分析中，比较了治疗结直肠受累的直肠子宫内膜异位症的三种手术方式，即病灶削切术、碟形切除术、节段性结直肠切除术三组的术后复发率，复发诊断基于临床检查、影像学检查、组织学检查，三组间无显著性差异。单从组织学证实的复发考虑，最近的一项荟萃分析发现，与节段性结直肠切除术[RR 为 4.76，95% CI（2.16，10.49），$I^2 =$0%]和碟形切除术[RR 为 3.81，95% CI（1.27，11.43），$I^2 = 0\%$]相比，病灶削切术的术后复发风险更高[32]。

在 ENDORE 随机试验中，5 年总体复发率为 1.8%，这表明手术切除 DIER 是一种有效的治疗方法，并可达到长期缓解的效果。此外，保守治疗组和根治性手术组的复发率相当（3.7% vs. 0%）（$P = 1$）。有文献报道，支持 DIER 根治性手术的主要依据是推测保守治疗后复发的风险过高[8]。荟萃分析以及唯一的一项随机试验表明，该依据至少在

手术后 5 年内是无效的。另外，有 25 例患者直接进行了结直肠切除术，以防止病灶削切术后复发而再行结直肠切除术[28]。

子宫内膜异位症手术后复发的危险因素尚不清楚。事实上，根据 Guo[33]和 Bozdag 等人[34]的两篇综述，表明了有些观点是相互矛盾的。具体来讲，手术时年龄小、病灶在左侧、rAFS 评分高、囊肿较大、术前主诉疼痛、未育、术前治疗以及彻底性的手术等似乎是复发的主要危险因素。在这一特定情形下，结直肠子宫内膜异位病灶复发的特定风险是一个重要问题但却缺乏研究数据[32]。

应当强调的是，对复发的数据资料的分析可能会因手术方式选择不当而被误导：缺乏手术指征的直肠病灶削切术增加了复发风险，因此，复发被广泛报道。尚无关于肠道子宫内膜异位症治疗而再次手术的数据，但经验表明再次手术很复杂，因为失去了正常分离层次的机会，从而导致并发症的发生风险更高。因此，首先应考虑选择最佳的外科手术方式，以降低复发风险，同时应考虑患者的年龄以及复发时间。此外，在存在复发风险的情况下，相比再次手术，也应考虑进行药物治疗。因此，对 ENDORE 这一随机试验中的患者进行的长期随访，将进一步增加保守治疗与根治性手术之间复发率的证据。

15.1.4 生育力

经直肠子宫内膜异位症手术治疗后妊娠率高，大多数人可自然受孕[11]。手术治疗可使患有直肠深层子宫内膜异位症的女性自然受孕，而女性术前受孕的概率低于13%[35-36]。许多研究的重点都集中在接受结直肠子宫内膜异位症手术治疗后的生育结局。在最近对一系列肠道受累患者的研究中，纳入只行结直肠切除术治疗的患者（$n = 1 320$），自然受孕率和总体受孕率分别为28.6%［95% CI（25%，32.3%）］和 46.9%［95% CI（42.9%，50.9%）］[37]。一项在行

结直肠切除术的深部子宫内膜异位症患者中进行的前瞻性试验[38]显示,术后自然受孕率、总体受孕率和ART诱导后的受孕率分别为24%(13/54)、50%(27/54)和26%(14/54)。在我们的数据库中,结直肠子宫内膜异位症和卵巢子宫内膜异位症手术患者有65%的受孕率,其中60%是自然受孕[36]。我们初步评估其中约有74.5%的妊娠发生在手术后的3年内[36]。

在ENDORE随机试验中,纳入DIER的患者,81%的患者能够受孕,其中59%的患者是自然受孕。术后12个月、24个月、36个月和48个月的妊娠可能性分别为33.4%[95% CI(20.6%,51.3%)]、60.6%[95% CI(44.8%,76.8%)]、77%[95% CI(61.5%,89.6%)]和86.8%[95% CI(72.8%,95.8%)][1]。此外,在术前确诊为不孕症的女性中,手术后妊娠率为75%,且大多数为自然受孕。对于有症状的深部子宫内膜异位症的年轻女性,经熟练的外科手术治疗能使其术后至少4年有较高的妊娠率。

15.2   结论

长期的术后功能结局、疼痛改善和复发率可以用于DIER根治性手术和保守治疗之间的比较。在有症状的DIER患者中,手术的益处在术后6个月变得显著[10],并在术后5年保持稳定。保守治疗和根治性手术是对因DIER引起的疼痛和消化系统症状患者的持久而有效的治疗措施。

手术切除DIER的总体复发率较低,表明其是一种有效的治疗方法,具有良好的长期缓解效果。保守治疗和根治性手术之间具有相似的复发率。

完全切除大块的浸润直肠的深部子宫内膜异位病灶,尽管术后显示生活质量得到明显而持久的改善[29],但不能保证术后肠蠕动功能正常[13-14,39-40]。患者应该在直肠子宫内膜异位症手术前充分知情,尤其是术前存在严重便秘的情况下。

DIER的手术可能具有挑战性,Clavien-Dindo分级为3级的患者可高达27%[1]。然而,需要强调的是,术后并发症对1年的预后[29]及术后妊娠率并没有不良影响[11,30]。在熟练的手术技术下,术后并发症并不会带来长期的负面影响。因此,对发生术后并发症的担忧不应该成为改善盆腔痛及排便紊乱、提高生活质量、增强受孕能力等方面的绊脚石。

高受孕率和绝大多数的自然受孕[11],证明手术治疗DIER既可改善临床症状又可促进受孕,因此可以安全地将其推荐给有盆腔或消化系统症状且有怀孕意愿的年轻女性。有症状的患者可从腹腔镜手术中获益,并获得长期良好的治疗效果。

(袁晓东 译,刘红丽　王彦龙 校)

参考文献

1. Roman H, Bubenheim M, Huet E, Bridoux V, Zacharopoulou C, Daraï E, Collinet P, Tuech JJ. Conservative surgery versus colorectal resection in deep endometriosis infiltrating the rectum: a randomized trial. Hum Reprod. 2018;33:47–57.
2. Abrao MS, Petraglia F, Falcone T, Keckstein J, Osuga Y, Chapron C. Deep endometriosis infiltrating the recto-sigmoid: critical factors to consider before management. Hum Reprod Update. 2015;21:329–39.
3. Donnez J, Squifflet J. Complications, pregnancy and recurrence in a prospective series of 500 patients operated on by the shaving technique for deep rectovaginal endometriotic nodules. Hum Reprod. 2010;25:1949–58.
4. Fanfani F, Fagotti A, Gagliardi ML, et al. Discoid or segmental rectosigmoid resection for deep infiltrating endometriosis: a case-control study. Fertil Steril. 2010;94:444–9.
5. Donnez O, Roman H. Choosing the right surgical technique for deep endometriosis: shaving, disc excision, or bowel resection? Fertil Steril. 2017;108:931–42.
6. Abo C, Moatassim S, Marty N, Saint Ghislain M, Huet E, Bridoux V, Tuech JJ, Roman H. Postoperative complications after bowel endometriosis surgery by shaving, disc excision, or segmental resection: a three-arm comparative analysis of 364 consecutive cases. Fertil Steril. 2018;109:172–8.
7. Roman H, Vassilieff M, Tuech JJ, et al. Postoperative digestive function after radical versus conservative surgical philosophy for deep endometriosis infiltrating the rectum. Fertil Steril. 2013;99:1695–704.

8. Meuleman C, Tomassetti C, D'Hoore A, et al. Surgical treatment of deeply infiltrating endometriosis with colorectal involvement. Hum Reprod Update. 2011;17:311–26.

9. Afors K, Centini G, Fernandes R, Murtada R, Zupi E, Akladios C, Wattiez A. Segmental and discoid resection are preferential to bowel shaving for medium-term symptomatic relief in patients with bowel endometriosis. J Minim Invasive Gynecol. 2016;23(7):1123–9.

10. Roman H, Bubenheim M, Huet E, Bridoux V, Zacharopoulou C, Collinet P, Daraï E, Tuech JJ. Baseline severe constipation negatively impacts functional outcomes of surgery for deep endometriosis infiltrating the rectum: results of the ENDORE randomized trial. J Gynecol Obstet Hum Reprod. 2019; https://doi.org/10.1016/j.jogoh.2019.03.013.

11. Roman H, Chanavaz-Lacheray I, Ballester M, Bendifallah S, Touleimat S, Tuech JJ, Farella M, Merlot B. High postoperative fertility rate following surgical management of colorectal endometriosis. Hum Reprod. 2018;33:1669–76.

12. Kupelian AS, Cutner A. Segmental bowel resection for deep infiltratingendometriosis. BJOG. 2016;123:1368.

13. Riiskjaer M, Greisen S, Glavind-Kristensen M, Kesmodel US, Forman A, Seyer-Hansen M. Pelvic organ function before and after laparoscopic bowel resection for rectosigmoid endometriosis: a prospective, observational study. BJOG. 2016;123:13607.

14. Possover M. Pathophysiologic explanation for bladder retention in patients after laparoscopic surgery for deeply infiltrating rectovaginal and/or parametric endometriosis. Fertil Steril. 2011;101:754–8.

15. Bonneau C, Zilberman S, Ballester M, et al. Incidence of pre- and postoperative urinary dysfunction associated with deep infiltrating endometriosis: relevance of urodynamic tests and therapeutic implications. Minerva Ginecol. 2013;65:385–405.

16. Roman H, Bridoux V, Tuech JJ, et al. Bowel dysfunction before and after surgery for endometriosis. Am J Obstet Gynecol. 2013;209:524–30.

17. Darwish B, Roman H. Nerve sparing and surgery for deep infiltrating endometriosis: pessimism of the intellect or optimism of the will. Semin Reprod Med. 2017;35:72–80.

18. de Resende JA Jr, Cavalini LT, Crispi CP, de Freitas Fonseca M. Risk of urinary retention after nerve-sparing surgery for deep infiltrating endometriosis: a systematic review and meta-analysis. Neurourol Urodyn. 2017;36:57–61.

19. Ceccaroni M, Clarizia R, Bruni F, et al. Nerve-sparing laparoscopic eradication of deep endometriosis with segmental rectal and parametrial resection: the Negrar method. A single-center, prospective, clinical trial. Surg Endosc. 2012;26:2029–45.

20. Mabrouk M, Ferrini G, Montanari G, et al. Does colorectal endometriosis alter intestinal functions? A prospective manometric and questionnaire-based study. Fertil Steril. 2012;97:652–6.

21. Badescu A, Roman H, Barsan I, Soldea V, Nastasia S, Aziz M, Puscasiu L, Stolnicu S. Patterns of bowel invisible microscopic endometriosis reveal the goal of surgery: removal of visual lesions only. J Minim Invasive Gynecol. 2018;25(3):522–527.e9. https://doi.org/10.1016/j.jmig.2017.10.026.

22. Badescu A, Roman H, Aziz M, Puscasiu L, Molnar C, Huet E, Sabourin JC, Stolnicu S. Mapping of bowel occult microscopic endometriosis implants surrounding deep endometriosis nodules infiltrating the bowel. Fertil Steril. 2016;105(2):430-4.e6. https://doi.org/10.1016/j.fertnstert.2015.11.006.

23. Roman H, Hennetier C, Darwish B, Badescu A, Csanyi M, Aziz M, Tuech JJ, Abo C. Bowel occult microscopic endometriosis in resection margins in deep colorectal endometriosis specimens has no impact on short-term postoperative outcomes. Fertil Steril. 2016;105(2):423-9.e7. https://doi.org/10.1016/j.fertnstert.2015.09.030.

24. Dousset B, Leconte M, Borghese B, et al. Complete surgery for low rectal endometriosis. Long-term results of a 100-case prospective study. Ann Surg. 2010;251:887–95.

25. Marty N, Touleimat S, Moatassim-Drissa S, Millochau JC, Vallee A, Stochino Loi E, Desnyder E, Roman H. Rectal shaving using plasma energy in deep infiltrating endometriosis of the rectum: four years of experience. J Minim Invasive Gynecol. 2017;24(7):1121–7.

26. Roman H, Moatassim-Drissa S, Marty N, Milles M, Vallée A, Desnyder E, Stochino Loi E, Abo C. Rectal shaving for deep endometriosis infiltrating the rectum: a 5-year continuous retrospective series. Fertil Steril. 2016;106(6):1438–1445.e2.

27. Roman H, Darwish B, Bridoux V, Chati R, Kermiche S, Coget J, Huet E, Tuech JJ. Functional outcomes after disc excision in deep endometriosis of the rectum using transanal staplers: a series of 111 consecutive patients. Fertil Steril. 2017;107:977–86.

28. Roman H, Milles M, Vassilieff M, et al. Long-term functional outcomes following colorectal resection versus shaving for rectal endometriosis. Am J Obstet Gynecol. 2016;215:762.e1–9.

29. Riiskjær M, Forman A, Kesmodel US, Andersen LM, Ljungmann K, Seyer-Hansen M. Pelvic pain and quality of life before and after laparoscopic bowel resection for rectosigmoid endometriosis: a prospective. Observ Study Dis Colon Rectum. 2018;61:221–9.

30. Ferrier C, Roman H, Alzahrani Y, d'Argent EM, Bendifallah S, Marty N, Perez M, Rubod C, Collinet P, Daraï E, Ballester M. Fertility outcomes in women experiencing severe complications after surgery for colorectal endometriosis. Hum Reprod. 2018;33:411–5.

31. Maytham GD, Dowson HM, Levy B, Kent A, Rockall TA. Laparoscopic excision of rectovaginal endometriosis: report of a prospective study and review of the literature. Color Dis. 2010;12(11):1105–12. https://doi.org/10.1111/j.1463-1318.2009.01993.x. Review.

32. Bendifallah S, Vesale E, Darai E, Thomassin-Naggara I, Bazot M, Tuech JJ, Abo C, Roman H. Recurrence after surgery for colorectal endometriosis: systematic review and meta-analysis. J Minim Invasive Gynecol.

2019;27(2):441–451.e2.

33. Guo S-W. Recurrence of endometriosis and its control. Hum Reprod Update. 2009;15(4):441–61.

34. Bozdag G. Recurrence of endometriosis: risk factors, mechanisms and biomarkers. Womens Health Lond Engl. 2015;11(5):693–9.

35. Vercellini P, Pietropaolo G, De Giorgi O, Daguati R, Pasin R, Crosignani PG. Reproductive performance in infertile women with rectovaginal endometriosis: is surgery worthwhile? Am J Obstet Gynecol. 2006;195:1303–10.

36. Roman H. Colorectal endometriosis and pregnancy wish: why doing primary surgery. Front Biosci (Schol Ed). 2015;7:83–93.

37. Cohen J, Thomin A, Mathieu d'Argent E, Laas E, Canlorbe G, Zilberman S, Belghiti J, Thomassin-Naggara I, Bazot M, Ballester M, et al. Fertility before and after surgery for deep infiltrating endometriosis with and without bowel involvement: a literature review. Minerva Ginecol. 2014;66:575–87.

38. Meuleman C, Tomassetti C, Wolthuis A, Van Cleynenbreugel B, Laenen A, Penninckx F, Vergote I, D'Hoore A, D'Hooghe T. Clinical outcome after radical excision of moderate-severe endometriosis with or without bowel resection and reanastomosis. A prospective cohort study. Ann Surg. 2014;259:522–31.

39. Erdem S, Imboden S, Papadia A, Lanz S, Mueller MD, Gloor B, Worni M. Functional outcomes after rectal resection for deep infiltrating pelvic endometriosis: long-term results. Dis Colon Rectum. 2018;61:733–42.

40. Soto E, Catenacci M, Bedient C, Jelovsek JE, Falcone T. Assessment of long-term bowel symptoms after segmental resection of deeply infiltrating endometriosis: a matched cohort study. J Minim Invasive Gynecol. 2016;23:753–9.

第十六章 肠道子宫内膜异位症的激素治疗

Simone Ferrero，Fabio Barra，Alessandro Loddo，Erkut Attar

16.1 引言

当肠道子宫内膜异位症引起严重的肠腔狭窄并伴有不全闭塞或闭塞症状（如月经期间的恶心和呕吐，大便变细）时，结直肠手术是唯一合理的治疗方法。虽然，大多数受肠道子宫内膜异位症影响的患者没有闭塞或不全闭塞症状，但是她们可能会主诉剧烈的疼痛和肠道症状（例如腹胀、肠绞痛、腹泻、便秘、周期性直肠出血和排黏液便）。在长期治疗由深部盆腔子宫内膜异位症引起的疼痛上，激素治疗已被证明是安全的、耐受性良好且有效的[1-3]。在过去的十年中，多项研究调查了这些治疗方法在肠道子宫内膜异位症引起的症状中的疗效。随着深部盆腔子宫内膜异位症的分子机制变得更加清楚，靶向治疗和局部激素疗法也可以治疗肠道子宫内膜异位症。本章的目的是回顾激素疗法在肠道子宫内膜异位症治疗中的应用，同时，结合子宫内膜异位症发病机制的最新进展，讨论其未来的治疗方案和预防性措施。

16.2 肠道子宫内膜异位症激素治疗的应用背景

组织学研究表明，肠道子宫内膜异位病变不仅包含异位子宫内膜样黏膜，而且还包含广泛的纤维化和平滑肌纤维[3-5]，基于此，有人认为这些结节可能对激素变化没有反应。然而，激素疗法可能作用于深部子宫内膜异位症的三个组成部分中的两个：异位子宫内膜组织和平滑肌纤维[3]。虽然孕激素可能对与深部子宫内膜异位症相关的纤维化具有一定的抗炎活性，但激素治疗似乎不太可能对与深部子宫内膜异位症相关的纤维化产生重大影响。

深部子宫内膜异位病变对性腺类固醇激素的反应性是药物治疗的先决条件。孕激素受体（progesterone receptor，PR）存在于浸润到肠壁肌层中的异位腺体，而雌激素受体（estrogen receptor，ER）在肠道子宫内膜异位症中不存在[6]。相反，ER 和 PR 在其他深部浸润性子宫内膜异位结节中均已被证实[6]。值得注意的是，在独立的月经周期中，PR 远比 ER 丰富得多[6]。有趣的是，GnRH-a 同时抑制了直肠阴道子宫内膜异位症平滑肌成分中 ER 和 PR 的表达[7]，但最近的一项研究测量了未经治疗及在各种激素治疗期间女性的深部子宫内膜异位病灶 ERα 和 PR 的表达[8]，无论考虑哪种治疗方法（口服避孕药、孕激素或 GnRH-a），接受治疗的患者中 PR 上皮细胞染色均较低，而接受至少 3 个月的激素治疗后，ERα 免疫反应性上皮染色的模式和强度却没有显著改变。在异位子宫内膜的间质区，PR 或 ERα 的间质染色强度没有因治疗而改变。激素疗法之所以可改善肠道子宫内膜异位症引起的激惹性症状，可能是由于病灶内和病灶周围的微出血导致的周期性炎症消退[9]。

16.3 激素疗法在肠道子宫内膜异位症治疗中的应用

一项前瞻性队列研究研究了激素治疗（口服避孕药、孕激素或左炔诺孕酮宫内缓释装置）在治疗由直肠乙状结肠子宫内膜异位症引起的症状中的作用[10]。该研究仅纳入先前未接受过肠道子宫内膜异位症手术的患者，对患者进行平均 4 年的随访，80 例患者完成随访。在研究期间，只有 6% 的受试者需要手术。另外，这些患者有长期固定的症状和较低的子宫内膜异位健康状况调查问卷（Endometriosis Health Profile，EHP-30）评分，而生活质量调查表（SF-36）得分保持不变，与基础人群相当。作者观察到有 9 例患者子宫内膜异位结节的长度增大，6 例患者的宽度加宽，但这些变化没有加重患者的症状，也没有降低生活质量。在最近的一项回顾性研究中，根据就诊记录，对 238 例超声诊断为直肠乙状结肠子宫内膜异位症且无生育要求的女性给予 6 个月的激素治疗（孕激素、复方避孕药和 GnRH-a）[11]，在随访过程中，有 143 例（60.1%）女性继续接受药物治疗，而 95 例（39.9%）女性出现疼痛症状加重或肠道病灶增大，其中 54 例进行了手术切除。与药物治疗无效的女性相比，对激素治疗满意的女性年龄更大，直肠乙状结肠结节较小。在两组患者中，痛经、慢性盆腔痛、周期性便秘和排尿障碍等方面的疼痛评分均有显著性降低，然而，在接受手术的患者中，性交困难的疼痛评分有显著降低。作者的结论是，在这种研究背景下，对那些激素治疗无反应的有症状患者仍需考虑进行手术治疗。

16.4 孕激素

孕激素是治疗深部子宫内膜异位症引起的疼痛的一线疗法[2]，它们通常具有良好的耐受性，可有效改善疼痛[12]。几种孕激素已被用于治疗由肠道子宫内膜异位症引起的症状，左炔诺孕酮宫内缓释节育系统（levonorgestrel-releasing IUD，LNG-IUD）在治疗子宫内膜异位症相关疼痛方面与 GnRH-a 一样有效，LNG-IUD 的置入减轻了直肠阴道子宫内膜异位症患者的疼痛并缩小了病灶的大小[13]。

16.4.1 醋酸炔诺酮

一项前瞻性研究调查了醋酸炔诺酮（norethisterone acetate，NETA）在治疗结直肠子宫内膜异位症患者的疼痛和肠道症状中的效果[14]。该研究的受试者（n=40）为基于肠造影多层螺旋 CT 检查诊断为结直肠子宫内膜异位症的患者，估计肠腔狭窄<60% 的患者，具有不全闭塞症状的患者被排除在研究之外。从月经周期的第一天开始，连续给予 NETA 2.5mg/d，持续 12 个月，若治疗两个月后出现突破性出血，NETA 的剂量可再增加 2.5mg/d，80% 的患者完成了 12 个月的治疗。治疗显著改善了慢性盆腔痛、深部性交痛和排便困难。经治疗后，月经周期出现的周期性的痛经、便秘、腹泻、直肠出血等症状消失，在治疗期间，腹泻、肠绞痛和排黏液便的严重程度也得到了明显改善。相比之下，NETA 的使用并没有改变便秘、腹胀的程度和肠蠕动后的排便不尽感。此外，治疗期间消炎药的使用明显减少，而泻药的使用没有明显变化。一项包括 18 例患者的前瞻性研究显示，经 6 个月的 NETA 治疗显著减小了直肠阴道子宫内膜异位结节的体积，此外，治疗 12 个月后，这些结节的体积进一步减小[15]。

16.4.2 地诺孕素

一项前瞻性队列研究评估使用地诺孕素（dienogest，DNG，2mg/d）治疗 12 个月，对肠道和后穹窿深部浸润性子宫内膜异位症引起的疼痛的疗效，共纳入 30 名女性。治疗可明显减轻痛经、盆腔痛、性交困难和肠道疼痛；使用世界卫生组织的生活质量评分表的简明版（WHOQOL-BREF）进行评估，治疗也显著改善了生活质量；通过阴道超声监测子宫内膜异位结节的体积变化，通过三个测量值（深度×长度×宽度×0.52）来计算结节的体积，使用 DNG 治疗 12 个月后，子宫内膜异位结节体积无明显变化［治疗前为（2.18±2.99）cm³；治疗后为（2.21±4.06）cm³；$P=0.23$］。此外，疼痛的改善与子宫内膜异位结节体积的减小之间没有显著的相关性[16]。

最近的一篇报告描述了一位曾接受口服避孕药治疗的患者，在 40 岁时经卵巢子宫内膜异位症手术后的病例。该患者在 44 岁时大便隐血试验阳性，结肠镜检查发现黏膜下肿瘤样组织凸出占据近 50% 直肠腔，活检诊断为直肠子宫内膜异位症。患者接受了 DNG 治疗，尽管肿块的大小没有消退，但她的腹痛迅速好转。经过 6 年的治疗，患者没有腹痛或排便梗阻症状[17]。最近，一项基于前瞻性收集数据库的回顾性研究，调查了使用 36 个月的 DNG 治疗直肠乙状结肠子宫内膜异位症的患者的肠道疼痛症状的效果[18]，83 名患者被纳入研究。在 1 年的随访中，DNG 可以明显改善痛经、性交痛、慢性盆腔痛、排便困难和肠道症状。肠道症状的改善使用胃肠道生活质量指数（Gastrointestinal Quality of Life Index，GIQLI）来评估。从基线到治疗 12 个月，GIQLI 的评分改善有统计学意义，在 24 个月时 GIQLI 评分进一步改善，而在治疗的第三年中保持稳定。在治疗的前两年观察到生活质量的逐步提高（由子宫内膜异位症健康量表-30 评估），直到研究结束，患者的症状和生活质量均得到改善。与治疗的第二年（14.3%）和第三年（12.5%）相比，在治疗的第一年（47.3%）因不良反应而停药的情况更为频繁，在 36 个月的随访中，有 34 名患者仍在使用 DNG。该方案耐受良好，随着治疗的进行，不规则出血的频率和数量减少。子宫内膜异位结节的体积通过阴道超声检查评估。在治疗 6 个月后，

与基线值相比，结节体积明显减小；在治疗的第一年结束后，结节的体积进一步明显减小；在治疗的 24~36 个月，子宫内膜异位结节的体积保持稳定；研究结束时，52.9% 的患者结节体积减小至少 10%，35.3% 的患者结节体积保持稳定，11.8% 的患者体积较基线值有所增加。

GnRH-a 之后也可以使用 DNG 抑制子宫内膜异位病变。Kitawaki 等研究表明，用 GnRH-a 进行治疗后进行长期 DNG 治疗，可以使子宫内膜异位症相关的盆腔痛至少缓解 12 个月。这种方案可以减少地诺孕素治疗早期经常发生的不规则子宫出血[19]。

16.4.3　去氧孕烯

一项大型的前瞻性研究比较了仅使用去氧孕烯单一避孕药（desogestrel，DSG；75μg/d）和连续阴道环治疗（15μg 炔雌醇和 120μg 依托孕烯，第 1~21 天）治疗直肠子宫内膜异位症直肠浸润的效果，均使用 12 个月。直肠子宫内膜异位症的诊断是基于 MRI，只有评估结直肠狭窄<60% 的女性被纳入研究。随访 12 个月，接受 DSG 治疗的患者（61.7%）的满意度高于经阴道环治疗的患者（36.1%）的满意度。仅考虑肠道症状的变化时，接受 DNG 治疗的患者（50.0%）的满意度也要高于经阴道环治疗的患者（31.3%）的满意度。这项研究包括了 143 名女性。DSG 持续治疗的优势在于可消除与月经有关的症状（例如痛经、月经期间的便秘、月经期间的腹泻和周期性直肠出血）。在接受 DSG 治疗的患者的 12 个月随访中，所有疼痛和肠道症状（除腹胀）的程度与基线相比有显著改善。在使用阴道环治疗的患者中，所有疼痛和肠道症状的严重程度（除了月经期间腹泻和黏液便）均较基线显著降低。值得注意的是，在随访 12 个月中，使用 DSG 治疗的患者的慢性盆腔痛、排便困难、深部性交痛、腹泻、肠绞痛、排便不尽感和黏液便的严重程度低于使用阴道环治疗

的患者,两组间便秘和腹胀的程度无显著差异。治疗 12 个月,结节体积减小的比例在接受 DSG 治疗的患者(28.0%)中和接受阴道环治疗的患者(27%)中相似。有趣的是,在接受 DSG 治疗的患者中,子宫内膜异位结节的增加占 11.1%,而在接受阴道环治疗的患者中,则占 8.5%。该研究的主要局限性在于阴道环按顺序给药,而 DSG 需要连续给药[20]。由于这项研究的设计,无法确定结果的差异是由一种治疗方法的序贯给药,还是不同药物的使用引起的。

一项包括 26 例患者的前瞻性研究结果显示,DSG 治疗 6 个月后,浸润直肠的直肠阴道子宫内膜结节体积明显减小,治疗 12 个月后进一步缩小[15]。

16.5   联合雌孕激素

联合雌孕激素是治疗子宫内膜异位症相关疼痛最常用和最有效的药物治疗之一,它们可以顺序给药或连续给药,连续给药特别适合有月经期相关症状(例如痛经和经期偏头痛)的患者。

一项前瞻性研究评估了连续低剂量联合口服避孕药(15μg 炔雌醇和 60μg 孕二烯酮)12 个月,治疗结直肠子宫内膜异位症引起的症状的效果。该研究包括 26 名女性,根据直肠内镜超声检查来诊断。该治疗使肠道子宫内膜异位结节的体积显著减小(最大直径平均减少 26%;平均体积减小 62%),改善了痛经、性交困难、排便疼痛和非经期盆腔痛。在 12 个月的治疗结束时,有 69%的患者满意或非常满意,而只有 16%的患者不满意或非常不满意[21]。

一项纳入 30 例患者的前瞻性研究表明,口服序贯避孕药 6 个月的治疗可显著减小直肠子宫内膜异位结节浸润直肠的体积;在治疗 12 个月后,这些结节的体积进一步减小[15]。

16.6   促性腺激素释放激素受体激动剂

有病例报告描述了 GnRH-a 在治疗肠道子宫内膜异位症中的应用。有一例患者经 CT、MRI 和结肠镜检查诊断为直肠子宫内膜异位症,尽管使用达那唑(800mg/d)治疗了 8 个月,但肠道症状(直肠出血和便秘)仍然持续。该患者希望避免手术,因此接受醋酸亮丙瑞林治疗(每天皮下注射 1.0mg),该患者的上述症状迅速消失,并且,直肠结节的大小从 3~4cm 缩小到 2~3cm,经过 15 个月的治疗后,患者无症状。但由于缺乏长期使用 GnRH-a 进行治疗的医学文献支持,最后还是进行了手术治疗[22]。另一例病例报告描述了经组织学证实为乙状结肠子宫内膜异位症(1.8cm)的患者,表现为息肉样病变,主诉腹痛和盆腔痛、直肠出血和贫血。用 3.75mg 醋酸亮丙瑞林治疗该患者,每 4 周一次,连续 3 个月,第一次注射后症状立即得到改善。随后开始口服避孕药,但由于发生严重的偏头痛而立即中断。6 个月后,结肠镜检查显示出扁平的苍白病变,活检证实没有子宫内膜异位病变;随访 2 年,结肠镜检查未发现复发;3 年后,患者由于子宫肌瘤行子宫切除术,手术未发现盆腔器官和肠浆膜面的子宫内膜异位症,结肠镜检查显示有一个小的无症状子宫内膜异位性息肉,在用醋酸亮丙瑞林 3.75mg 治疗 3 个月后消失,很难评估这是复发还是新发的子宫内膜异位病变[23]。

一项开放性的前瞻性研究纳入了 18 例结直肠子宫内膜异位症患者,评估应用 GnRH-a 治疗疼痛和肠道症状的效果。肠道子宫内膜异位症通过肠造影多层螺旋 CT 诊断。肠腔狭窄>60%、疼痛、盲肠和回肠处子宫内膜异位病变的患者被排除在研究之外。肌内注射醋酸曲普瑞林治疗患者(每 3 个月 11.25mg)和口服替勃龙(2.5mg/d)治疗 12 个月,肠道结节的平均大小约为 2.2cm。随访 12 个月,72.2% 的患者满意或非常满意,11.1% 的患者不确定,16.7% 的患者不满意。如预期的那样,治疗明显改善疼痛相关症状(痛经、非经期盆腔痛、深部性交痛和排便困难)。61.1% 的患者的肠道症状有所改善,腹泻患者似乎比便秘患者症状改善更明显。在 6 个月和 12 个月的随访中,肠绞痛、腹胀和排黏液便的症状明显改善,此外,该治疗显著减少了患者使用的抗生素剂量。在完成 12 个月的治疗后,38.9% 的患者希望继续使用醋酸曲普瑞林和替勃龙联合治疗[24]。

一项纳入 10 例浸润直肠的直肠阴道子宫内膜异位结节患者的前瞻性研究表明,使用醋酸曲普瑞林(每 3 个月 11.25mg)和替勃龙(2.5mg/d)治疗 12 个月后可显著减小直肠浸润结节的体积[15]。

16.7　芳香化酶抑制剂

芳香化酶介导雄烯二酮和睾酮转化为雌酮和雌二醇。已有研究表明,芳香化酶在子宫内膜异位植入组织中表达,因此为异位组织提供了过多的增殖刺激[25-26]。这些生物学发现促进了使用芳香化酶抑制剂(aromatase inhibitors,AI)治疗女性子宫内膜异位症相关疼痛的多项研究[27]。当将 AI 应用于育龄女性时,雌激素水平的下降会促进促性腺激素的分泌,从而对卵巢产生刺激作用,因此,AI 必须与其他药物(例如孕激素或雌激素)合用才能有效下调卵巢功能。

一项前瞻性研究使用来曲唑(2.5mg/d)和 NETA(2.5mg/d)治疗结直肠子宫内膜异位症患者,纳入 6 名患者,治疗 6 个月,评估对改善疼痛和肠道症状的效果,所有患者均完成 6 个月的治疗。在 3 个月的随访中,与基线相比,非经期盆腔痛、性交痛和排便困难的程度均明显降低,并在 6 个月的随访中有进一步的改善。两种药物联合治疗改善了以腹泻为主的肠易激综合征、肠绞痛、腹胀和排黏液便的症状。在完成治疗后,1 名

女性(17%)非常满意,3 名女性(50%)满意,1 名女性(17%)不确定,1 名女性(17%)不满意[28]。

一项超声检查的前瞻性研究表明,来曲唑(2.5mg/d)与 NETA(2.5mg/d)联合使用可显著减小累及直肠的直肠阴道结节的体积。在 6 个月的随访中,这些结节的体积与基线相比明显减小,而且,12 个月后随访,结节的体积较治疗 6 个月时更小[15]。

在一项随机对照试验中,一组单独使用阿那曲唑,在另一组使用阿那曲唑联合GnRH-a。虽然联合疗法抑制了卵泡在卵巢中的发育,但却引起了显著的骨质流失。然而,在联合用药治疗组中,疼痛的复发较晚[29]。

在治疗中添加口服避孕药或孕激素也可以防止长期使用 AI 引起的骨质流失,维生素 D 和钙的组合也可以添加到该治疗方案中,以防止骨质流失。

16.8　激素治疗肠道子宫内膜异位症的进展

尚无关于子宫内膜异位症患者长期接受激素治疗进展的系统性研究。一个病例报告表明,口服避孕药期间肠道子宫内膜异位症可能会进展[30]。一名 25 岁的女性,虽无肠道症状,但因痛经和深部性交痛,被确诊存在一个 2.5cm 的直肠阴道结节。肠造影多层螺旋 CT 显示乙状结肠浆膜表面存在一个小的子宫内膜异位结节,其尚未侵入固有肌层。该患者接受了连续口服避孕药(DSG 150μg 和炔雌醇 20μg)的治疗。4 年后,患者主诉疼痛和持续加重的胃肠道症状(便秘和排便困难)。磁共振灌肠显示,在之前经肠造影多层螺旋 CT 检查发现的那个小的结节的同一部位,存在一个增大的乙状结肠结节。该患者接受了腹腔镜节段性肠切除术治疗。另一例病例报告证实,激素治疗可能无法抑制结直肠子宫内膜异位症的发

展[31]。一名 26 岁的女性因卵巢子宫内膜异位症接受了手术治疗,在手术过程中,诊断出肠道子宫内膜异位结节,因为患者的肠道相关主诉很少且术前并未诊断出结节,所以未进行肠道手术。术后 CT 及结肠镜显示肛门上方 40cm 处有一个短而坚硬的区域,肠壁增厚达 14mm,肠腔缩小至 17mm,直肠内超声检查发现直肠及乙状结肠正常。患者接受连续醋酸环丙孕酮(50mg/d)治疗,并加用雌二醇(0.5mg/d,经皮)反向疗法。术后 2 年因情感障碍改为使用持续复方口服避孕药(150μg 左炔诺孕酮+30μg 炔雌醇)。4 年后,患者交替出现便秘与腹泻、腹胀、排便困难、盆腔痛等症状。MRI 显示子宫内膜异位症浸润乙状结肠 6~8cm,肠壁增厚,包括 T_1 点,提示活跃的肠道子宫内膜异位症。CTC 显示在肛门上方 42~50cm 处出现异常乙状结肠,消化道直径从 10mm 缩小直至近乎消失,并伴有整体僵硬。因此,患者接受腹腔镜下乙状结肠切除术。

16.9　激素疗法与手术的比较

一项平行队列研究比较了选择药物或手术治疗有症状结直肠子宫内膜异位症女性的患者满意度[9]。允许患者选择首选治疗方法,选择激素疗法的参与者使用了低剂量的单相口服避孕药或孕激素(NETA 2.5mg 每天一次或 DNG 2mg 每天一次),50 例患者(57%)接受了药物治疗,而 37 例患者(43%)接受了手术治疗。在选择激素治疗的患者中,有 12 例患者使用了低剂量的 OCP,有 38 例患者使用了孕激素(29 例使用 NETA 和 9 例使用 DNG)。选择药物治疗的女性的中位随访时间为 40 个月,接受手术治疗的女性的中位随访时间为 45 个月。经激素治疗的患者有 37 例(74%)出现不良反应,其中 3 例患者因严重不良反应而退出研究。腹腔镜手术 9 例,经腹手术 28 例,所有患者均行节段性结直肠切除术,术中无重大

并发症;有 6 例发生重大术后并发症需要立即或后期再次干预(肠吻合口开裂 2 例,腹腔出血 2 例,直肠阴道瘘 1 例,结肠造口闭塞 1 例)。此外,一名患者出现严重的功能障碍性便秘。在 12 个月的随访中,78%选择药物治疗的女性对治疗满意或非常满意,而选择手术的患者为 76%,随访到最后,分别为 72%和 65%。除手术组存在腹泻症状外,两个研究组的所有肠道症状均得到改善;在两个研究组中,疼痛症状(痛经、性交痛、非经期盆腔痛和排便困难)均得到改善,但接受激素治疗的女性改善幅度更大;两个研究组的生活质量和心理状况均得到改善;使用女性性功能指数(Female Sexual Function Index,FSFI)评估性功能,FSFI 总得分仅在选择药物治疗的女性中有所改善。

一项法国的随机对照试验(MESURE 试验,NCT01973816),纳入患有直肠子宫内膜异位症且无生育要求的女性,比较直肠阴道子宫内膜异位症的药物治疗和外科治疗。在该试验中,接受激素治疗的患者使用醋酸曲普瑞林(每 3 个月 11.25mg)进行治疗,并加用反向疗法(雌二醇 0.5%经皮凝胶)治疗 6 个月,然后再使用醋酸环丙孕酮(50mg/d)并加反向疗法(雌二醇 0.5%经皮凝胶)治疗 18 个月,接受了手术治疗(根据外科医生的选择,进行直肠病灶削切术,或直肠病灶碟形切除术,或节段性结直肠切除术)的患者,同法使用醋酸环丙孕酮(50mg/d)并加反向疗法(雌二醇 0.5%经皮凝胶)以防止子宫内膜异位症复发[32]。

16.10　激素疗法的预防性治疗和未来展望

最近的研究已经证实微生物群和子宫内膜异位症之间的双向关系。实验室和临床研究表明,有或没有子宫内膜异位症的宿主的微生物群确实存在差异,在子宫内膜异位患者中肠道菌群发生变化(乳酸菌浓度

降低和革兰氏阴性菌水平升高）。临床对人类肠道微生物群的兴趣已大大增加。子宫内膜异位症患者的肠道微生物群中可能存在大量产生 β 葡糖醛酸糖苷酶的细菌,这可能导致雌激素代谢产物水平的升高。在已绝经的女性中,雌激素的缺乏改变了肠道微生物群的组成和结构,导致微生物多样性的减少。同样,GnRH-a 已被证明可以影响子宫的局部微生物群,这表明激素调节能调整微生物群的组成[33]。我们之前已经证明,在培养子宫内膜异位症细胞的过程中,一种组蛋白去乙酰化酶抑制剂丁酸钠以依赖启动子的方式抑制芳香化酶活性[34]。表观遗传学的影响也已被证明会影响子宫内膜异位症的病程[35]。芳香化酶、类固醇因子-1、COX-2 和同源框 A10 在子宫内膜异位症中也具有表观遗传修饰作用。与正常子宫内膜相比,DNA 甲基转移酶、ER、PR、微小 RNA 和组蛋白去乙酰化因子在子宫内膜异位症中差异表达[36]。这些研究的未来用途可能包括应用组蛋白脱乙酰基酶抑制剂预防和治疗子宫内膜异位症。

在正常子宫内膜中,孕激素作用于基质细胞诱导 2 型 17β-羟基类固醇脱氢酶（17beta-HSD-2）的表达,该酶将具有生物活性的雌激素 E_2 代谢为雌酮 E_1。最近的数据支持孕激素在盆腔深部子宫内膜异位症中的抵抗作用[37]。孕激素抵抗子宫内膜异位症的分子基础可能与 PR 水平的总体降低和 PRB 的缺乏有关[38]。PR 缺乏症还导致子宫内膜异位症细胞中类视黄醇合成的缺陷。研究表明,芬维 A 胺是一种合成的类视黄醇类似物,可以逆转针对视黄酸信号通路的类视黄醇的病理性丢失,对于患有子宫内膜异位症的女性也可能有望成为一种治疗方法[39]。因此,单一或联合使用这些天然化合物也可能对子宫内膜异位症有保护作用。

16.11　结论

本章中的研究表明,激素疗法不仅可以改善肠道子宫内膜异位症引起的疼痛,而且可以改善肠道症状。这一发现并不意外,因为肠道结节在组织学上与其他深部子宫内膜异位结节相似。此外,肠道子宫内膜异位症患者通常合并有位于腹腔其他部位的子宫内膜异位病变。因此,疼痛症状的改善很可能是由于激素疗法对所有子宫内膜异位病变的作用。基础和临床研究为开发新的有前景的子宫内膜异位症的靶向激素治疗方法铺平了道路。

显然,不能对所有受子宫内膜异位症影响的女性进行激素治疗。存在闭塞症状（例如月经期间的恶心和呕吐,肠蠕动减少或排气减少）的患者应被告知可能存在肠梗阻的风险,并且通常应进行手术治疗。怀疑肠恶性肿瘤患者显然应进行结肠镜检查并活检,如对诊断存在疑问,应进行手术。最后,激素治疗是能产生避孕作用的,或者会干扰受孕,因此,这些疗法不能用于希望受孕的患者。

在其他患者中,必须考虑使用激素治疗作为由肠道子宫内膜异位症引起的症状的一线治疗方法。事实上,手术与潜在的严重并发症相关,例如临时回肠造口术、术后尿潴留、直肠阴道瘘、医源性输尿管损伤和新发便秘。此外,激素治疗可有效改善约三分之二的肠道子宫内膜异位症女性的症状[9]。必须全面告知患者有关药物治疗的潜在益处、风险和弊端。在治疗过程中必须对接受长期激素治疗的患者进行监测,因为即使使用激素治疗,肠道结节也可能发生进展[20,30-31]。肠道结节的生长可能加重肠腔狭窄,从理论上讲,它可能会使患者面临发生不全肠梗阻或肠梗阻的风险。此外,浸润到直肠的子宫颈后子宫内膜异位结节可向输尿管延伸,从而导致输尿管狭窄,肾积水和潜在肾功能丧失[40]。必须告知接受激素治疗的患者这种治疗只能暂时缓解症状,通常在停药几个月后会复发;因此,这些疗法不能完全地治愈疾病[41]。基于此,选择激素治疗的患者应持续治疗多年,理想情况是直到需要妊娠或确认自然绝经后[3]。最后,在激素治疗和手术治疗之间进行选择的患者应考虑的是建议术后进行激素治疗,以减少深部子宫内膜异位症手术切除后疼痛复发的风险。尽管尚无专门研究探讨内分泌疗法在预防肠道子宫内膜异位症手术后疼痛复发中的作用。

(郭清烽 译,刘红丽 王彦龙 校)

参考文献

1. Vercellini P, Crosignani PG, Somigliana E, Berlanda N, Barbara G, Fedele L. Medical treatment for rectovaginal endometriosis: what is the evidence? Hum Reprod. 2009;24(10):2504–14.

2. Ferrero S, Alessandri F, Racca A, Leone Roberti Maggiore U. Treatment of pain associated with deep endometriosis: alternatives and evidence. Fertil Steril. 2015;104(4):771–92.

3. Vercellini P, Buggio L, Somigliana E. Role of medical therapy in the management of deep rectovaginal endometriosis. Fertil Steril. 2017;108(6):913–30.

4. Donnez J, Nisolle M, Gillerot S, Smets M, Bassil S, Casanas-Roux F. Rectovaginal septum adenomyotic nodules: a series of 500 cases. Br J Obstet Gynaecol. 1997;104(9):1014–8.

5. Remorgida V, Ragni N, Ferrero S, Anserini P, Torelli P, Fulcheri E. How complete is full thickness disc resection of bowel endometriotic lesions? A prospective surgical and histological study. Hum Reprod. 2005;20(8):2317–20.

6. Noel JC, Chapron C, Bucella D, Buxant F, Peny MO, Fayt I, et al. Estrogen and progesterone receptors in smooth muscle component of deep infiltrating endometriosis. Fertil Steril. 2010;93(6):1774–7.

7. Kitano T, Matsumoto T, Takeuchi H, Kikuchi I, Itoga T, Sasahara N, et al. Expression of estrogen and progesterone receptors in smooth muscle metaplasia of rectovaginal endometriosis. Int J Gynecol Pathol. 2007;26(2):124–9.

8. Brichant G, Nervo P, Albert A, Munaut C, Foidart JM, Nisolle M. Heterogeneity of estrogen receptor alpha and progesterone receptor distribution in lesions of deep infiltrating endometriosis of untreated women or during exposure to various hormonal treatments. Gynecol Endocrinol. 2018;34(8):651–5.

9. Vercellini P, Frattaruolo MP, Rosati R, Dridi D, Roberto A, Mosconi P, et al. Medical treatment or surgery for colorectal endometriosis? Results of a shared decision-making approach. Hum Reprod. 2018;33(2):202–11.

10. Egekvist AG, Marinovskij E, Forman A, Kesmodel US, Graumann O, Seyer-Hansen M. Conservative treatment of rectosigmoid endometriosis: a pro-spective study. Acta Obstet Gynecol Scand. 2019;98(9):1139–47.

11. Andres MP, Mendes RFP, Hernandes C, Araujo SEA, Podgaec S. Hormone treatment as first line therapy is safe and relieves pelvic pain in women with bowel endometriosis. Einstein (Sao Paulo). 2019;17(2):eAO4583.

12. Barra F, Scala C, Ferrero S. Current understanding on pharmacokinetics, clinical efficacy and safety of progestins for treating pain associated to endometriosis. Expert Opin Drug Metab Toxicol. 2018;14(4):399–415.

13. Fedele L, Bianchi S, Zanconato G, Portuese A, Raffaelli R. Use of a levonorgestrel-releasing intrauterine device in the treatment of rectovaginal endometriosis. Fertil Steril. 2001;75(3):485–8.

14. Ferrero S, Camerini G, Ragni N, Venturini PL, Biscaldi E, Remorgida V. Norethisterone acetate in the treatment of colorectal endometriosis: a pilot study. Hum Reprod. 2010;25(1):94–100.

15. Ferrero S, Leone Roberti Maggiore U, Scala C, Di Luca M, Venturini PL, Remorgida V. Changes in the size of rectovaginal endometriotic nodules infiltrating the rectum during hormonal therapies. Arch Gynecol Obstet. 2013;287(3):447–53.

16. Leonardo-Pinto JP, Benetti-Pinto CL, Cursino K, Yela DA. Dienogest and deep infiltrating endometriosis: the remission of symptoms is not related to endometriosis nodule remission. Eur J Obstet Gynecol Reprod Biol. 2017;211:108–11.

17. Kazama S, Hiramatsu T, Kuroda K, Hongo K, Watanabe Y, Tanaka T, et al. A case of unique endoscopic findings of intestinal endometriosis exposed to the mucosa: aggregation of papillary protruded bulges from the submucosal elevation of the rectum. Clin J Gastroenterol. 2019;12(2):166–70.

18. Barra F, Scala C, Maggiore ULR, Ferrero S. Long-term administration of dienogest for the treatment of pain and intestinal symptoms in patients with rectosigmoid endometriosis. J Clin Med. 2020;9(1):154.

19. Kitawaki J, Kusuki I, Yamanaka K, Suganuma I. Maintenance therapy with dienogest following gonadotropin-releasing hormone agonist treatment for endometriosis-associated pelvic pain. Eur J Obstet Gynecol Reprod Biol. 2011;157(2):212–6.

20. Leone Roberti Maggiore U, Remorgida V, Scala C, Tafi E, Venturini PL, Ferrero S. Desogestrel-only contraceptive pill versus sequential contraceptive vaginal ring in the treatment of rectovaginal endometriosis infiltrating the rectum: a prospective open-label comparative study. Acta Obstet Gynecol Scand. 2014;93(3):239–47.

21. Ferrari S, Persico P, Dip F, Vigano P, Tandoi I, Garavaglia E, et al. Continuous low-dose oral contraceptive in the treatment of colorectal endometriosis evaluated by rectal endoscopic ultrasonography. Acta Obstet Gynecol Scand. 2012;91(6):699–703.

22. Markham SM, Welling DR, Larsen KS, Snell MJ. Endometriosis of the rectum treated with a long term GnRH agonist and surgery. N Y State J Med. 1991;91(2):69–71.

23. Porpora MG, Pallante D, Ferro A, Crobu M, Cerenzia

P, Panici PL. Intestinal endometriosis without evident pelvic foci treated with gonadotropin-releasing hormone agonist. Eur J Obstet Gynecol Reprod Biol. 2006;125(2):265–6.

24. Ferrero S, Camerini G, Ragni N, Menada MV, Venturini PL, Remorgida V. Triptorelin improves intestinal symptoms among patients with colorectal endometriosis. Int J Gynaecol Obstet. 2010;108(3):250–1.

25. Attar E, Bulun SE. Aromatase inhibitors: the next generation of therapeutics for endometriosis? Fertil Steril. 2006;85(5):1307–18.

26. Bulun SE. Endometriosis. N Engl J Med. 2009;360(3):268–79.

27. Ferrero S, Venturini PL, Ragni N, Camerini G, Remorgida V. Pharmacological treatment of endometriosis: experience with aromatase inhibitors. Drugs. 2009;69(8):943–52.

28. Ferrero S, Camerini G, Ragni N, Venturini PL, Biscaldi E, Seracchioli R, et al. Letrozole and norethisterone acetate in colorectal endometriosis. Eur J Obstet Gynecol Reprod Biol. 2010;150(2):199–202.

29. Soysal S, Soysal ME, Ozer S, Gul N, Gezgin T. The effects of post-surgical administration of goserelin plus anastrozole compared to goserelin alone in patients with severe endometriosis: a prospective randomized trial. Hum Reprod. 2004;19(1):160–7.

30. Ferrero S, Camerini G, Venturini P, Biscaldi E, Remorgida V. Progression of bowel endometriosis during treatment with the oral contraceptive pill. Gynecol Surg. 2011;8(3):311–3.

31. Millochau JC, Abo C, Darwish B, Huet E, Dietrich G, Roman H. Continuous amenorrhea may be insufficient to stop the progression of colorectal endometriosis. J Minim Invasive Gynecol. 2016;23(5):839–42.

32. Roman H. Medical versus surgical treatments of rectal endometriosis (MESURE). https://www.clinicaltrials.gov/ct2/show/NCT01973816?term=endometriosis+AND+France&draw=4&rank=24.

33. Khan KN, Fujishita A, Masumoto H, Muto H, Kitajima M, Masuzaki H, et al. Molecular detection of intrauterine microbial colonization in women with endometriosis. Eur J Obstet Gynecol Reprod Biol. 2016;199:69–75.

34. Attar E, Yilmaz MB, Innes J, Utsunomiya H, Demura M, Bulun SE. Sodium Butyrate is a tissue specific inhibitor of aromatase expression in endometriosis. 53rd annual scientific meeting of the Society for Gynecologic Investigation, Toronto, Canada; 2006.

35. Demura M, Bulun SE. CpG dinucleotide methylation of the CYP19 I.3/II promoter modulates cAMP-stimulated aromatase activity. Mol Cell Endocrinol. 2008;283(1–2):127–32.

36. Grimstad FW, Decherney A. A review of the epigenetic contributions to endometriosis. Clin Obstet Gynecol. 2017;60(3):467–76.

37. Kamergorodsky G, Invitti AL, D'Amora P, Parreira RM, Kopelman A, Bonetti TCS, et al. Progesterone's role in deep infiltrating endometriosis: progesterone receptor and estrogen metabolism enzymes expression and physiological changes in primary endometrial stromal cell culture. Mol Cell Endocrinol. 2020;505:110743.

38. Bulun SE, Cheng YH, Yin P, Imir G, Utsunomiya H, Attar E, et al. Progesterone resistance in endometriosis: link to failure to metabolize estradiol. Mol Cell Endocrinol. 2006;248(1–2):94–103.

39. Pavone ME, Malpani SS, Dyson M, Kim JJ, Bulun SE. Fenretinide: a potential treatment for endometriosis. Reprod Sci. 2016;23(9):1139–47.

40. Barra F, Scala C, Biscaldi E, Vellone VG, Ceccaroni M, Terrone C, et al. Ureteral endometriosis: a systematic review of epidemiology, pathogenesis, diagnosis, treatment, risk of malignant transformation and fertility. Hum Reprod Update. 2018;24(6):710–30.

41. Ferrero S, Remorgida V, Venturini PL. Current pharmacotherapy for endometriosis. Expert Opin Pharmacother. 2010;11(7):1123–34.

第十七章　肠道子宫内膜异位症患者的生育力与不孕

Simone Ferrero，Antoine Watrelot，Gedis Grudzinskas

17.1　引言

结直肠子宫内膜异位症通常伴有其他病变，如子宫骶韧带、子宫颈周围环、子宫旁组织、阴道、卵巢及盆腔内粘连，盆腔内粘连通常会影响卵巢和输卵管，进而损害生育力。然而，单纯的结直肠子宫内膜异位症对生育力的影响尚不清楚[1]。

肠道子宫内膜异位症的手术治疗方法有三种：肠道削切术、病灶碟形切除术以及节段性肠切除术后吻合。肠道削切术指保留肠黏膜完整的直肠乙状结肠深部子宫内膜异位病灶切除。病灶碟形切除术是将整个受累肠壁（包括黏膜）进行切除，然后使用缝线或者吻合器修补。而节段性肠切除术是将病变肠段切除后进行吻合。手术方法的选择取决于肠道子宫内膜异位结节的特征，例如异位结节的最大径线，同一肠段是否存在多个病灶，子宫内膜异位病灶浸润肠壁的深度及肠腔狭窄程度。另外，当乙状结肠受累时，通常只能进行病灶碟形切除术和节段性肠切除术，而不能行肠道削切术。外科医生的经验和偏好在一定程度上影响手术方式的选择，例如一些外科医生更喜欢进行节段性肠切除术[2]。然而，与节段性肠切除术相比，肠道削切术和病灶碟形切除术的并发症的发生率较低[3-6]。如今手术治疗的普遍趋势是减少创伤，尽可能行肠道削切术而非节段性肠切除术。也有人认为，对于无症状患者（约 4.5%），期待治疗应是首选方案[7]。

17.2　肠道子宫内膜异位症患者的自然生育力

目前关于结直肠子宫内膜异位症患者自然生育力的数据十分有限。意大利的一项前瞻性研究调查了 105 名接受手术治疗或期待治疗的患直肠阴道子宫内膜异位症的不孕女性的妊娠率和受孕时间[8]。两组人群 24 个月的累计妊娠率相近：接受手术的患者为 44.9%，接受期待治疗的患者为 46.8%。作者的结论是，尽管手术治疗直肠阴道子宫内膜异位症的不孕女性并没有提高受孕率，但手术治疗可以延长无痛间隔，但作者并未对研究人群有无子宫内膜异位症肠道累及进行分组分析。此外，所有手术均采用腹腔镜手术。意大利的一项单中心前瞻性队列研究探讨了结直肠子宫内膜异位症患者的妊娠率[9]，这些患者通过 MRE 检查确诊，患者的中位年龄为 33 岁（24～41 岁）。在随访期间，17 名患者因更换伴侣、健康问题或计划改变而退出研究。25 名（27.8%）患者自然受孕，受孕中位时间为 10 个月（2～32 个月）；17 名（18.8%）在人工授精或体外受精（in vitro fertilization，IVF）后受孕，中位时间为 21 个月（9～46 个月）；研究人群总体妊娠率为 46.7%［42/90；95% CI（36.1%，57.5%）］，中位随访时间为 28.2 个月（2～70 个月）。第一次妊娠后，在 10 名尝试再次妊娠的患者中，有 4 人受孕。因此，作者得出结论，应充分告知结直肠子宫内膜异位症患者,在不接受子宫内膜异位症手术治疗的情况下仍有自然受孕或通过辅助生殖技术(assisted reproductive technology,ART)受孕的可能性。另一项意大利的回顾性研究调查了患有或不患有卵巢子宫内膜异位囊肿的直肠阴道子宫内膜异位症患者的自然妊娠率,这些患者接受了期待治疗(n=284)或手术治疗(n=221)[7]。接受期待治疗的患者中有13.7%的患者合并直肠乙状结肠子宫内膜异位症,接受手术治疗的患者中有15.8%的患者合并直肠乙状结肠子宫内膜异位症。在1年的随访中,接受期待治疗的患者的粗妊娠率和累计自然妊娠率(分别为17.3%和23.8%)低于接受手术治疗的患者(分别为35.7%和39.5%)。然而,作者并没有报道直肠乙状结肠子宫内膜异位症这一亚组患者的生育结局数据。

17.3 子宫内膜异位症手术治疗后(未切除结直肠子宫内膜异位病灶)的生育结局

肠道子宫内膜异位症患者可能只有轻微的肠道症状且有时并无疼痛,考虑到结直肠手术的潜在并发症,这些患者可能只要求切除盆腔深部子宫内膜异位病变,而不切除肠道结节。在另一些患者中,肠道子宫内膜异位症的存在只是术中的预期发现,因此在缺少术前知情同意的情况下,肠道的病变也未切除,而这些患者很可能拒绝二次手术治疗肠道子宫内膜异位症。只有两项研究评估了手术切除深部浸润性子宫内膜异位病灶但保留结肠直肠子宫内膜异位症女性的自然妊娠率。意大利的一项前瞻性试验报道了40名肠道子宫内膜异位症患者接受深部子宫内膜异位病灶切除术而未切除肠道病变的情况下的妊娠率为21%,平均随访时间为26.9个月[10]。值得注意的是,这一妊娠率明显低于接受结直肠节段性切除术的患者(35%)。而西班牙的一项回顾性研究报道了10名肠道子宫内膜异位症患者在接受深部子宫内膜异位病灶切除术而未切除肠道病变的情况下的妊娠率为70%[11]。这两项研究的不同结果无法为估计接受深部子宫内膜异位病灶切除术而未切除肠道病变患者的妊娠率提供依据。

一部分肠道子宫内膜异位症患者在接受普通妇科医生治疗时,可能仅进行诊断性腹腔镜探查或腹腔镜下仅处理卵巢子宫内膜异位囊肿,而目前还没有关于这些患者自然生育率的数据。一项前瞻性多中心研究调查了75例患结直肠子宫内膜异位症的不孕患者IVF后的妊娠率。四分之三的患者曾接受过子宫内膜异位症手术(包括诊断性腹腔镜探查和子宫内膜异位囊肿剥除术),但均未切除深部子宫内膜异位病灶[12],1、2、3个周期的ICSI-IVF累计妊娠率分别为29.3%、52.9%、68.6%。AMH血清水平低于2ng/mL、患者年龄超过35岁以及合并子宫腺肌病均与妊娠率降低相关。

17.4 有生育要求的患者发生肠梗阻的风险

既往认为妊娠状态对子宫内膜异位症有益[13]。然而,在过去的15年中,一些研究报道了希望自然或通过IVF受孕的患者因肠道子宫内膜异位症引起的并发症。激素治疗被广泛应用于治疗由肠道子宫内膜异位症引起的疼痛和肠道症状[14-17]。有生育要求而中断长期激素治疗的女性可能发生肠梗阻[18]。患有肠道子宫内膜异位症的不孕女性可能会推迟手术并迅速接受ART治疗,因为手术有发生并发症的潜在风险并且首选手术对ART治疗后的妊娠率并无益处。此外,相对于手术,ART能缩短受孕间隔。但接受ART的肠道子宫内膜异位症患者可能会出现严重的并发症。在一项评估1 500

例患者取卵后并发症（311 例子宫内膜异位症患者）的研究中，Govaerts 等人观察到 2 例肠道子宫内膜异位症患者肠道症状恶化，其中 1 例甚至需要行肠切除术[19]。Anaf 等人报道了 4 例在促排过程中由乙状结肠子宫内膜异位症引起的严重肠道症状[20]。在治疗前，3 例患者经腹腔镜诊断乙状结肠异位结节，这些患者没有肠道症状的主诉，且其病变并未引起结肠镜检查可见的肠腔狭窄，因而在接受 ART 前未先对乙状结肠子宫内膜异位症进行治疗。患者在出现严重肠道症状前，有 2 例患者进行了 3 个周期的促排，1 例患者进行了 1 个周期的促排，1 例患者进行了 7 个周期的促排。Roman 等人报道了 12 例肠道子宫内膜异位症患者因有生育要求而推迟手术导致肠梗阻（$n=2$）和不全梗阻（$n=10$）[21]。该研究中肠道子宫内膜异位症的诊断基于 MRI。主要的肠道症状包括腹胀、排便疼痛、便秘、水样便，以及排便不尽感。58.3% 的患者在发生肠梗阻或不全梗阻前因不孕症接受过治疗（16.7% 行人工授精，41.7% 行 IVF）。消化道狭窄长度中位数为 50mm（20～100mm），其中 8 名患者（66.7%）接受仿真结肠镜检查，切除的结肠标本长度的中位数为 120mm（60～200mm）。

此外，肠道子宫内膜异位症患者在接受 ART 时，必须告知其在妊娠期和产后也存在肠梗阻或者肠穿孔的可能性[22-23]。

17.5 肠道子宫内膜异位症手术治疗后的生育结局

在过去的 15 年里，有一些研究报道了肠道子宫内膜异位症手术治疗后的生育结局。一项纳入 46 例结直肠子宫内膜异位症患者的单中心前瞻性研究探讨了腹腔镜或经腹行节段性肠切除术后的妊娠率[24]。接受腹腔镜下肠切除术的女性妊娠率（57.6%）明显高于经腹手术的女性（23.1%）。成功受孕的女性明显较未受孕的女性更年轻；在年

龄≥35 岁的女性中，只有 26.7% 的患者在行节段性肠切除术后成功受孕。未受孕的女性比受孕的女性子宫腺肌病的发生率更高。随后，意大利的一项非随机研究探讨了肠道子宫内膜异位症对自然生育力的影响及手术切除病灶能否增加受孕的机会[10]。这项研究包括三组不孕症患者：行结直肠节段切除的子宫内膜异位症患者（$n=60$）；仅接受子宫内膜异位病灶切除术但未行肠切除术的合并肠道子宫内膜异位症的患者（$n=40$）；因中度或重度子宫内膜异位症接受手术治疗，且至少合并一个子宫内膜异位囊肿和深部浸润性病灶而没有肠道受累的患者（$n=55$）。经过平均为 27 个月的随访后，节段性结直肠切除术后患者的妊娠率为 35%，未行肠切除的患者妊娠率为 21%，无肠道子宫内膜异位症患者术后妊娠率为 70%。因此，这项研究提示肠道子宫内膜异位症对不孕女性的生育结局存在负面影响。此外，该研究表明，术中对包括肠道病灶在内的子宫内膜异位病灶的完全切除，似乎对患者术后生育结局更有益处。其后，作者又探讨了 62 名不孕女性在接受腹腔镜下深部子宫内膜异位病灶切除和节段性肠切除术后的生育力和临床结局[25]。这项研究基于前瞻性收集的数据库，中位随访时间为 19.6 个月（6～48 个月）。在随访期间，12 名患者未尝试受孕，总累计妊娠率为 34%，所有受孕的女性年龄均<35 岁，52% 的年龄在 35 岁以下的患者在术后自然受孕，接受 ART 治疗的 14 名患者中有 5 名受孕。在 30 岁以下尝试自然受孕的女性中，累计妊娠率为 58%，而在 30～34 岁的女性中，这一比例为 45%。法国的一项前瞻性研究评估了子宫内膜异位症患者接受腹腔镜结直肠节段性切除术治疗后的生育力、妊娠结局及其决定因素[26]。这项研究纳入了 83 名因子宫内膜异位症接受结直肠切除术治疗的女性（77 名患者接受腹腔镜手术，6 名患者接受开腹手术），55 名患者在手术后有生育要求，研究人群的平均年龄

为 31.7 岁(21~45 岁)。术后平均随访时间为 34 个月(6~68 个月)。55 名患者中有 24 名(43.6%)在随访期间妊娠,4 名女性至少两次妊娠。总计有 29 次妊娠,其中自然妊娠 20 次(69%),ART 治疗 9 次(31%)。结直肠节段切除术后受孕的中位时间为 11 个月(2~68 个月),自然受孕的受孕时间比 ART 的更短(6 个月 vs. 20 个月)。妊娠率与患者年龄显著相关,而妊娠率的降低与子宫腺肌病、ASRM 评分高以及中转经腹手术有关,腹腔镜手术后的妊娠率高于开腹手术,这可能与腹腔镜手术后盆腔粘连发生率较低有关。法国的一项随机对照研究探讨了经腹腔镜手术或开腹手术行结直肠节段性切除术治疗子宫内膜异位症的临床结局[27]。这项研究表明,接受腹腔镜手术的患者妊娠率较高。在这之前的一项随机对照研究探讨了子宫内膜异位症患者接受结直肠切除的手术路径是否为生育力的决定因素[28]。这项研究纳入 52 例患者(其中 29 例无不孕症病史,23 例为不孕症患者)。术后,29 例非不孕症患者中的 13 例(44.8%),23 例不孕症患者中的 15 例(65.2%)有生育要求。平均随访时间为 29 个月(6~52 个月)。在 28 例希望受孕的患者中,11 例(39.3%)成功妊娠,所有自然受孕的患者年龄均<35 岁。结直肠节段切除术后患者的中位受孕时间为 14 个月(1~24 个月),自然受孕的患者为 7.5 个月(1~18 个月),经 ART 治疗的患者为 21 个月(14~24 个月)。52 个月的总累计妊娠率为 45.1%,对于有或无不孕症病史的患者,累计妊娠率分别为 37.6% 和 55.6%,而累计自然妊娠率分别为 13.3% 和 36.5%,值得注意的是,自然妊娠的均为腹腔镜手术组患者。一项纳入 203 名女性的前瞻性研究,调查了中重度子宫内膜异位症需要接受腹腔镜手术切除病灶(包括接受和未接受肠切除再吻合术)的患者的临床结局[29]。共 148 名女性(73%)有术后妊娠意愿,在接受肠切除术的患者(71%;n=54/76)和未接受

肠道手术的患者(74%;n=94/127)中,有妊娠意愿的比例相似。随访 24 个月,接受肠切除的患者的妊娠率(50%)与未接受肠切除手术的患者(51%)相似。在 48 名至少一侧输卵管通畅的女性中,有 38% 的女性自然受孕。遗憾的是,在这项研究中,难以区分确诊不孕症的女性和有妊娠意愿而未确诊不孕症的女性。一篇综述评估了不同部位的深部子宫内膜异位症对自然生育力的影响以及手术和 ART 对生育结局的益处[30]。在未接受手术治疗的肠道受累的深部子宫内膜异位症女性中(n=115),经 ART 治疗后的妊娠率为 29% [95% CI(20.7%,37.4%)];而接受手术治疗的女性中(n=1320),自然妊娠率为 28.6% [95% CI(25%,32.3%)],总体妊娠率为 46.9% [95% CI(42.9%,50.9%)]。因此,作者得出结论,对于肠道子宫内膜异位症患者,较低的自然妊娠率和相对较高的总体妊娠率提示手术联合 ART 进行治疗存在潜在益处。意大利的一项回顾性研究探讨了腹腔镜下节段性肠切除术治疗深部浸润性子宫内膜异位症的可行性和安全性[31]。在 72 名尝试自然受孕的患者中,61% 的患者成功妊娠,平均间隔时间为(8.4±4.1)月。而在 28 名未能成功自然受孕的患者中,有 6 名通过 IVF 受孕。最近,一项系统综述和荟萃分析评估了结直肠子宫内膜异位症对生育力的影响,以及 ART 和结直肠子宫内膜异位症手术对女性生育结局的影响[1],无论既往该女性是否合并不孕症。结直肠节段性切除术后总体妊娠率为 51.1% [95% CI(48%,54%)]。1990—2015 年发表的 26 篇包含 1 968 名患者的研究中,可找到关于手术治疗结直肠子宫内膜异位症后自然妊娠的数据。在 855 名已确诊不孕症或希望妊娠但未确诊不孕症的女性中,31.4% [(95% CI(28%,34%)]的女性自然受孕。其中,有不孕症和无不孕症的女性自然妊娠率分别为 31.4% 和 31.1%。这些结果是结直肠子宫内膜异位症手术治疗相比

期待治疗有利于提高自然妊娠率的又一佐证。在这篇综述中，ART 对总体妊娠率的级差效益为 19.8%，当分别考虑已经确诊或未确诊不孕症的女性 ART 后的妊娠率时，该值分别为 21.4% 和 15.5%，提示不孕症患者获益更大。当比较人工授精和 IVF-ICSI 时，人工授精对妊娠率的贡献微乎其微，这恰恰支持了 IVF-ICSI 应作为此类患者的常规一线治疗方案。然而，这篇综述的作者强调，关于肠道手术对子宫内膜异位症患者术后自然受孕或通过 ART 受孕影响，目前尚缺乏验证疗效的随机对照试验。另一篇系统综述探讨了肠道子宫内膜异位症手术对生育力的影响[32]。该综述未检索到相关的随机对照研究，仅纳入了 4 项回顾性研究和 3 项前瞻性观察性非对照研究。尽管作者强调可用的数据质量较差，但这篇综述的结果表明，肠道子宫内膜异位症手术可能会提高自然妊娠率，且不排除其对 ART 结局也有积极影响。一项法国的回顾性配对队列研究比较了直接行 ART 治疗和结直肠道子宫内膜异位症手术后行 ART 治疗对患有结直肠子宫内膜异位症的不孕症女性的生育结局的影响[33]。这项研究纳入了 110 名女性（每组 55 名女性），研究人群年龄中位数为 32 岁（24~39 岁），不孕年限的中位数为 3 年（1~9 年）。58.2% 的患者曾接受过子宫内膜异位症的手术治疗，包括腹腔镜探查和卵巢子宫内膜异位囊肿切除术，但无一例为因深部浸润性子宫内膜异位症或结直肠子宫内膜异位症而手术的患者，因此，没有患者进行病灶削除术、全层结节切除术或节段性肠切除术。IVF 前行结直肠子宫内膜异位症手术的患者妊娠率为 60%，而未手术直接行 ART 的患者妊娠率为 36%，活产率前者为 49%（33/67），后者为 20%（14/69）。在预后良好的女性（年龄 ≤ 35 岁，AMH ≥ 2ng/mL，无子宫腺肌病）以及血清 AMH 水平 < 2ng/mL 的女性中，子宫内膜异位症手术后再行 ART 的女性的累计活产率明显高于未手术直接行 ART 的患者。因此，作者得出结论，对于

患有结直肠子宫内膜异位症的不孕症女性，先行手术治疗可能是更好的选择。但是，肠道子宫内膜异位症的外科治疗使女性面临严重并发症的风险（如直肠阴道瘘、腹膜炎风险的吻合口瘘、盆腔脓肿、输尿管肾积水、尿瘘以及肠梗阻和改道造口）。术后并发症严重的患者甚至可能需要在重症监护病房进行治疗。一项法国的回顾性队列研究调查了结直肠子宫内膜异位症手术切除后发生严重并发症的有妊娠意愿的女性的生育结局[34]。这项研究纳入 53 名女性，其中经随访得到 48 名女性的生育结局，其中三分之一以上的病例接受了保护性的改道造口术，中位随访时间为 5 年（1~12 年）。20 名女性成功妊娠，总体妊娠率为 41.2%，80% 的女性是自然受孕，20% 的女性是 ART 后受孕，其中 4 名至少受孕两次，总共妊娠 26 次。在接受 ART 治疗的 17 名女性中，有 4 名女性（23.5%）成功妊娠，从手术至首次妊娠的中位时间为 3 年（1~6 年），活产率为 29.2%（14/48）。5 年累计妊娠率为 46%，发生吻合口瘘（有或无直肠阴道瘘）或盆腔深部脓肿（有或无吻合口瘘）的女性的累计妊娠率较低。作者得出结论，与盆腔感染相比，发生严重术后并发症对生育结局的影响很小。最近，Hudelist 等人报道了直肠乙状结肠子宫内膜异位症患者行全层结节切除术或节段性肠切除术后的生育结局[35]。其中包括 61 名术前患有不孕症的女性和 12 名术前无不孕症的女性，均在随访期间有妊娠意愿。63.9%（39/61）的不孕症患者在随访期间受孕，行节段性肠切除术后的患者受孕间隔为 7 个月（2~51 个月），行全层结节切除术后的患者受孕间隔为 5 个月（范围为 1~48 个月）。术前无不孕症的患者妊娠率为 58.3%（7/12）（4 名自然受孕，3 名 ART）。

17.6　结论

　　尽管已有大量关于肠道子宫内膜异位症的研究发表，但由于缺乏未经治疗的结直

肠子宫内膜异位症患者的生育力数据,这类患者不孕的危险因素仍然难以确定[1,9]。因此,对深部子宫内膜异位症结直肠手术后的生育结局很难进行分析和解释。首先,结直肠子宫内膜异位症手术的技巧各不相同(肠道削切术、病灶碟形切除术和节段性肠切除术)。大多数已发表的研究报道了结直肠节段性切除术后的妊娠率,而另两种手术后的生育结局大多未知。有证据表明,与开腹手术相比,腹腔镜手术对生育力的负面影响较小[24,26-27]。其次,难以明确术后能成功受孕的原因是切除了肠道子宫内膜异位病灶还是切除了生殖器-盆腔深部子宫内膜异位病灶[2]。此外,一些作者没有将已经确诊不孕症的患者和未确诊不孕症(生育状况未知)而有妊娠意愿的患者区分开,而立即建议其接受 ART 治疗[1]。最后,探讨肠道手术对生育结局影响的研究总体质量较差[2]。

当接受肠道子宫内膜异位症患者咨询时,必须考虑几个因素:首先是疼痛的严重程度和生育力,卵巢储备(特别注意既往的子宫内膜异位囊肿手术)、输卵管通畅度和精子特征。卵巢储备的评估对于短期内没有生育要求的女性也十分重要,因为临床医生可能建议她们进行卵母细胞或卵巢组织的冷冻保存。

接受 IVF 的肠道子宫内膜异位症患者必须就促排时、取卵时和妊娠过程中发生并发症(如肠梗阻)的潜在风险充分知情[2,20-21,23,28]。这种风险在多次促排的患者中可能更高。然而,由于发表偏倚,子宫内膜异位症相关肠梗阻的真实发病率可能被低估了。肠梗阻患者通常在就近的普外科接受治疗,而不是转诊到子宫内膜异位症专科中心。在妊娠前,肠道子宫内膜异位症患者应该在特定转诊中心进行评估,明确是否存在肠狭窄和输尿管积水。最后,推迟手术可能导致子宫内膜异位结节浸润的肠壁面积增加。尽管我们对深部子宫内膜异位症进展的流行病学研究缺乏关注,但显而易见

的是若提早几年接受治疗,那些在 30 岁时行结直肠切除术的患者就可能免于该手术[36]。肠道宫内膜异位症的进展可能与那些按部就班的总是试图通过削切术或病灶碟形切除术而尽可能保留肠道的外科医生尤其相关,而这似乎已是一种普遍的趋势。此外,深部浸润性子宫内膜异位症的侧方进展可能导致输尿管受累和狭窄[37]。最后,未经治疗的肠道和深部子宫内膜异位症与持续性疼痛和肠道症状的相关主诉有关。由于 ART 缩短了受孕延迟时间,对于治疗肠道子宫内膜异位症患者,特别是卵巢储备不足的患者有一定优势。此外,直接 ART 避免了首选手术可能发生的术后并发症(如吻合口瘘或盆腔深部脓肿)对生育力的负面影响(表 17.1)。

表 17.1　有妊娠意愿的肠道子宫内膜异位症患者首选手术和首选 IVF 的利弊

首选手术	首选 IVF
优点	
改善疼痛和肠道症状	受孕时间更短
降低子宫内膜异位症相关并发症的风险(如肠阻塞、输尿管狭窄)	
自然受孕的患者无需进行 IVF,可能会降低医疗费用	
推迟试孕时间	
缺点	
术后并发症(吻合口瘘、盆腔深部脓肿)对自然受孕产生不利影响的风险,改道造口的风险	促排、取卵以及妊娠期间潜在的子宫内膜异位症相关并发症(如肠梗阻、输尿管狭窄)
对卵巢子宫内膜异位囊肿合并深部子宫内膜异位症患者的卵巢储备功能的损害(以及存在卵巢衰竭的潜在风险)	深部子宫内膜异位症有进展的可能
结直肠手术对未孕女性产生更严重的心理影响	持续疼痛和肠道症状

根据现有资料,肠道手术的目的应是减轻子宫内膜异位症引起的疼痛和肠道症状,手术方式以腹腔镜更佳。相反,肠道手术对于提高非必要手术患者的妊娠率的有效性仍然需要进一步证实[2]。

（安健　译,刘红丽　王彦龙　校）

参考文献

1. Darai E, Cohen J, Ballester M. Colorectal endometriosis and fertility. Eur J Obstet Gynecol Reprod Biol. 2017;209:86–94.
2. Vercellini P, Vigano P, Frattaruolo MP, Borghi A, Somigliana E. Bowel surgery as a fertility-enhancing procedure in patients with colorectal endometriosis: methodological, pathogenic and ethical issues. Hum Reprod. 2018;33(7):1205–11.
3. Roman H, Milles M, Vassilieff M, Resch B, Tuech JJ, Huet E, et al. Long-term functional outcomes following colorectal resection versus shaving for rectal endometriosis. Am J Obstet Gynecol. 2016;215(6):762e1–9.
4. Roman H, Bubenheim M, Huet E, Bridoux V, Zacharopoulou C, Darai E, et al. Conservative surgery versus colorectal resection in deep endometriosis infiltrating the rectum: a randomized trial. Hum Reprod. 2018;33(1):47–57.
5. Donnez O, Roman H. Choosing the right surgical technique for deep endometriosis: shaving, disc excision, or bowel resection? Fertil Steril. 2017;108(6):931–42.
6. Nezhat C, Li A, Falik R, Copeland D, Razavi G, Shakib A, et al. Bowel endometriosis: diagnosis and management. Am J Obstet Gynecol. 2018;218(6):549–62.
7. Leone Roberti Maggiore U, Scala C, Tafi E, Racca A, Biscaldi E, Vellone VG, et al. Spontaneous fertility after expectant or surgical management of rectovaginal endometriosis in women with or without ovarian endometrioma: a retrospective analysis. Fertil Steril. 2017;107(4):969–76.e5.
8. Vercellini P, Pietropaolo G, De Giorgi O, Daguati R, Pasin R, Crosignani PG. Reproductive performance in infertile women with rectovaginal endometriosis: is surgery worthwhile? Am J Obstet Gynecol. 2006;195(5):1303–10.
9. Ferrero S, Leone Roberti Maggiore U, Scala C, Tafi E, Venturini P, Racca A. Fertility in patients with untreated colorectal endometriosis. Fertil Steril. 2016;103(3):e-269–e70.
10. Stepniewska A, Pomini P, Bruni F, Mereu L, Ruffo G, Ceccaroni M, et al. Laparoscopic treatment of bowel endometriosis in infertile women. Hum Reprod. 2009;24(7):1619–25.
11. Acien P, Nunez C, Quereda F, Velasco I, Valiente M, Vidal V. Is a bowel resection necessary for deep endometriosis with rectovaginal or colorectal involvement? Int J Womens Health. 2013;5:449–55.
12. Ballester M, d'Argent EM, Morcel K, Belaisch-Allart J, Nisolle M, Darai E. Cumulative pregnancy rate after ICSI-IVF in patients with colorectal endometriosis: results of a multicentre study. Hum Reprod. 2012;27(4):1043–9.
13. Martin DC, Ling FW. Endometriosis and pain. Clin Obstet Gynecol. 1999;42(3):664–86.
14. Ferrero S, Camerini G, Ragni N, Venturini PL, Biscaldi E, Seracchioli R, et al. Letrozole and norethisterone acetate in colorectal endometriosis. Eur J Obstet Gynecol Reprod Biol. 2010;150(2):199–202.
15. Ferrero S, Camerini G, Ragni N, Venturini PL, Biscaldi E, Remorgida V. Norethisterone acetate in the treatment of colorectal endometriosis: a pilot study. Hum Reprod. 2010;25(1):94–100.
16. Ferrero S, Camerini G, Venturini P, Biscaldi E, Remorgida V. Progression of bowel endometriosis during treatment with the oral contraceptive pill. Gynecol Surg. 2011;8(3):311–3.
17. Ferrero S, Camerini G, Ragni N, Menada MV, Venturini PL, Remorgida V. Triptorelin improves intestinal symptoms among patients with colorectal endometriosis. Int J Gynaecol Obstet. 2010;108(3):250–1.
18. Roman H, Friederich L, Khalil H, Marouteau-Pasquier N, Hochain P, Marpeau L. Treating severe endometriosis by pregnancy: a risky business. Gynecol Obstet Fertil. 2007;35(1):38–40.
19. Govaerts I, Devreker F, Delbaere A, Revelard P, Englert Y. Short-term medical complications of 1500 oocyte retrievals for in vitro fertilization and embryo transfer. Eur J Obstet Gynecol Reprod Biol. 1998;77(2):239–43.
20. Anaf V, El Nakadi I, Simon P, Englert Y, Peny MO, Fayt I, et al. Sigmoid endometriosis and ovarian stimulation. Hum Reprod. 2000;15(4):790–4.
21. Roman H, Puscasiu L, Lempicki M, Huet E, Chati R, Bridoux V, et al. Colorectal endometriosis responsible for bowel occlusion or subocclusion in women with pregnancy intention: is the policy of primary in vitro fertilization always safe? J Minim Invasive Gynecol. 2015;22(6):1059–67.
22. Setubal A, Sidiropoulou Z, Torgal M, Casal E, Lourenco C, Koninckx P. Bowel complications of deep endometriosis during pregnancy or in vitro fertilization. Fertil Steril. 2014;101(2):442–6.
23. Leone Roberti Maggiore U, Ferrero S, Mangili G, Bergamini A, Inversetti A, Giorgione V, et al. A systematic review on endometriosis during pregnancy: diagnosis, misdiagnosis, complications and outcomes. Hum Reprod Update. 2016;22(1):70–103.
24. Ferrero S, Anserini P, Abbamonte LH, Ragni N, Camerini G, Remorgida V. Fertility after bowel resection for endometriosis. Fertil Steril. 2009;92(1):41–6.
25. Stepniewska A, Pomini P, Scioscia M, Mereu L, Ruffo G, Minelli L. Fertility and clinical outcome after bowel resection in infertile women with endometriosis. Reprod Biomed Online. 2010;20(5):602–9.
26. Darai E, Carbonnel M, Dubernard G, Lavoue V, Coutant C, Bazot M, et al. Determinant factors of fer-

tility outcomes after laparoscopic colorectal resection for endometriosis. Eur J Obstet Gynecol Reprod Biol. 2010;149(2):210–4.

27. Darai E, Dubernard G, Coutant C, Frey C, Rouzier R, Ballester M. Randomized trial of laparoscopically assisted versus open colorectal resection for endometriosis: morbidity, symptoms, quality of life, and fertility. Ann Surg. 2010;251(6):1018–23.

28. Darai E, Lesieur B, Dubernard G, Rouzier R, Bazot M, Ballester M. Fertility after colorectal resection for endometriosis: results of a prospective study comparing laparoscopy with open surgery. Fertil Steril. 2011;95(6):1903–8.

29. Meuleman C, Tomassetti C, Wolthuis A, Van Cleynenbreugel B, Laenen A, Penninckx F, et al. Clinical outcome after radical excision of moderate-severe endometriosis with or without bowel resection and reanastomosis: a prospective cohort study. Ann Surg. 2014;259(3):522–31.

30. Cohen J, Thomin A, Mathieu D'Argent E, Laas E, Canlorbe G, Zilberman S, et al. Fertility before and after surgery for deep infiltrating endometriosis with and without bowel involvement: a literature review. Minerva Ginecol. 2014;66(6):575–87.

31. Malzoni M, Di Giovanni A, Exacoustos C, Lannino G, Capece R, Perone C, et al. Feasibility and safety of laparoscopic-assisted bowel segmental resection for deep infiltrating endometriosis: a retrospective cohort study with description of technique. J Minim Invasive Gynecol. 2016;23(4):512–25.

32. Iversen ML, Seyer-Hansen M, Forman A. Does surgery for deep infiltrating bowel endometriosis improve fertility? A systematic review. Acta Obstet Gynecol Scand. 2017;96(6):688–93.

33. Bendifallah S, Roman H, Mathieu d'Argent E, Touleimat S, Cohen J, Darai E, et al. Colorectal endometriosis-associated infertility: should surgery precede ART? Fertil Steril. 2017;108(3):525–31.e4.

34. Ferrier C, Roman H, Alzahrani Y, d'Argent EM, Bendifallah S, Marty N, et al. Fertility outcomes in women experiencing severe complications after surgery for colorectal endometriosis. Hum Reprod. 2018;33(3):411–5.

35. Hudelist G, Aas-Eng MK, Birsan T, Berger F, Sevelda U, Kirchner L, et al. Pain and fertility outcomes of nerve-sparing, full-thickness disk or segmental bowel resection for deep infiltrating endometriosis – a prospective cohort study. Acta Obstet Gynecol Scand. 2018;97(12):1438–46.

36. Roman H. Colorectal endometriosis and pregnancy wish: why doing primary surgery. Front Biosci (Schol Ed). 2015;7:83–93.

37. Barra F, Scala C, Biscaldi E, Vellone VG, Ceccaroni M, Terrone C, et al. Ureteral endometriosis: a systematic review of epidemiology, pathogenesis, diagnosis, treatment, risk of malignant transformation and fertility. Hum Reprod Update. 2018;24(6):710–30.